身体に閉じ込められたトラウマ

ソマティック・エクスペリエンシングによる最新のトラウマ・ケア

著
ピーター・A・ラヴィーン

訳
池島 良子
西村もゆ子
福井 義一
牧野有可里

星和書店

IN AN
Unspoken Voice
How the Body Releases Trauma and Restores Goodness

by
Peter A. Levine, Ph.D.

translated from English
by
Yoshiko Ikejima
Moyuko Nishimura
Yoshikazu Fukui
Yukari Makino

English Edition Copyright © 2010 by Peter A. Levine
All rights reserved. Japanese translation rights arranged with
North Atlantic Books through Japan UNI Agency, Inc.

Japanese Edition Copyright © 2016 by Seiwa Shoten Publishers, Tokyo

闘争・逃走反応に関する交感神経―副腎系の構成

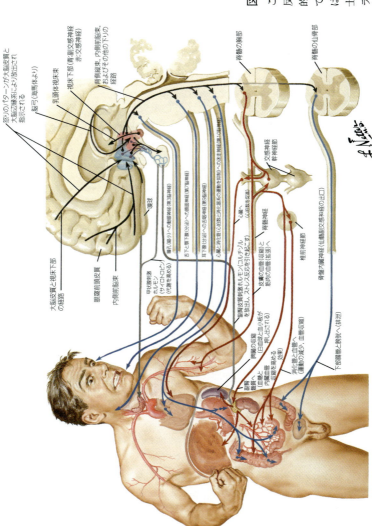

図 A

これは典型的な闘争・逃走反応の基礎となる、生理学的経路を詳細に描いたものである。イラストレーターは故フランク・ネッター博士で、主要な医学図表のイラストレーターの一人である。

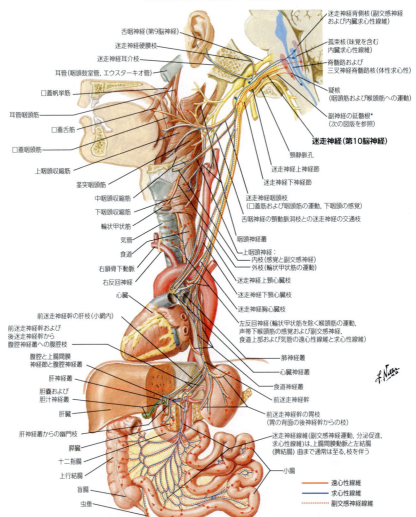

図 B

このネッターのイラストは，内臓と脳の複雑で強い関係性を示している。背側迷走神経（脳幹の後ろ側／背側の第10脳神経）は不動化システムを担っている。背側迷走神経は内臓のほとんどの臓器に影響を及ぼす。（腹側／前側の）疑核が，中耳，顔，のどとのつながりを通して，社会的交流システムを担っている。

訳者まえがき

　本書はピーター・ラヴィーン博士著"In An Unspoken Voice - How the Body Releases Trauma and Restores Goodness"（North Atlantic Books）の翻訳書である。神経生理学者であり心理学者でもあるラヴィーン博士は，からだの気づきを用いた画期的なトラウマ・ケア技法として注目を集めているソマティック・エクスペリエンシング（Somatic Experiencing®，以下SE）の創始者である。本書はこのSEについての，初めての理論的解説書である。

　本書は4部構成で，前半の2部はSEについての理論とその実践が主題である。後半の2部ではトラウマとは何かといった，SEの基礎となる考え方や理論を掘り下げ，より発展的な議論を多く含むものとなっている。各部の内容を少し紹介すると次の通りである。パートⅠでは，SEの成り立ちと理論的背景，方法論が詳細に述べられている。SEセッションの中でクライアントが何を体験し，セラピストは何を行うのかということが，具体的に明らかになるだろう。パートⅡはラヴィーン博士自身による症例とその解説である。さまざまな出来事によるトラウマに苦しんでいた人々がSEで回復していく様子の臨場感あふれる描写と，理論に基づくていねいな解説を読者は楽しむことができるだろう。パートⅢではダーウィンの進化論などを参照し，人間は動物の一種にすぎないということを改めて確認しながら，人間の脳の進化的起源やトラウマの根源について議論を深めていく。最後にパートⅣでは，トラウマを受けたこころとからだが回復し変容するとはどういうことか，スピリチュアリティとの関連性も含めて考察される。読者は，ラヴィーン博士の深く哲学的な思索の旅を共にすることになるだろう。

本書の特色は，SE の基礎理論だけでなく方法論までも示された初めての解説書であることに加えて，ラヴィーン博士自らが行った症例や博士の個人的なエピソードに基づく説明，および読者が理論を体感できるようなエクササイズが全般的に豊富に盛り込まれていることである。このため難解だったり，想像しにくかったりするように思われる事柄も，比較的理解しやすいものとして感じられるだろう。

　また本書はトラウマ・ケアにかかわるあらゆる専門家だけでなく，こころとからだにトラウマの傷を受けた人へも向けて書かれたものである。トラウマ被害を受けた人は，自分は一生ずっとこのトラウマの深淵を抱えて生きていかなければならないのではないかと思ってしまうことがある。しかしラヴィーン博士は言う。「トラウマは変容し，治癒することができるものだ」と。なぜなら私たち人間には，そのための能力が生まれつき備わっているからである。SE はトラウマによって傷ついたこの生得的能力を修復し，生き生きとしたエネルギーを再生する手助けをすることができる。本書はまさにそのことについて書かれたものである。本書が多くの人の目にふれ，トラウマという絶望に対する，一筋の希望となることを，訳者一同願ってやまない。

2016 年 9 月

訳者を代表して

西村もゆ子

自然界のすべてのものには，
何か驚くべきものがあるものだ。

——アリストテレス（紀元前 350 年）

謝　辞

> 我々「人間」が今こうしてあるのはすべて，
> 数多くの無名の先人のおかげである。
> 我々は彼らが獲得したものを，享受しているのである。
> ——H・ハース（1981）

　今日の私があるのは，動物行動学者の偉大な科学的伝統と系譜によるものである。野生動物を研究した動物行動学者のおかげで，私は人間という動物について自然な見方を得ることができた。個人的に謝意を表したいのは，まずノーベル賞受賞者のニコラース・ティンバーゲンである。彼の示唆と温かい励ましの言葉によって，私は自然主義的な世界観を追求することができた。歴史に残る著述を読んだだけで，実際は一度も会ったことはないが，コンラッド・ローレンツ，ハインツ・フォン・ホルスト，パウル・ライハウゼン，デズモンド・モリス，エリク・サルゼン，そしてアイブル＝アイベスフェルトに敬意を表したい。その他の「ヴァーチャルな」先生として，私の初期の神経生理学的思考を導いたアーネスト・ゲルホーン，そして「からだとこころという未分化で結合した統合体」という私の考えをまとめる手助けをしてくれたアクター・アーセンがいる。

　その広い懐を私も頼りにしている巨人に，ヴィルヘルム・ライヒ医学博士がいる。「生命エネルギー」を理解することについてのライヒ博士の歴史的貢献を，私はフィリップ・カーキュルトという寡黙で明晰な賢人から学んだ。リチャード・オルニーとリチャード・プライスには，個人的に深い恩義を感じている。自己受容について私がいかに何もわかっ

ていないか,ということを彼らのおかげで知ることができた。アイダ・ロルフ博士と出会ったこと(そして影響を受けたこと)は,科学者であり癒し手でもある私のアイデンティティを形成するうえで大きな刺激となった。ヴァージニア・ジョンソン博士には,氏の変性意識状態についての重要な理解に感謝する。そしてエド・ジャクソンには,1960年代に私のまだ始めたばかりのボディ・マインド・セラピーを信頼し,ナンシーという最初のトラウマ治療のクライアントを紹介してくれたことに感謝する。

　友人たちからの大きな支援をありがたく思う。すでに精神生理学の分野で第一線の研究者であるステファン・ポージェスとは,何年にも渡って(始まりは1978年に遡る),多くの刺激的な討論を重ねてきた。何十年もの間,並行的で密接に関係する新しい知見と特別な友情を分かち合いながら,私たちは共に歩んできた。ベッセル・ヴァン・デア・コークには,彼の飽くことのない探究心,トラウマに対する広く包括的な視点,トラウマ分野を現在の状況にまで進展させた彼のプロフェッショナルな研究生活,そして既存の構造に挑戦する勇気に感謝と敬意を表する。イースト・ロング湖畔で,泳ぎ,笑い,真夜中までトラウマについて語り合って過ごしたヴァーモントの夏は今でも良き思い出である。

　本書をまとめるにあたり,ローラ・レガルブート,マギー・クライン,そしてフィービー・ホスには創造的な挑戦と膨大な編集作業に力を貸してもらった。また,ジャスティン・スネイヴリーの素晴らしい技術的支援に感謝する。そして,ノース・アトランティック・ブックス,プロジェクト・マネジャーのエミリー・ボイド,そしてライン編集者のポール・マッカーディには,継続的なパートナー関係に協力的に尽力してもらっていることに感謝を表したい。

　私の両親,モリスとヘレンに,私の仕事を表現するための乗り物である命という贈り物を授けてもらったこと,そして物質界の「向こう側」から明快な支援を与えてくれていることに感謝したい。パウンサー,い

つも側にいてくれるだけでなく動物の世界へ私を導いてくれたこのディンゴ犬のおかげで，私は遊びとその善良さについて多くの身体記憶を得ることができた。17歳にして（ほぼ間違いなく，人間ならば100歳を超えている），彼は動物としての肉体的生活の生き生きとした喜びを私に教え続けてくれている。

最後に，私を駆り立て人生の旅に導いた，多くの「偶然」，「好機」，出会い，シンクロニシティ，そして宿命的な回り道に私は畏怖の念を抱いている。創造的探求の人生をおくることと苦悩の軽減に貢献することという栄誉に恵まれていることは，非常に貴重な贈り物であり，値段のつけられない真珠のようなものである。

すべての師に，生徒たちに，組織に，そしてこの仕事の成果を引き継いでいる世界中の友人たちに感謝したい。

ピーター・A・ラヴィーン

まえがき

　『身体に閉じ込められたトラウマ』はピーター・ラヴィーンの偉大なる著作であり，ストレスとトラウマの本質に対する彼の生涯にわたる探求と，彼の先駆的な治療的研究の集大成である。また本書は彼の著作の中では最も親密で詩的なものである。というのも，一人の人間として，および癒し手としての彼自身の経験が最も率直に記されているからである。さらに本書は彼の著作の中で最も科学的根拠が豊富に述べられているものでもある。

　第1章の初めの文章では，「思いやりの力」というピーターの教えのエッセンスがすでに述べられている。交通事故でケガを負い，ピーターは自分の身体的・情動的経験に完全に注意を向けようとする強い意志で自らの癒しの力を解き放ち，必要なだけそれを拡げた。そのプロセスは愛情深いある他者の存在で促進された。善良さという力は——この場合，健康とバランスを保つために有機体に備わる生来の能力であるが——傍らにたたずみ，思いやりと受容を体現化することでトラウマ被害を防ぐ手助けをしてくれた共感的な目撃者によって，さらに力を与えられた。

　驚くことではないが，これらはまさに，トラウマを受けた人間に治療を行う際に求められる本質的な性質であるとピーター・ラヴィーンは考えている。彼が述べるように，セラピストは「安全地帯と希望と可能性の空気を伝える**相互関連的な**安全という環境を生み出す手助け」をしなければならない。しかし，単なる共感や温かい治療的関係性だけではそれは十分ではない。というのは，トラウマ被害を受けた人々というのはしばしば，そうした情を十分に読み取ったり受け取ったりすることがで

きないからである。彼らは非常に抑圧され，両生類やは虫類といった進化上の祖先たちには有効であった原始的防衛の中にすっかり閉じ込められているのである。

　そこで過去のトラウマによって傷つけられ痛めつけられている人々に対してセラピストは何をすればよいのだろうか？　それはからだが発する内なる声を聴き，自らの「生存のための感情」である怒りや恐怖を，それらの力強さに圧倒されることなく感じとれるよう彼らを支援することである。ピーターが何十年も前に明確に認識していたように，トラウマは身体的または精神的な痛みをもたらす外的な出来事に存在しているのではない——痛みそのものの中にも存在していない——痛ましい出来事に対する原始的な反応の中に閉じ込められた状態に存在するのだ。トラウマは閉じ込められたエネルギーを放出できないとき，痛ましい経験に対する身体的・情動的反応を完了できないときに生じる。トラウマは私たちに起きたことではなく，共感的な目撃者のいないときに私たちが内側に抱えるものである。

　救済手段は，からだの中に見いだされる。「ほとんどの人は」とラヴィーンが指摘するように，「トラウマを〈精神的な〉問題，さらには〈脳の病気〉だと考えている。しかし，トラウマはからだの中にも生じている何かなのである」。実際に，トラウマが最初に，真っ先にからだに生じることをピーターは示している。トラウマに関連している精神状態は重要ではあるけれども，二次的なものである。からだから始まりこころが後に続くのだ，と彼は言う。したがって，知性や情動さえも関与させる「対話による療法」では十分に深いところまで到達しないのである。

　セラピスト・癒し手はクライアントの「凍りついた」トラウマの心理情動的そして身体的なサインを認識できなければならない。セラピスト・癒し手はからだの「内なる声」を聞きとれるようにならなければならない。そうすることでクライアントが安全に自分自身に耳を傾け，目

を向けることができるのである。本書はいかにしてからだの内なる声を聴くかについての上級指導書である。ピーター・ラヴィーンは次のように述べている。「私が説明するある特別な方法論によって，クライアントは自身の身体感覚と感情に対する気づきと制御を発達させることができる」。彼はまた，癒しへの鍵は，「この非言語的な領域を解読すること」にあると論じている。進化，動物の本能，ほ乳類の生理学と人間の脳を研究するという一見，共通点のない（ように見える）科学の統合体と，セラピストとしての自身の確固たる経験との中に彼は規律体系を見いだしているのだ。

　トラウマ的状態を引き起こす可能性がある状態というのは，高い生理学的覚醒が起こりながら，本人にはそうした状態を表現しやり過ごす自由が与えられないときである。闘争も逃避も不可能な危険，そして後には，攻撃者との恐ろしい出会いの後に野生動物が行うような「震えて払いのけてしまう」機会もないときである。動物行動学者が**持続性不動反応**と呼ぶもの——死の危険が迫ったときの無力感という普遍的経験を特徴づける麻痺と，身体的・感情的遮断——が人生とその人の機能を支配するようになる。私たちは「怖じ気づいて固まってしまう」のである。他の動物と違って人間の場合，短期的な凍りつきの状態が長期的な特性となってしまう。ピーター・ラヴィーンが指摘するように，生存者は「地獄のようなところに閉じ込められていて，人生に十分に再び関わることができない」ままかもしれない。他の人がそれほど脅威には感じないような状況や，その人にとって避けられない挑戦的な課題と感じられるような状況でも，トラウマを受けた人は脅威，恐怖そしてからだと意志の麻痺の一種である精神的・身体的脱力感を経験してしまう。このような無力感を強いる状況は，羞恥心，抑うつそして自己嫌悪をさらに引き起こす。

　アメリカ精神医学会の**『精神障害の診断と統計マニュアル（DSM）』**について，精神科医であり研究者でもあるダニエル・シーゲルは「カテ

ゴリーについて扱っているだけで，痛みを扱っていない」と鋭く指摘している。ピーター・ラヴィーンの教えの中心となっているものは，トラウマは，心的外傷後ストレス障害，PTSD という項目で DSM に示されている診断基準に落とし込めるものではないということだ。トラウマは疾病ではなく，生存の本能に基づく人間の経験である，と彼は指摘する。注意深く段階的に私たちの本能的反応を完全に表現させることで，被害者のトラウマ的状態を緩和することができる。そして善良さと生命力の修復がこれに続く。これは内側から起こってくるものである。「トラウマは人生における一つの事実である」とラヴィーンは記している。「しかし，だからといってそれが終身刑であるかのように思う必要はない」。苦悩があるところには救済もあるのである。彼が示すように，トラウマ的状態を制御する精神生理学的システムが，善良さと帰属感の中心的感覚をも媒介するのである。

　クライアントが「凍りつきからとけていく」のをピーターが観察し記述する際の，細かいニュアンスへの驚くべき気づきと注意が彼の教えの中心部分である。クライアントを導く彼のテクニックとプロセスを遂行する様子も同様に重要である。本書を読みながら，トラウマ被害を受けて，多くは依存の問題を持つ人々との経験からの観察を思い起こし，何度も「アハ」体験の瞬間を経験し，感銘を受けた。これらの観察を——私の臨床観察だけでなく，個人的経験も——今では新しい方法で理解し解釈することができる。そしてそれは，ピーターも述べているように，非常に重要なことである。というのは，自分自身の経験にセラピストが同調することが，癒しのプロセスを正しい道へと導く不可欠の光として機能するからである。

　ピーター・ラヴィーンと読者はスピリチュアリティとトラウマの探求という共通の旅を完了することになる。そこには，彼が書いているように，「本質的で密接した関係性」がある。物理的肉体の中にある私たちすべての根源において，私たち人間はスピリチュアルな生き物である。

精神科医トーマス・ホラがいみじくも指摘したように，「すべての問題は心理的であるが，すべての解決策はスピリチュアルである」。

　本書でピーター・ラヴィーンは，理論家，実践家，そして指導者としてトラウマ・ヒーリングの最前線での彼の位置を不動のものとした。治療的コミュニティにあるすべての人——医師，心理士，セラピスト，意欲の高い癒し手，関心のある一般の人々——にとって，この彼自身が学んだことの集大成はかつてないほど価値のあるものである。

ガボール・マテ医学博士
『In the Realm of Hungry Ghost: Close Encounters with Addiction
（餓鬼の王国にて：依存症への最接近）』著者

目次

訳者まえがき …………………………………………………………… v
謝辞 ……………………………………………………………………… viii
まえがき ………………………………………………………………… xi

パートⅠ　ルーツ：踊りの礎

第1章　内なる声の力 …………………………………………… 3
運命の瞬間　4
思いやりの力　6
方法の発見　12
自己調整し，自己認識するからだ　15
　上昇したものは……下降する　16／震え，悪寒，よろめき……戦慄，おのき，動揺　19

第2章　感動的な発見 …………………………………………… 23
回復のための生得的能力　27
トラウマの生物学に向けて　30
　最初のステップ：与えられたセレンディピティ　31

第3章　変貌するトラウマの顔 ………………………………… 39
神話の力　44

メドゥーサ　45

第4章　恐怖による不動状態　動物から学んだ教訓 49
　危険を表す姿勢　51
　　セレンゲティで　51／ある神経科学者の視点から　54／セラピーの課題　57
　恐怖性麻痺　59
　　麻痺，祖先から伝わる根源　60／いかにして生物学が病理学となるか　66
　長期化する不動状態　67
　　トラウマ・セラピーへの応用　70／恥，非難，不動状態のらせん　73／入るときのように，戻ってくる：怒りの結合　75／自己に向けられた激しい怒り　80／生ける屍　82
　トラウマと不動状態：ある解決策　83
　　本能と理性　88

第5章　麻痺から変容へ　基本的な構成要素 91
　ステップ1．相対的に安全な環境を確立する　93
　ステップ2．感覚を初めて探索し受容することを援助する　95
　ステップ3．ペンデュレーションとコンテインメント（包み込み，包含）
　　　──リズムの持つ生得的な力　97
　ステップ4．タイトレーション　101
　ステップ5．能動的反応の回復　102
　ステップ6．不動性から恐怖を分離（アンカップル）する　106
　ステップ7．生命維持活動のために動員された膨大な生存エネルギーの
　　放出を促し，覚醒状態を解消する　112

ステップ8. 自己調整と動的平衡を回復する　114

ステップ9. 今ここにある環境に再び注意を向ける　115

第6章　セラピーのための地図 ……………………………………… 117

原始の内なる声　117

なぜ治療が失敗するのか　131

脱出口　134

脳とからだのつながり　137

パラダイムを変えること　139／お腹は語る　143／媒介物はメッセージである　147／効果的な音「ヴー」　149／フィードバックと体幹の調整に関する覚書　152

第7章　からだの地図を作り，こころを修復する

SIBAM ……………………………………………………………… 157

自己を表す道具としてのからだ　157

トラウマとからだ，こころ　160

SIBAM モデル　163

感覚チャンネル　164／イメージチャンネル　166／行動チャンネル　169／情動チャンネル　176

意味チャンネル　177

SIBAM の5要素を用いる　178

> パートⅡ　語り手としてのからだ：意識の底で

第8章　相談室の中で　事例集 ……………………………………… 185
　ミリアム：決して語られることないからだの言語　187
　ボニー：忘れられた瞬間　200
　シャロン：2001年9月11日　204
　　からだの中の「私」を通して　204／清水の舞台から飛び降りる　209／二つの脳　211／エピローグ　214
　アダム：ホロコースト生存者　220
　　討論点　228／エピローグ　229
　ヴィンス：凍りついた肩　230
　　パヴロフ博士の記録　235
　子どもの目から見たトラウマ　237
　　アナとアレックス：悲劇のピクニック　237／サミー：子どもの遊び　241／子どものプレイを指導する際の，解決のための5原則　246

第9章　ピーターの事故に関する注釈 ……………………………… 253
　思いやりの力　256

> パートⅢ　理性の時代における本能

第10章　私たちだって動物の端くれに過ぎないのである …… 267
　白鳥の湖　269
　開かれた窓　272

始めに，言葉の前に，意識があった　281

世界の中で道を見つけること：目的のための本能　286

世界で私たちの道を見失うこと：思いがけない発見　290

第11章　ボトムアップ（下から上へ）
三つの脳と一つのこころ　297

上も下のように　300

我が巡礼　303

三つの脳と一つのこころ　307

バランスとしての全体性　314

> パートIV　体現化，感情，スピリチュアリティ：善良さの回復

第12章　体現化された自己　321

基本的な気づきとの出会い　324

はじめに　325

体現化と創造性　331

トラウマと体現化の欠如　334

気づき　340

   気づきと内観　343

不在のからだ，存在するからだ　345

内側へ行く：内受容の冒険　347

   序文　347／エクササイズ1：内なる世界を歩き回る　348／エクササイズ2：感覚，イメージ，思考の区別　351／エクササイズ3：体験の一つの要

素に焦点を当てる 351／エクササイズ4：マインドフルな咀嚼 357／エクササイズ5：金魚のあご 358／エクササイズ6：肩 359

第13章　感情，からだ，変化 ……………………………………… 361
　人はどのように変わるか 361
　セラピーのメリーゴーランド 365
　Qu'est ce qu'une emotion? 371
　ジレンマの二本のつの 379
　感情が何をもたらすか 384
　感じ方を変えるということ 392
　態度：情動と感情の調和 399

第14章　トラウマとスピリチュアリティ ………………… 409
　超越的状態 411
　トラウマ，死，そして苦悩 414
　調整と自己 416
　体現化と精錬 418

あとがき ……………………………………………………………… 421
文　献 ………………………………………………………………… 423
訳者あとがき ………………………………………………………… 434
訳者／著者略歴 ……………………………………………………… 438

パートⅠ
ルーツ：踊りの礎

我々は，人生のまさに源（根源）に降り立たねばならない。

最も深い必要性を満たしていない表面的な人生に
秩序をもたらそうとしても，未だかつていっさい秩序を
もたらそうとしなかったのと同じくらい効果がない。

──易経　ヘキサグラム 34 番
「井戸」（紀元前 2500 年頃）

第1章
内なる声の力

> 恐怖と震えが何を意味せんとするか，
> 人がその心で理解したとき，
> 人は外界から迫り来るいかなる脅威に対しても
> 自らを防御できるようになる。
> ——易経六十四卦 51（およそ紀元前 2500 年頃）

　どれだけ自分は大丈夫と確信していたとしても，ほんの一瞬で，人生はすっかり壊滅的なものになる可能性がある。聖書のヨナ書にあるように，トラウマと喪失の計り知れない力にすべてを飲み込まれ，その冷たく暗い内側の奥深くまで私たちは追いやられる。身動きがとれず，進むべき方向も見失い，恐怖と無力感で絶望し凍りついてしまうのである。
　2005 年初め，あるさわやかな南カリフォルニアの朝，私は家を出た。ほのかに温かく柔らかい潮風が足取りを軽やかにしてくれた。アメリカ中の誰もが雪かきシャベルを放り出してこの南部の温かく天気のよい海辺へ引っ越してきたくなるような，そんな冬の朝だった（『レイク・ウォビゴンの人々』のギャリソン・キーラーは違うかもしれないが）。それは何事もすべてうまくいくと確信できるような，悪いことが起きる

などありえないような，そんな完璧な一日の始まりだった。しかしそれは起きてしまったのだ。

運命の瞬間

　親友バッチの60歳の誕生日をお祝いしに出かけようと楽しい期待に満ちながら私は歩いていた。
　交差点に差し掛かって……。
　……次の瞬間，麻痺と無感覚状態で私は路上に横たわり，動くことも呼吸をすることもできなかった。何が起きたかすら理解できなかった。どうして私はここにいるのだろうか？　混乱と信じられない思いが渦巻く霧の中から，一群の人々が私に駆け寄ってきた。人々は立ち止まり，そして驚きに息をのんだ。突然，彼らは円になって私を上から見下ろし，その驚いた目は，不自然にねじ曲げられた私のからだに釘付けになっていた。なす術もない状態の私の視点からは，彼らが私という，ケガをした獲物のところに急降下してきた肉食のカラスの群れのように見えた。ゆっくりと自分の周りを見回して，私は真の攻撃者を確認した。昔風の閃光電球で撮影した写真のように，まるで歯のようなフロントグリルと粉々になった窓ガラス，不気味にそこに存在しているベージュ色の車が目に入った。扉が突然バタンと開いた。目を大きく見開いたティーンエイジャーが飛び出してきた。彼女は恐怖で放心した目で私を見つめた。おかしなことに，私は自分に何が起きたかわかっていたし，わからなくもあった。さまざまな断片が収束し始めるにつれ，それらは恐ろしい現実を伝え始めた。**私は交差点を渡ろうとしたときにこの車にはねられたに違いない。**混乱した不信感の中で，私はかすかな薄明の中へ沈み込んだ。自分が明晰に思考できないことも，この悪夢から目覚められないこともわかっていた。
　一人の男性がそばに駆け寄ってきて，膝をついた。彼は自分が非番の

救急救命士だと名乗った。その声がどこから聞こえてくるのか確かめようとしたとき，彼は次のように厳しく命令した。「頭を動かさないで」。彼の鋭い声による命令と私のからだが自然にやりたがっていること——それは声の方を向くことであるが——との間の矛盾で私は怯え，ある種の麻痺状態でぼうっとなった。意識は奇妙に分離し，私は奇怪な「自失状態」を経験した。それはまるで自分が自分のからだの上に浮かび，事態の展開を見下ろしているかのようであった。

　彼が荒っぽく手首をつかんで脈を取ったとき，私は急に我に返った。彼は位置を変え，私の真上に来た。そして無造作に私の頭を両手で抱え，動かないよう拘束した。その突然の行動と，とげとげしく聞こえる命令で私はパニックになった。それらは私をさらに硬直させた。ぼうっとした，霧がかかったような意識の中を恐怖が広がっていった。**もしかしたら，首の骨が折れてしまったのかもしれない**，と私は思った。誰か他の人に視線を注ぎたいという衝動にかられた。誰かの温かいまなざしと，しがみつける命綱こそが必要だった。しかし私は怖くて動けなかったし，無力に凍りついているのを感じていた。

　この善意の援助者は矢継ぎ早に私に質問をした。「お名前は？　今どこにいますか？　どこに行こうとしていましたか？　今日は何月何日ですか？」。しかし私は自分の口とつながることができず，言葉を発することができなかった。そして質問に答えるためのエネルギーさえもなかった。彼の質問の仕方が私をさらに混乱させ，私は完全に訳がわからなくなってしまった。最終的に，私は何とか言葉を紡いで喋ることができた。私の声は緊張した固いものだった。私は手ぶりと言葉を使って，彼に「少し下がってください」と頼んだ。彼は従った。アスファルトの路上に無様に寝そべっている誰かについて話す中立的な観察者のように，私は頭を動かしてはいけないことを理解していること，そして質問には後で答えることを彼にていねいに説明した。

思いやりの力

　数分後，一人の女性が遠慮がちにその場に現れ，私のそばに座った。「私は医師です。小児科医です」と彼女は言った。「何かお役に立てることはあるでしょうか？」。

　「ただ私のそばにいてください」と私は答えた。彼女の飾り気のない，優しい表情はとても支えになるように思われたし，おだやかな配慮も感じられた。彼女は私の手を取り，私は彼女の手を握りしめた。彼女は優しくジェスチャーを返した。彼女の方を向いていると，目が涙ぐむのを感じた。繊細で，不思議なことにどこかよく知っているような彼女の香水の香りが，私は一人ではないことを教えてくれた。彼女の力強い存在感に感情的に抱きとめられていることを感じた。震える解放の波がからだ中を流れ，私は初めて深い呼吸をした。そして恐怖でガクガクと全身が震えた。目からは今や涙が流れ出していた。こころの中で声が聞こえていた。**こんなことが私に起きたなんて信じられない。あり得ない。これは今夜バッチの誕生日のために計画していたことなんかではない。**私は計り知れないほど深い後悔の波に引き込まれていた。からだは震え続けていた。現実が戻ってきた。

　少しして，突然，からだの震えがよりおだやかなものへと変化し始めた。私は涙と悲しみの新たな波を感じた。自分が重傷を負っているかもしれないというつらい考えが頭に浮かんだ。もしかしたら，車椅子の必要な身体障害者となり，これからずっと人に頼って生きていかなければならないかもしれない。再び悲しみの深い波が全身を駆け巡った。悲しみに飲み込まれるのが怖くなり，女性の目に必死にしがみついた。落ち着いた呼吸が彼女の香水の香りをもたらしてくれた。彼女がずっとそこに居続けてくれていることが私をつなぎ止めた。圧倒される感じが弱まるにつれ，恐怖も和らぎ，静まり始めた。一抹の希望の光を感じ，そし

て怒りの波がやってくるのを感じた。からだはブルブル震え続けていた。氷のような冷たさと熱のような熱さが交互にやってきた。お腹の奥深くから，燃えるような赤い怒りの炎が吹き出してきた。**あのバカなガキはいったいどうやって私を交差点ではねることができたんだ？　よそ見をしていたのじゃないか？　ちくしょうめ！**

　鋭いサイレンの音と赤いチカチカした光がすべてを遮断した。お腹は固くなり，目は再び女性の優しいまなざしを探し求めた。手を握り合うと，お腹の緊張が緩んだ。

　シャツが破かれているのが聞こえた。私はびっくりして，路上に横たわっている自分のからだを上から観察する立場に瞬時に戻った。制服姿の見知らぬ人々が，私の胸に電極を手際良く装着しているのが見えた。善意の救急救命士が誰かに脈拍は170だと報告していた。シャツがさらに破かれるのが聞こえた。救急隊が私の首に固定具を滑り込ませ，慎重に私を台へと移すのが見えた。彼らが私を固定している間，不明瞭な無線連絡が聞こえた。救命士たちは完全救命救急医療機関を要請していた。私の中で警告音が鳴った。私はほんの1マイル（約1.6キロ）のところにある最も近い病院へ搬送してもらえるよう頼んだが，私のケガでは30マイル（約48キロ）以上も離れたラ・ホーヤにある大規模な救急病院へ搬送する必要があるかもしれないと救急隊員は答えた。私は意気消沈した。しかし驚くことに，恐怖はすぐに消失した。救急車の中に運ばれるとき，私は初めて目を閉じた。女性の香水の微かな香りと彼女のおだやかで優しいまなざしがまだ残っていた。そして再び，彼女の存在に包まれているという心地よい感覚を得ることができた。

　救急車の中で目を開けると，アドレナリンがフル充電されたかのように，覚醒が高まるのを感じた。強烈ではあったが，この感覚は私を圧倒するまでには至らなかった。目は周囲を見渡して，見知らぬ不気味な環境を探索したがっていたが，意図的に意識を内側に向けた。そしてからだに残っている感覚を吟味し始めた。積極的に注意を集中させること

で，私は意識をからだ全体に広がる強力で不快なざわつきに向けることができた。

　この不快な感覚の中で，私は左腕の妙な緊張に気がついた。この気づきを意識の全面に持ってきて，腕の緊張が高まっていくのをトラッキングした。しだいに，**腕が屈曲して上に動こうとしている**ことがわかった。この動きへと向かう内側の衝動が起きてくるにつれ，手の裏側も反転したがった。非常に微かにではあるが，手が顔の左側へと動こうとしているように感じた——衝撃から顔を守ろうとしているかのように。突然，目の前にベージュ色の車の窓ガラスの映像がちらりと浮かび，そしてさらに，——閃光電球のスナップ写真のように——クモの巣状にひび割れたフロントガラスの向こうにこちらを見ている空虚な目が浮かんだ。そして予想もしなかったことに，安心感に包まれる感じが勢いよくやってきた。私は自分のからだに戻ってきたことを感じた。電気的な雑音はなくなっていた。空虚な目と割れたフロントガラスのイメージは消失し，薄れていくように思われた。代わりに，家を出て顔に温かい日ざしを感じ，今夜バッチに会いに行くという期待と喜びに満ちている自分の姿を想像した。外側に焦点を合わせるにつれ，目の緊張も和らげることができた。救急車の中を見回してみると，なぜか違和感や不気味な感じは先ほどのようには感じなかった。むしろはっきりと，そして「柔らかに」見えた。自分がもはや凍りついていないこと，時間が前に進み始めたこと，そして悪夢から覚めつつあるという深くて力強い感覚があった。私はそばに座っていた救急隊員を見つめた。彼女の静けさが私を安心させた。

　何マイルかでこぼこした道のりを経たところで，背面上部の背骨から沸き上がってくる別の強い緊張パターンを感じた。右腕が外側に伸びようとしていることに気がついた——そして瞬間的に映像が見えた。黒いアスファルトが迫ってきた。手が歩道を打ちつけるのが聞こえ，右手の平にひりひりと焼けるような感覚を感じた。私はこれを，頭が道路に打

ちつけられるのを守ろうと伸ばしている手の知覚と関連づけた。ともすれば致命傷となっていたかもしれないケガから壊れやすい脳を守るために，私のからだは何をすればよいかよくわかっていたし私を裏切らなかった，という深い感謝の感覚を得て，非常に安堵した。軽く震え続けながら，自分のからだの奥深くから湧き上がってくる内側の強さとともに温かくピリッとする波を感じていた。

　サイレンが鳴り響く中，救急隊員が血圧と心電図を測定した。私が自分のバイタル・サインについて尋ねると，女性の救命救急士はていねいかつプロフェッショナルな言い方で，その情報を提供することはできませんと答えた。私は彼女ともっと接触したい，一人の人間として関わりたいという微かな衝動を感じた。おだやかな口調で，私は彼女に自分が医師であると告げた（半分だけ事実である）。軽い冗談が通じた感じがあった。彼女は機械を操作し，そして結果が間違っているかもしれないと言った。1, 2分後，彼女は私の心拍が74であり，血圧は125/70だと言った。

　「最初に計ったときはどうでしたか？」と私はたずねた。

　「ええっと，あなたの心拍は150でした。私たちが来る前に計測した人の報告では170でした」。

　私は安堵のため息をついた。「ありがとう」と私は言って，こう付け加えた。「神様ありがとうございます。私はPTSDにならずに済みそうです」。

　「どういう意味ですか？」彼女は純粋な好奇心からたずねた。

　「ああ，おそらく私は心的外傷後ストレス障害にならないだろうということです」。彼女はまだ当惑しているようだったので，からだの震えと自己防衛反応がいかにして私の神経系を「リセット」し，からだに再び戻って来られるようにしたかを説明した。

　「このようにして，」私は続けた。「私はもう闘うか逃げるかというモードではないのです」。

「なるほど」彼女は言った。「だから事故の被害者が時々，私たちと闘っているようなのは――それは彼らがまだ闘うか逃げるかという状態にいるからでしょうか？」。

「ええ，その通りです」。

「実は，」彼女はさらに言った。「患者を病院に搬送したとき，患者が震えるのを故意に止めているのに気づいていました。きつく拘束したり，ヴァリウム注射をしたりすることもあります。たぶん，それはあまり良くないことなのですね？」。

「ええ，まったく」私の中の「指導者」としての部分が答えた。「束の間の安心を与えることはできるかもしれませんが，そうすることで患者を凍りつかせ動きがとれないままにしてしまうのです」。

彼女は最近，Critical Incident Debriefing（クリティカル・インシデント・デブリーフィング）と呼ばれる「トラウマの応急手当」の講義を受講したと話してくれた。「そこで病院で実際に試してみたのです。事故が起きた後，私たちがそれぞれどのように感じたかを話し合わなければならなかったのです。でも，話すことで私も他の救急士たちも余計に気分が悪くなりました。その後私は眠れませんでした――でもあなたは何が起きたかについては話していませんでした。あなたは私から見ると，ただ震えていただけでした。それで心拍と血圧が下がったのですか？」。

「そうです」。私は彼女に，腕が行っていた微細な自発的防衛反応のおかげでもあると付け加えた。

「思うのですが，」彼女はよく考えて言った。「手術の後よく見うけられるようなからだの震えを，抑制するのではなくそのままにさせておけば，回復はずっと早くなり，おそらく術後の痛みも減少されるのではないでしょうか」。

「その通りです」と私は同意を笑顔で示した。

この体験は恐ろしくそして衝撃的なものだったが，私が開発し，過

去40年間著述し教えてきた，突然のトラウマに対処するための方法を実践する機会となった．私自身のからだの「内なる声」を聴くことによって，そして震えを止めさせなかったり，内側の感覚を「トラッキング（tracking）」したりすることで，**からだが必要としていることをさせるがままする**ことによって，また防衛と定位（orienting）反応を**完了**させることで，そして強烈な怒りと恐怖という「生き残りのための情動」を圧倒されることなく感じることによって，私は幸い身体的にも情動的にも無傷で生き延びた．これは単なる感謝にとどまらない．自分を救うために自分の方法を使えたことに畏敬の念と感謝の思いを抱いた．

　このようなトラウマから自分自身で回復することができる人間もいるが，多くの人にとってはこうはいかないものである．何千人もの兵士が戦争の強烈なストレスと恐怖を経験している．さらにまた，レイプや性的虐待や性被害といったひどい事件もある．しかしながら私たちの多くは，手術や侵入的な医療処置といったよりずっと「普通の」出来事によって圧倒されているのだ[1]．例えば最近の研究によると，整形外科の患者で手術後に完全な心的外傷後ストレス障害（PTSD）と診断される割合が52％を示したという．

　他には落下事故，重篤な疾患，育児放棄，衝撃的もしくは悲劇的なニュースを見聞きする，暴力の目撃，自動車事故への関与などといったトラウマもある．これらすべてがPTSDにつながりうる．このようなそして他の多くのまったく日常的な経験がすべてトラウマ被害をもたらす可能性がある．こうした出来事から回復できないと，または回復するために専門家による適切な援助が受けられないと，他の無数の身体的および情動的症状に加え，PTSDになりやすくなる．もし私が知識を持っていなかったら，またあの女性小児科医と彼女の包み込むような思いやりの香りに助けられるという幸運に恵まれなかったら，あの事故はどうなっていただろうかと考えるのが恐ろしい．

方法の発見

　過去40年以上に渡って，私はあらゆるタイプのトラウマを人々が乗り越える援助をするためのアプローチを開発してきた。これには車にはねられた2月のあの日に私が経験したことも含まれている。この方法はトラウマの直後でも何年も経った後でも同じように適用することができる。——第2章で述べる，私に新しい発見をもたらしてくれた最初のクライアントは，当時のセッションよりもさらに約20年も前に起こったトラウマから回復することができた。ソマティック・エクスペリエンシング（Somatic Experiencing®）と私が呼ぶこの方法は，恐怖や無力感の生理学的，身体感覚的そして感情的状態の変容を援助するものである。それは人の**身体的なからだの感覚に対する気づき**（awareness）を通してさまざまな本能的反応にアクセスすることで可能になる。

　太古の時代から，人間は恐怖と無力感の知覚に対抗することで，強力で恐ろしい感情に対処しようとしてきた。それには例えば，宗教的な儀式，演劇，舞踏，音楽，瞑想，精神活性物質の摂取などが挙げられる。人のあり方を変化させるこうした方法のうち，現代医学は（限定的な，すなわち精神医学的な）化学物質の使用のみを受け入れてきた。その他の「対処」方法は，ヨガや太極拳，運動，ドラム，音楽，シャーマニズムや身体志向技法といった代わりの，いわゆるホリスティック・アプローチと呼ばれるものの中にその表現の道を見いだし続けている。こうした貴重なアプローチによって多くの人が助けられ，慰めを得ているものの，それらはどちらかといえば非特異的であり，恐ろしく圧倒されるような経験を変容させるようなある種の中核的な生理的メカニズムやプロセスを十分に扱うものではない。

　本書で私が説明する特別な方法論で，クライアントは自らの身体感覚についての気づきとその体得ができるように援助される。先住民の文化

をいくつか訪れた中での観察から，このアプローチはさまざまな伝統的シャーマン的な癒しの儀式とある種似たところがあるのではないかと私は考えている。トラウマを癒すための集合的で異文化的なアプローチは治療の新しい方向性を示唆するだけでなく，こころとからだの力動的で双方向性のコミュニケーションに関する本質的に深い理解を最終的に与えるものであると私は提案する。

　これまでの人生を通じて，この本を書くこと同様に，臨床家の日々の仕事と多様な科学的理論に関する知見との間の大きな隔たりに橋渡しをしようと私は試みてきた。自然環境での動物研究である動物行動学についてはとくにそうである。このきわめて重要な分野は1973年に一躍その存在を世に知られることになった。それは三人の動物行動学者，ニコラース・ティンバーゲン，コンラッド・ローレンツ，そしてカール・フォン・フリッシュがノーベル生理学・医学賞を受賞したときであった[注1]。

　これら三人の科学者はそれぞれ，忍耐強くかつ詳細な観察を用い，動物が自らのからだを通していかに自己表現し，コミュニケーションをとっているかということを研究した。直接的なからだのコミュニケーションは，推論し言語を基礎としている私たちヒトという動物も行っているものである。私たちは緻密な発話に明らかに依存しているにもかかわらず，最も重要な交換の多くは，人生というダンスの中でからだが表現する「内なる声」から実際には生じている。この非言語領域を解読することが，本書で私が提示する癒しのアプローチの土台である。

　からだ，脳，そして精神におけるトラウマの性質と変化を伝えるために，私は神経科学の知見からも抜粋し引用した。臨床的，自然主義的な

注1）ティンバーゲンは自然環境での動物研究に対して，ローレンツは刷り込みの研究に対して，フォン・フリッシュはミツバチのダンスがいかにして蜜の在処を巣の仲間に伝達しているかという研究に対して受賞した。

動物研究と比較脳研究が，レジリエンス（resilience）[訳注：自己回復力や耐久力とも訳されることがある]を取り戻し，自己への癒しを促進するのに役立つ方法論の発展に大いに貢献しうると私は確信している。この方向に向かって，私はこれから神経系がどのようにして階層的な構造を進化させてきたか，これらの階層がいかに相互に作用しているか，そして脅威に直面したとき，より進化した神経系がどのようにしてシャットダウン（shutdown 遮断）し，脳とからだそして精神をより古い機能に明け渡すかについて説明していく。効果的なセラピーがいかにしてこうした神経系をバランスの取れた機能状態へと回復させるかについてうまく説明できればと思う。このアプローチでは想定外の副作用として，いわゆる「人生に目覚め，からだを知る」ことができる。動物的本能と理性が合わさると何が起きるかということ，この気づきがその本質をいかに説明し，より全体的な人間となる機会を私たちに与えるかということについても述べるつもりである。

　私は脳とからだのトラウマの根源に関するよりよい理解を求めているセラピスト——心理学，精神医学，身体，作業療法，そして「ボディーワーク」のセラピストに向けて語ろうと思っている。私はまた，不可解かつ変異する症状を呈する患者に困惑している多くの医師や，脅威にさらされ傷を負った患者のケアの最前線で働く看護師，そして私たちの国の問題だらけの保険医療に問題意識を持つ政策担当者にも本書を読んでいただきたい。最後に，本書が冒険記，人類学，生物学，ダーウィン進化論，神経科学，量子物理学，ひも理論，ニューヨーク・タイムズ誌の「科学」欄の相対性理論と動物学などといった幅広い分野に渡る熱心な読者によって広く読まれることを期待している。

　子どもの頃に読んだシャーロック・ホームズからヒントを得て，私はミステリーと発見という人生に渡る長い旅の感動と興奮に読者を引き込もうと試みた。この旅路によって，予測不可能で時に荒々しくもあるこの惑星に人間として存在することが何を意味するか，ということの中核

分野に私はいざなわれてきた。厳しい試練の後に人がいかに立ち直れるかということを研究する特権に恵まれ，人間の精神のレジリエンスと，すさまじい惨状の後でさえも幸福と善良さ（goodness）を取り戻した無数の人々の人生を私はこの目で見てきた。

　私はこの物語の一部を個人的な方法で話そうと思う。本書を書くことは私にとってとても刺激的な課題であった。本書で私は一人の臨床家，科学者そして内的探求者として，私自身の経験を語る。物語を時折挿入することで，臨床と科学を扱いながらも専門用語が少なく，過度に回りくどく学術的なものになりすぎない，わかりやすいものとすることが私の願いである。私はさまざまな理論を説明するために短い事例を使用している。またこれらの理論を体現する気づきのエクササイズを抜粋し掲載したので読者にもぜひ体験してもらいたい。

　関心のある一般の人々同様に，臨床家，医師，そして科学者を意識したものとはいえ，究極的には本書は，トラウマという貪欲な亡霊に苦しめられている人々のためのものである。不安，恐怖，苦痛と羞恥の檻の中に住むこうした人々に，彼らの人生は「病気」によって支配されているのではなく，**変容し治癒することができる傷によるものだ！** という，深い認識を伝えることができればと思う。変容のためのこの能力は，次のセクションで私が説明する内容の直接の結果として得ることができる。

自己調整し，自己認識するからだ

　交差点での事故後の混乱し茫然とした状態にもかかわらず，トラウマに関して完全に体得していた知識のおかげで，私はまず初めに非番の救命救急士に少し下がってスペースをくれるようお願いし，次にからだの不随意の震えや他の自発的な身体的および情動的反応を信頼することができた。しかしながら広範な知識と経験を持っていたからといって，果

たしてこれを一人でやれただろうか疑問に思う。上品な小児科医の静かなサポートは非常に重要だった。おだやかな声の調子や優しいまなざし，触れ方や香りに現れていた彼女の非侵入的な温かさによって私は安全感を十分感じることができ，からだが必要としていることを行うための保護が得られ，私自身が感じる必要があるものを感じることができたのだった。トラウマに関する知識と平穏に存在する他者のサポートが一緒になったことで，強力かつ深い修復的な不随意反応を出現させ完了させることができたのだ。

　一般に，**自己調整**（self-regulation）の能力によって，私たちは覚醒状態や難しい情動に対処することができる。このためこの能力は真の自立性と健康的な社会的つながりとの間のバランスの基礎部分を担っているといえる。さらに，この能力は私たち自身の中に，安心して「家」にいるという感覚，すなわち思いやりあふれる我が家でくつろぐ感覚を本能的に喚起する能力をもたらすのである。

　この能力は，私たちが脅かされたり傷つけられたりするときにはとくに重要である。世界中の母親はたいていこのことを本能的に知っているので，怖がっている子どもを抱き上げて揺らし，子どもを自分のからだの近くで抱きかかえてなだめるのである。同様に，私のそばに座った女性の優しいまなざしと心地よい香りが理性的な前頭皮質を通り越して，直接私の情動脳の奥まで到達したのだった。それゆえ，私のからだを落ち着かせ安定させるのにまさに最適な助け舟となった。おかげで私は難しい感覚を経験することができ，バランスとこころの平静を取り戻すための手段をたどることができたのだった。

上昇したものは……下降する

　1988年，トラウマが当たり前すぎるぐらい当たり前の国，イスラエルでアリー・シャレフは，単純だが重要な研究を行った[2]。シャレフ博士はイスラエルのある病院で救命救急室（ER）の患者の心拍数を記録

した。これらのデータを収集するのは容易であった。というのは ER に収容されている人のバイタル・サインをカルテに記録することは標準的な手続きだからである。もちろん，ほとんどの患者は ER に収容された当初は混乱していて心拍数も高い。なぜなら彼らはバス爆破や自動車事故といった何らかの恐ろしい事件の被害者であることが多いからだ。シャレフが発見したのは，ER から退院するまでに心拍数がほぼ正常値近くまで戻った患者は心的外傷後ストレス障害（PTSD）を発症しにくいということだった。一方，退院時に心拍数が高いままであった患者は，数週間か数カ月以内に PTSD を発症する可能性が高かった[注2]。だからこそ，私の事故で，心拍数が平常値に戻っていることを示すバイタル・サインを救急車の中で救命救急士から教えてもらったとき，私は深い安心感を得たのだった。

　簡単に言うと，心拍数は神経系のうち自律神経系の（不随意の）枝路を直接的に観察できる窓である。心臓がドキドキしているというのは，交感 – 副腎神経系によりもたらされる闘争か逃走という生存行動に対する，からだとこころの準備である（口絵にある図 A に，典型的な闘争か逃走かという反応を元にした生理学的経路が詳細に描写されている）。単純に言えば脅威に直面すると，神経系とからだは殺すか，逃げるための回避的対抗手段（普通は走って逃げることだが）を行う準備をする。この**行動**への準備は古代の草原では間違いなく必須のものだったはずであり，そのすべてが意味ある行動によって「放出（discharge, ディスチャージ）」されるかもしくは「利用」されつくす。しかしなが

注2）エドワード・ブランチャードとその共同研究者がシャレフのデータに疑問を投げかけた。しかしながらブランチャードらの研究では被験者の大部分が女性であり，治療を求めていた人のみが対象であった。女性は（心拍数を下げる）迷走神経と関連のある「凍りつき」のストレス反応をより多く示しがちである——反対に男性は交感神経 – 副腎系反応が優性であることが多い。Blanchard, E., et al. (2002) Emergency Room Vital Signs and PTSD in a Treatment Seeking Sample of Motor Vehicle Accident Survivors. *Journal of Traumatic Stress*, 15 (3), 199-204. を参照。

ら私の場合，ケガをして路上に横たわり，さらに救急車と ER での，動くことがまったくできない状況での拘束は，私を窮地に追い込みかねないものだった。私のからだ全体の活性化は「行く先のないままに準備万端」だったのだ。もし，実際に動くことによってその運動使命を果たすことができず，行動への準備が妨げられたり休止したりしたままであったら，PTSD の衰弱性の症状を後に発症させる非常に重大なきっかけとなっていただろう。

こうした症状から私を救ったのは，自発的な震えによって強烈な生存エネルギーを放出して，闘争か逃走の活性化をもたらす能力である。このうまく抑制のきいた放出は，腕を動かして頭を守ろうとする自己防衛的衝動についての私自身の**気づき**とともに，生物としての私のからだが平衡状態に戻る助けとなった。私は自発的な自分のからだの反応に十分気づきながら，こうした強力な感覚に身を任せることができた。そして小児科医のしっかりとした存在感と「場を抱える」力（包容力のある態度）のおかげで，神経系を平衡状態に回復することができた。自発的なからだの反応や感情を「トラッキング」しながらも常に意識ははっきりしていたことで[注3]，生物学的なショック反応に入ってから出るまでのプロセスに取り組むことができたのだった。私が生命維持に必要な機能のバランスを取り戻し，正気に戻ることができたのは，自己調整のためのこの**生得的な**能力のおかげである。この自己調整のための能力は現代におけるサバイバルにも重要な鍵を握っている——不安，パニック，悪夢，抑うつ，身体症状および無力感という，遷延化したストレスとトラウマの特徴による冷酷な支配を乗り越えるための鍵である。しかしながら，この修復的機能を経験するためには，不快で恐ろしい身体的感覚や

注3）これらの多様な反応には，震え，寒気，生物学的防衛反応および定位反応の修復などが含まれていた（定位反応には頭と首の動きと頭を保護するための腕と手の防衛的な緊張も含まれる）。

感情をそれらに圧倒されることなく直視できる力を身につけなくてはならない。どのようにしてその力を身につけるか，それについて記したのが本書である。

震え，悪寒，よろめき……戦慄，おののき，動揺

地面に横たわっているときと救急車で搬送されているときに私が経験した，からだの震えやおののきは，神経系をリセットし，精神を全体性へと回復させてくれた生得的なプロセスの中心的部分である。もしこれがなければ，私は間違いなく深く傷ついていたに違いない。からだの中の奇妙だが強い感覚と回転運動の重要な目的に気がついていなかったら，私はこうした強力な反応を恐ろしく感じ，また緊張してしまっていたはずである。運の良いことに，私はこうしたことをよく知っていたのだった。

中央アフリカの国マラウィにあるムズズ環境センター所属の生物学者アンドリュー・ブァナリに，私自身のことや何千人ものクライアントがセラピーのセッション中トラウマから回復するときに自発的にブルブル震え，おののき，呼吸をするのだとかつて話したことがある。アンドリューは興奮気味に頷き，そして急に大声で「そう……そう……そうです！ まさしくその通りです。捕獲した動物たちを野生環境に戻す前に，私たちは動物たちが今あなたがまさに言った通りのことをやり終えたかどうか確認するようにしているのです」と言った。彼は地面を見つめ，そしておだやかな口調でこう付け加えた。「もし解放される前に震えたりそんなふうに（深い自発的な）呼吸をしたりしなかったら，その動物はおそらく野生環境で生き延びることはできないでしょう……死んでしまうでしょうね」。彼のこの発言は，救急車内で救命救急士が質問していた，医療現場でこうした反応を日常的に抑制しているという事実の重大性を裏づけるものである。

私たちは寒かったり，不安だったり，怒っていたり，恐ろしいときに

震えることがよくある。また，恋をしているときやオルガズムの絶頂時に震えることもある。麻酔から覚めるとき，寒気がして制御できないほど震える患者もいる。野生動物は，ストレス状態に曝されたり拘束されたりするときに震えることがよく見られる。からだの震えやおののきは東洋の伝統的なヒーリングやスピリチュアルな系譜の実践においてよく報告されている。例えば気功やクンダリニー・ヨガでは，微細な動きや呼吸および瞑想の技法を用いる達人は，からだの震えやおののきを伴う恍惚の至福状態を経験することがあるという。

　さまざまな状況下で経験され多種多様な機能をも有しているこのような「身震い」はすべて，真の変容や深い癒し，そして畏怖の念をもたらす可能性を秘めている。不安による恐ろしい震えはそれ自身だけでは状態をリセットして平衡状態に戻ることを確実にするものではないが，「正しいやり方で」誘導され体験された場合にはそれそのものが解決となりうる。著名なユング派の分析家であるマリー＝ルイズ・フォン・フランツはこう記している。「魂の神聖な精神的中心である自己は，危険がまさに差し迫った状態で活性化される」[3]。

　さらに聖書では，「汝がおののくところに神は見いだされる」と書かれている。

　これらすべての不随意の身震いや寒気に共通するものは何だろうか？　脅かされたときにガクガク震えたり，怒りでおののき震えたりするのはなぜだろうか？　性的絶頂時にからだが震えるのはどうしてなのだろうか？　スピリチュアルな畏怖においてからだが震えることの生理学的機能はどういったものが考えられるだろうか？　このような，からだがブルブル震えたり，悪寒のようにブルッと震えたり，細かい振動でワナワナ震えたり，ガクガクと大きくからだが震えたりすることの共通点は何だろうか？　そしてそれらはトラウマを変容させること，ストレスを調整し，人生を十分に生きることとどんな関係があるのだろうか？

　このような旋回運動や波状運動は，直近の興奮経験を神経系が「振

るい落とし」，危機や欲望，そして人生の次なる出会いの準備のために「地に足をつけさせる」方法である。こうしたものは，私たちが脅かされたり高度に覚醒したりした後に平衡状態を取り戻すためのメカニズムである。これらはいわば，私たちを再び地に足をつけた状態に戻してくれるのである。実際，まさしく，このような生理学的反応こそ自己調整とレジリエンスの中心部分である。レジリエンスが現れる経験というのは，私たちに想像以上の宝物を提供してくれる。以下は古代中国の古典，『易経』からの抜粋である。

　ショックによって生じる恐怖やからだの震えは，まず，自らが不利な立場にあると思うような方法で起こってくる……ただしそれは一時的なものである。試練が終わるとき，人は安堵感を経験する。そしてそれゆえに最初その人が耐え忍ばなければならなかった恐怖は，長い目で見ると幸運をもたらすのである。[4]

　高い覚醒状態を生き延びることを学ぶと（それがどういう理由から生じているものであれ），平衡状態と正気を維持することが可能になる。また苦悩からエクスタシーまで人生のありとあらゆることを深く経験できるようにもなる。本書の中心的なテーマは，レジリエンス，フロー体験，そして変容という多様な現象に対する自発的な自律性反応の本質的関係である。
　一方で，これらの「解放」が抑制されたり，もしくは抵抗されたり，完了が妨げられたりした場合には，私たちの中にある立ち直るための自然な能力が「固まって」しまう。実際の，または知覚された脅威によって固まってしまうということは，その人がトラウマを被る可能性があることを意味している。または少なくとも，その人のレジリエンスや，大丈夫という感覚，この世界に属しているという感覚が消滅してしまったことを意味する。ここでもう一度，『易経』の先見の明ある言葉を紹介

する。

　このことはショックがある人に生じ，その結果大きな喪失をその人が被っている状況を表している。抵抗は時間の流れに逆行したものとなり，それゆえに成功しない。[5]

　事故が起きたあの晴れた冬の日の朝，私は，親切な小児科医の支援のおかげで，あのような生理学的プロセスを瞬間ごとに前方に進め，からだの中に潜在し強力に溜め込まれていた「生存のためのエネルギー」を解放し，からだが意図していた表現を探求なし得たのだった。この非常にストレスフルかつ混乱した状況の中で，私は何をすべきか，また，何を避けなければならないかということをいかにして知り得たのだろうか？　短い答えとしては，原始的なおののきやからだの震え，そして自発的身体運動を怖がったり抑制したりするのではなく，それらに応え受け入れることを学んでいたからである。より長い答えをしようとすると，科学者として，セラピストとして，そして癒し手としてのこれまで40年間にもなる専門家としての人生の出発点に戻らなくてはならない。

第 2 章
感動的な発見

　　　　　全体性への正しい道筋は，宿命的な紆余曲折を経て形成される。
　　　　　　　　　　　　　　　　　　　　　　　　——C. G. ユング

　愛の表現や科学的発見によって生み出される感動は，生きているうえで最も偉大で素晴らしい恵みの一つである。私にとって1969年は，恋愛はしくじったが，ワクワクするような科学的解明があった年だ。宇宙科学技術上記念すべき一大事があった1969年は，私にとっては内的宇宙での目覚めによって人生の方向が変わった年でもあった。

　夏の始め，友人と私は驚きのあまり口をポカンと開けたままテレビに釘付けになっていた。イーグルが静かの海に着陸し，ニール・アームストロングが月面をしっかりと踏みしめていた。その光景に釘付けになりながら，私たちは（英語の文法的には少しおかしいところはあるが）あの不朽の言葉を聞いていた。「これは一人の人間にとっては小さな一歩だが，人類にとっては偉大な飛躍である」。彼らは月面を歩いただけでなく，その優れた技術力で飛び跳ねていたのだ！　宇宙で最も近くにある隣の星から地球の画像が中継され，私たちが宇宙の中心ではないことを視覚的に実感させてくれたのだった。

あの日の歴史的重要性にもかかわらず，アポロ11号が月面着陸したのは何月だったか，ましてや何年だったかということを果たしてどれだけの人が覚えているだろうか。しかしながら，あの日，1969年7月20日という日付と，内的発見というスリルは私のこころに永久に刻まれている。ほぼ同時期に，私のボディ・マインド・セラピー中に，ある「きっかけ」となる出来事が起きた。それはどう考えても必然の出来事だった。このたった1回の出来事が，専門家としての新たな人生に踏み出す最初のステップとなり，人間のありようについて新たな見解を形成するきっかけになった。また，私自身の中にある手強い抵抗や内的トラウマの残骸と直面させてくれるものともなった。

　この出来事は，ある精神科医から紹介された若い女性のケースがきっかけだった。この精神科医は，ストレスとこころとからだの癒しという先駆的な分野に私が強い関心を寄せていることを知っていた。ナンシー（仮名）は頻繁な片頭痛，甲状腺機能亢進症，疲労，さらに慢性疼痛やひどい月経前症候群に悩まされていた。今日では，このような症状は線維筋痛症と慢性疲労症候群と診断されるだろう。彼女の生活は重いパニック−不安発作と広場恐怖のためにさらに制限されたものになり，家に閉じこもる日々を送っていた。その精神科医は，私が開発したからだの気づきを元にしたリラクセーションとストレス低減法が，彼女に有効かもしれないと考えたのだった。

　ナンシーは夫の腕に不安そうにつかまりながら私のオフィスに入ってきた。彼女は夫の手を握ってそわそわしていた。ナンシーは夫に依存しきっており，それは明らかに夫の重荷となっていた。私は彼女の首がとても固いことに気がついた。彼女はケガをしたカメのように首を引っ込めながら，それでいて車のヘッドライトに驚くシカのように目を大きく見開いていた。前屈みの姿勢は，全身に広がる恐怖と敗北感を表していた。ナンシーの安静時における心拍数は高く，1分間に100回ほどであった（これは彼女の首の頸動脈の拍動から私が推量したものである）。

呼吸は非常に浅く，生命を維持するのがやっとのように思われるほどであった。

　まず私はナンシーに，慢性的に緊張している首と肩の筋肉に意識を向け，緩めることを教えた。彼女は深くリラックスしているように見受けられた。呼吸が深くなるにつれ，心拍数が正常範囲へと減少していった。しかし，数分後，彼女は突然激しく興奮しだした。心臓は拍動を強め，1分間におおよそ130回まで心拍数が上昇した。彼女が不規則に喘ぐにつれ，呼吸は早く浅くなった。そして私がなす術もなくただ見つめていると，彼女は突然恐怖で凍りついたのだった。顔は死に顔のように青白くなった。からだは麻痺し，ほとんど呼吸ができないように見えた。心臓はほぼ停止しているかのように思われ，1分間に約50回まで心拍数が急激に低下した（この心臓の活動については第6章で説明する）。パニックになりそうな自分と戦いながらも，私はまったくどうしていいかわからずただ茫然としていた。

　「死んでしまいそうです。死なせないでください」。小さな張りつめた声で彼女は懇願した。「助けて，助けてください！　どうかこのまま死なせないでください！」。彼女の不安に満ちた無力感が，私の潜在意識下に元型的な解決策をもたらした。突如私のこころの目に，夢のようなイメージが浮かんだのだ。今にも飛びかかろうと身構えうずくまっている一頭のトラが，部屋の壁の奥から現れた。

　「走って，ナンシー！」私はよく考えもせず指示をしていた。「トラが追いかけてくる。あの岩に上って逃げるんだ」。自分自身の突然の激しい言葉に当惑しながらも，私は驚嘆しながら彼女を見つめていた。ナンシーの足が震え始め，さらに上下に動き始めた。まさにそれは自発的な，走る動作のように見えた。彼女の全身がブルブル震え始めた——初めは痙攣のようだったがそのうちよりおだやかになった。震えがしだいに治まるにつれ（1時間余りかかった），彼女はある種の幸福感を経験した。彼女いわく，「温かいピリピリとした波に包まれているような」

恐怖・不動のサイクル

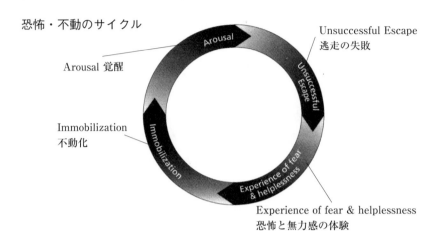

図2.1a　これは恐怖と不動が互いに燃料を供給し合う悪循環を示している。これが私たちを飲み込み、トラウマの「ブラックホール」に閉じ込めるメカニズムである。

ものであった（図2.1aと2.1bを参照）。

　後に、ナンシーは次のように報告している。このセッションの間、彼女は自分が4歳の子どもに戻って、「ありふれた」扁桃摘出手術のためにエーテル麻酔をかけようと彼女を押さえつけている医師たちから逃げようともがいている悪夢のようなイメージを見ていた、と。そのときまでこの出来事は「長い間忘れ去られていた」ものだったと言う。まったくもって驚くことに、これらの奇妙な一連の展開がナンシーの人生をも転換させることになった。それまで抱えていた症状の多くは著しく改善し、中には消失したものもあった。セッション中に起きたパニック発作はそれが最後の発作となり、それから2年間、大学院を卒業するまでに、慢性疲労、片頭痛、そして月経前症候群も劇的に改善した。さらに彼女は次のような「副作用」を報告した——「こんなに生き生きと幸せを感じたのは初めてだわ」と。

積極的防衛反応の修復

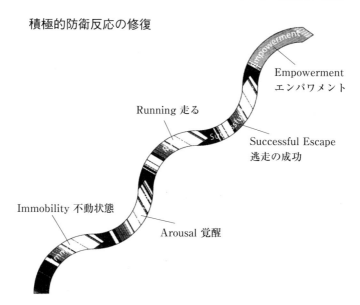

図2.1b　想像上の敵から走って無事に逃げおおせるという経験を再構成したことで，私は不動・恐怖と過覚醒の状態からナンシーを脱出に導くことができた。クライアントが走るという感覚を**体感する**ことが不可欠である。そうでなければ走るということ自体にはあまり意味がない。

回復のための生得的能力

　ナンシーは凍りつきの症状から脱し，自分の人生を再び生きられるようになった。これを可能にしたのは，私が自動車にはねられた後，トラウマを受けずに済んだメカニズムと同じである。ブルブル，ガクガク震えることが，信頼できる他者の温かく心強い存在の元で起こり，そして完了まで震え続けられたことで，私もナンシーも平衡状態と全体性を取り戻し，トラウマの支配から自由になれたのだ。

　ナンシーも私も，未完了のままになっていた本能に根ざした防衛的行動を再演し**完了**させるため，気づきと微細運動（マイクロムーブメント）に意識を向けた。それによって，生き残りをかけて活性化された神

経系の残存「エネルギー」を放出できたのだ。まだ小さかったナンシーは，縛り付けられ，圧倒された状態から逃げ出して自分の身を守ることができなかった。その当時からだが行おうとしていた逃走行動を，ナンシーは非常に遅延して体験したのだった。端的に言うと，死につながる危険を避けるためからだを動かしたことで，本能的反応による，生まれ持った強力な叡智を私たちはともに経験し，**体現化**（embodiment）したのだ。

　この防衛的で原始的な力を注意深く感じることは，私とナンシーが体験した圧倒的な無力感と正反対の意義を持つ。ナンシーと私の大きな違いは，私は幸いにして自分で応急手当ができたこと，小児科医の存在という幸運に恵まれたこと，そしてPTSD症状を未然に防げたことである。他の無数の人々同様に，ナンシーは残念ながらそうではなかった。20年を経てようやく，私のオフィスで子どもの頃の手術場面に少しだけ立ち戻り「再交渉」するまで，ナンシーは不必要な苦痛を何年も患っていたのだ[注1]。

　無力な状況にいながらも，私は生存本能による生々しい筋肉の力に意識的に気づくことができた。このことがなければ，ナンシーの人生に影を落とし生きる力を奪ってきた消耗性のPTSD症状に，間違いなく私も見舞われていただろう。ナンシーがそうだったように，周りの世界を自信を持って探索することなど恐ろしくて二度とできなくなっていただろう。回想の中でナンシーが自分を苦しめた人物から逃げることができたように，私は即時に自己破壊から逃れ，未然に神経系を「リセット」することができたのだ。

　急激に脅かされると，ヒトは自分自身を保護し防御するために莫大なエネルギーを動員する。かがんで，ひらりと身をかわし，からだをねじ

注1）私はこの**再交渉**という言葉を，トラウマ的経験を再処理する意味で用いている。これは，**追体験**することとは異なる。

り，固くして，小さく身を縮める。筋肉は闘争もしくは逃走するために収縮する。しかし行動が効果的でない場合，私たちは凍りつき，崩れ落ちる。ナンシーの4歳のからだはマスクをした捕食者から逃げようとしていた。からだは走って逃げたがっていたが，そうすることはできなかった。ナンシーは圧倒され，マスクをしてガウンを着た力の強い巨人たちによって，意志に反して押さえつけられたのだった。あの私たちのセッションで，ナンシーのからだは圧倒され捕まえられているというパニック的な感覚に逆らっていた。そしてからだがそのことを理解するにつれ，こころでも理解できるようになったのだ。

　圧倒的な死の危険（逃げる機会がごくわずか，もしくはまったくない場合）を有機的組織（organism）が知覚すると，全体的な麻痺とシャットダウンという**生物学的**反応が生じる。動物行動学者はこの生得的な反応を**持続性不動状態**（tonic immobility, TI）［訳注：擬死とも呼ばれることがある］と呼ぶ。ヒトはこの凍りついた状態を無力な恐怖とパニックとして体験する。このようなシャットダウンと麻痺の状態は，本来は一時的なものである。野生動物なら，この急性の生理学的ショック反応に陥っている間に，捕食者に食べられてしまうかもしれない。逃げることができた場合には，瀕死の体験前の生活にそっくり戻るだろう。野生動物はこのような体験をしても以前と変わらぬ状態でいられるし，より賢明にもなる。またやって来るかもしれない同様の脅威源に対して，そしてその危険の初期兆候に対して，以前よりはずっと警戒的になるだろう（過度の警戒状態と混同してはならない）。例えばシカは，ヒョウに襲われ逃げ果たせたことのある，特定の岩場を避けるようになるかもしれない。

　動物と反対にヒトは，圧倒的で不可抗力の恐怖と戦慄という脅威を体験すると，その後の人生を十分に生きることができない不安定な状態にとどまったままになってしまうことがよくある。さらに，トラウマ被害を受けていない人はほとんど危険と感じないような状況，あるいはむし

ろ少し興奮すら感じるような状況においても凍りついてしまう傾向がある。これは避けられない脅威に対して必死に反応したからではなく，感情が著しく覚醒されるようなあらゆる状況で，麻痺が「規定値」の反応となるからだ。例えば，性行為による覚醒が，興奮から不感症，嫌悪感，あるいは回避へと予期せぬ方向に転じてしまうことがある。

トラウマの生物学に向けて

ナンシーとのエピソードを理解しようとして，私はいくつかの新しい方向性に引きつけられた。最初に次のことに気づいた。自分の本能を信用していなければ，そしてほんの少しの偶然がなければ，私はナンシーをたやすく「再トラウマ化」させてしまっていただろう。そしてすでに十分深刻だった症状をもっと悪化させていたことだろう。さらに，まだ駆け出しの頃に大穴を当ててしまったギャンブラーのように，こんな劇的な――1回だけの――「治癒」はいつもそう起こるものではないとすぐさま解釈してしまったかもしれない。あの1969年の夏の日に起きたことは何だったのかということをただ調べるために，私は困難な旅路に引き込まれることとなった。研究を進めるにつれて，このような生理学的反応を圧倒的なものにしないように，「タイトレーション（滴定）」する（少しずつ近づいていく）ことがきわめて重要であることを私は発見した。クライアントにトラウマ的体験を曝露して，追体験させることは，いくらひいき目に見ても不必要であり（統合および達成と善良さという感覚を減少させる），最悪の場合，クライアントを再びトラウマに遭わせてしまう。また放出反応となる震えや悪寒は非常に微かなものであることが多く，外側にいる観察者からはほとんど気づかれないことも学んだ。たいていの場合，この放出の兆候は筋肉の軽い線維束性収縮（微細な筋肉の震えと微動）もしくは温度変化――非常に冷たい状態から非常に熱い状態へと変化するような――であった。これらの変化は普

通，手や顔色の変化を観察することで確認できるものである。

　その後何十年もかけて，私は動物とその神経系に関する比較研究からトラウマの生物学的基礎を探求した。そうすることで安全かつ確実に順序立てて再現されうる，トラウマを癒すための系統的アプローチを開発する助けとなるだろうと感じていたのだ。この旅路はまた，子どもの頃の夢を実現するものでもあった。宇宙探検の（わずかだが）一部を担うことになったのだから。まだバークレーで医療生物物理学の大学院生だったとき，私は1年間，NASAでストレス・コンサルタントとして奨学金給付研究員の資格を得た。初回のスペース・シャトル飛行に備える宇宙飛行士の準備を支援するのが主たる任務であったが，それは私にとって，レジリエンスが著しく強い人たちを研究できる貴重な機会となった。このときの観察が，その数年前のナンシーとのセッションを振り返るのに役立った。彼女のレジリエンスが非常に損なわれていたこと，また彼女の自発的な変容について私は再考した。宇宙飛行士の卓越したレジリエンスはスキルであると考えられた。そしてそのスキルは最も重いトラウマ被害を受けた人でも活用できるものであり，培われるべき生来の権利であるように思われた。

最初のステップ：与えられたセレンディピティ

　あの日ナンシーとの間で起きたことを理解しようとしていたとき，大学院で受講していた比較動物行動学の勉強会の「補足説明」に私は衝撃を受けた。教授の一人，ピーター・マーラーが，トリやウサギのような餌動物が身体的に拘束されたときに見せる，ある奇妙な行動について述べていたのだ。その夜，私は興奮で震えながら目が覚めた。（医師たちに押さえつけられていたときの）ナンシーの反応は，実験的に拘束された動物のそれと同じではないだろうか？　身構えているトラという私の「幻覚」は，大学院でのあの素晴らしい勉強会で刺激された，創造的な「白日夢」だったに違いなかった。

勉強会での不思議な隠喩について調べていると，1967年に書かれた「催眠についての比較様相」という文献に出会った[6]。この文献とそれに関する私の考えを持って，私は大学院の研究アドバイザーであったドナルド・M・ウィルソンを訪れた[注2]。彼の専門領域は無脊椎動物の神経生理学で，このような種類の「凍りつき」行動に詳しかった。しかし，昆虫やエビのような生物の研究にのみ専念してきた研究者である彼が，「動物の催眠」に懐疑的になることはわからなくもなかった。それでもなお私は，動物の麻痺という広く観察された現象に魅了され続け，生命科学系大学院図書館のカビ臭く埃っぽい書架で何時間も時を過ごした。同時に，私にナンシーを紹介した精神科医，エド・ジャクソンから主に紹介されるクライアントに会うことも続けていた。筋緊張と姿勢のバランスを崩したさまざまな状態が，いかにクライアントの症状と関連しているか——そしてこのような固定化した状態を解放し正常化させることで，予想を超える劇的な治癒がどのように生じるかについて探求していた。そして1973年，ノーベル生理学・医学賞の受賞スピーチ[注3]において，動物行動学者ニコラース・ティンバーゲンは，聴衆の予想に反して，自らの研究テーマである自然環境での動物について話題にしなかった。彼は，生きているヒトのからだに観察されること，ストレス下でのヒトのからだの機能と機能不全について語ったのだ。私はアレクサンダー・テクニークに関する彼の観察に衝撃を受けた[注4]。このからだを基礎とした再教育治療法で彼とその家族は素晴らしい健康的利益（彼自身の高血圧の正常化を含む）を享受していた。そしてまたその観察

注2) 悲しいことに，ドナルド・ウィルソンは1970年にラフティングの事故で亡くなった。

注3) この原稿は1974年サイエンス誌に掲載された。

注4) アレクサンダー・テクニークの名前はF・マサイアス・アレクサンダーに由来している。彼は1890年から1900年の間にその原理を最初に観察し，定式化した人物である。アレクサンダー・テクニークは，個々人の身体的状況および精神的状況全体を阻害している，誤った姿勢の習慣を軽減させるアプローチである。

は，私のボディ・マインド・セラピーのクライアントに関するものと類似していたのだ。

　この先人と話をする必要があることは明白であった。私は彼がオックスフォード大学にいることを何とかしてつきとめた。思ってもいない寛容さで，このノーベル賞受賞者は，平凡な大学院生であった私と大西洋を超えて何度も電話で話をしてくれた。私はナンシーとの最初のセッションや他のクライエントのこと，そしてナンシーの反応と「動物の麻痺」との関連性についての推論を彼に話した。動物の不動反応が，避けられない脅威や強烈なストレスという状況でヒトに重要な役割を果たしているかもしれないという仮説に彼は興奮し，この方向での研究を続けるよう私を励ましてくれた[注5]。もし彼や，ハンス・セリエ（初期のストレス研究者）やレイモンド・ダート（**アウストラロピテクスを発見した人類学者**）からのサポートがなかったら，すっかりあきらめてしまっていたかもしれないと思うことが時々ある。

　電話での印象深い会話の中で，ティンバーゲンは祖父のようなやさしい声で，私をたしなめるように言った。「ピーター，われわれは，結局のところ，動物の端くれにすぎないのだよ！」。しかし最近の調査によれば，進化論，すなわち他のほ乳類とヒトとの深い関係を信じているのは，西洋世界の半数の人々にすぎない（アメリカではもっと少ない）という。それでも解剖学，生理学，行動，そして情動のパターンで明らかにわかるように，さらには生存に関する脳の部分を他のほ乳類と共通して有していることからも，ヒトが他の動物と脅威に対する反応を共有していると考えることは理にかなっているといえよう。ゆえに，動物（とくにほ乳類と高次霊長類）が脅威にどのように反応するかを学び，そしてその脅威が去った後に彼らがどのように立ち直り，落ち着き，そして

注5）当時私の博士論文審査委員会の委員長は，私の論文について強い不信感を持ち，敵対的でさえあった。

平衡状態に戻るかを観察することで，多くの知見が得られるだろう。残念なことにヒトは，レジリエンスと自己の癒しのための生得的能力から疎遠になってしまっていることが多い。これから本書で探求していくこの事実こそが，圧倒されトラウマ被害を受けることに対してヒトが脆弱である理由だ。

しかし，私がしっかりと腰をすえて観察ができるようになったのは1978年になってからのことであった。カリフォルニア州マウンテンビューにあるNASAエイムズ研究所で働きながら，そしてバークレーで自分のボディ・マインド・セラピーの開発を続けながら，私は空いた時間をいつも生物学系の大学院図書館で過ごしていた。1978年12月のある暗い雨の日，私はいつものように図書館を歩き回っていた。Googleのようなコンピューター上のウェブ検索機能が登場するずっと前のことだ。私の図書館での研究スタイルは，お昼ご飯を持参し，関連があると思われる雑誌の膨大なページを片端からめくっていくことであった。このおそらく非効率であてもないやり方にもかかわらず，「ハイテク」の検索エンジンでは発見できなかっただろうと思われる多くの素晴らしい宝石に私は出会うことができた。こうした地道な研究努力が私の人生をかけた仕事の理論的な土台を築いたのである。

ある日，変数が実験的にコントロールされた中でどのようにして「動物の麻痺」が生じるかについて記述した，ゴードン・ギャラップとジャック・メイザーの驚くべき論文に出会った[7]。第4章で紹介するこの論文は，（ナンシーのような）私のボディ・マインド・セラピーでのクライアントの観察から，ある種の恐怖に基づいた生存本能がいかにしてトラウマを作り出し，またその癒しをもたらすかということについての考えを導く重要な鍵となった。このような方法で推論する自由があったことはとても幸いだった。なぜなら当時，トラウマはPTSDとしてまだ正式に定義されていなかったし，それから10年以上そうなることもなかったからだ。このため初期のPTSDの文献に見られるように，

トラウマを不治の病であると自分が一度も考えたことがなかったことを私は喜ばしく思う。

数年前，ある同時性的な回帰現象が起こった。カリフォルニア大学サンディエゴ校医学部精神科部門主催の『心理療法のフロンティア』という会議で私が研究発表をしていたときのことだ。発表の終わり頃，陽気で茶目っ気のある男性が私のところに飛び出してきて自己紹介をした。「こんにちは，ジャック・メイザーです！」。私は頭を横に振り，にわかには信じられなかった。自分の耳が信じられず，自然と大笑いしていた。少し言葉を交わした後，私たちは昼食の約束をした。このとき彼は，自分の動物研究での発見が実際にセラピーとして臨床的に応用される喜びを私に語った。私はいわば，実験的理論上の師匠に対面した，臨床的応用を実践する教え子のようだった。

2008年，ジャック・メイザーはステファン・ブラチャと共著の最新論文を私に送ってくれた。この論文で，彼らは精神科診断の「聖書」に対して抜本的な変更を提案していた。彼らはトラウマの説明に持続性不動状態の概念を加えたがっていた[8]。まるで部屋の中に突然，野鳥が飛んで来て目の前で巣を作ってしまったかのように，私は開いた口が塞がらなかった。『**精神障害の診断と統計マニュアル（DSM）**』は，心的外傷後ストレス障害（PTSD）を含む「精神障害」を診断するために心理学者や精神科医が用いる百科事典的な本である（本書の執筆時，DSMは「Ⅳ-R」版であり，「R」は第4版の部分的改訂を意味している）。次版（DSM-5）は今後の重要なステップと（理想的には）なるだろう。

以前の版でのPTSDの診断基準は，ヒトがトラウマを受けたときに脳とからだで何が起こるかということを説明するメカニズム（もしくは理論さえも）を示唆しない，慎重なものであった。このことは学問的な理由以上に重要な欠落がある。理論は治療と予防に関する合理性を示すものだからである。この回避と分類学にのみ依存している状態は，心理学におけるフロイト理論の束縛に対する過剰反応であると思われる。科

学と実践が，真に革新的なセラピーを生み出せるような，活発な関係性を共に進展させるためには，両者の深い協同が必要であると私は信じている。開かれた多彩な領域間での努力があれば，何が有効で何が有効でないかを識別する助けとなる。そして，苦しんでいる人々の癒やしの手助けをするという私たちの主たる目的に向けて，事態を改善していくことができるはずだからだ！

ジャック・メイザーとステファン・ブラチャによる論文は，DSM-5の執筆を任されている人々に厳しい課題を提示している。その斬新な論評で，この二人の研究者はPTSDの根底にあるメカニズムに理論的基礎が存在するという大胆な前提を提出している。それはトラウマに関する進化論的（本能的）基礎であり，1969年に私がナンシーに観察したものと同じである。この論文を通して私は巡り巡ってここに戻って来た。1977年のギャラップとメイザーによる恐怖と「動物の麻痺」に関する実験的研究が，ナンシーの行動についての説明をもたらしてくれた。そして今やメイザーとブラチャはその2008年の論文を，以下の少し気恥ずかしくなるような文章で締めくくっている。

> DSM-5に提案されている多くの課題と共に，我々はその企画者が実証的研究や進化的文脈の中に精神病理学を位置づける理論を探求するよう勧める。そうすることで，生物学におけるさらに広範な問題とこの分野との関連性が築かれ，広く受け入れられた概念の中に精神病理学のデータが位置づけられる。また臨床家は，より効果的な行動的治療を開発できるようになるだろう（e.g., Levine, 1997）[9]。

ああ，なんて素晴らしい喜びだろう！ サンディエゴでの医学会議における私の発表が，メイザーとブラチャのこの提案に部分的にでも刺激を与え貢献したかもしれない，と想像せずにはいられなかった。宿命的な回り道や困難な道のりを通じて，どういうわけかこの私がトラウマの

精神科的診断の行く先に何らかの影響を及ぼしたかもしれない。この可能性を考えるだけでも驚くべきことだった。それではここで診断的歴史について，簡単に振り返ることにしたい。

第3章
変貌するトラウマの顔

　たいていの人はトラウマを「精神的」な問題，さらには「脳の病気」と考えている。しかしながら，トラウマはからだにも現れる。からだが怯えて固まり，そうでなければ崩れ落ち，圧倒され，どうしようもない恐怖に打ち負かされる。いずれにしても，トラウマは人生を打ちのめすのである。

　怯えて固まった状態は偉大な文化的神話に数多く描かれてきた。大きく見開いた恐ろしい眼差しで人を石に変えてしまうゴルゴン・メドゥーサの話はもちろんその一つである。旧約聖書では，ソドムとゴモラの恐ろしい破壊を目撃した罪で，ロトの妻が塩の柱に変えられてしまう。これらの神話があまりに遠いものに思われるなら，「だるまさんが転んだ」で遊ぶ世界中の子どもたちの様子を見てほしい。どれだけ多くの世代の子どもたちがこの遊びによって，怯えて固まるという原始的恐怖（しばしば夢にも現れる）を征服できたことだろう？　これに，精神医学が心的外傷後ストレス障害，PTSDと名づけた「疾患」についての現代的な神話も加えることができる。歴史的神話と比較すると，戦慄，恐怖，ケガ，そして喪失という人間の普遍的経験を正確に理解するうえで，実際のところ現代科学にはある種の長所と短所がある。

　中南米の原住民は，恐怖の性質とトラウマの本質を昔からよく理解し

ていた。さらには，シャーマニックな癒しの儀式でトラウマをいかに変容させるかということもよく知っているように思われる。スペイン人とポルトガル人による植民地化の後，原住民は彼らの言葉を借り**ススト**（susto）と呼んで，トラウマで何が起きるかということを説明していた。ススト は「恐怖による麻痺」および「魂の喪失」を写実的に説明するものである[10]。トラウマを経験したことのある人なら誰でも皆，まずは麻痺するような恐怖があり，次に世界の中で自分の方向性を見失うような，自分の魂そのものから切り離されるような感覚が続くことを知っているはずだ。

恐怖による麻痺という言葉を聞くと，向かってくる車のヘッドライトにびっくりして動けなくなっているシカを思い浮かべる人もいるかもしれない。ヒトもトラウマに対して同じように反応する。そのため前章で紹介した私のクライアント，ナンシーも恐怖で大きく目を見開き，凍りついた表情をしていたのだ。古代ギリシャではまた，トラウマを麻痺状態であり，身体的なものであると認識していた。戦いのとき，人々はゼウスとパンに，敵に恐怖と麻痺を植え付けてくれるよう祈願した。両者とも，からだを「凍りつかせ」て「パニック（pan-ic）」を引き起こす力があったからだ。そして偉大なホメロスの叙事詩，イリアスとオデュッセイアでは，トラウマは自己と家族にとって情け容赦なく破壊的なものとして描かれている。

アメリカでは南北戦争のときまで——その南北戦争では，大砲で仲間が粉々に吹き飛ばされたり，大混乱の騒音や恐怖や，異臭を放ち腐敗する死体など，こころの準備をはるかに超える出来事に若者たちが突然，曝されたのだが——トラウマ的な戦後の衰弱状態は「兵士の心臓（心臓苦悶症候群）」と呼ばれていた[注1]。この名称は，不安や，眠れなくなるほどの恐怖で心臓が拍動し不整脈となるだけでなく，同胞同士での殺戮という戦争による衰弱をも表現していた。南北戦争の時代にもたらされたもう一つの用語はノスタルジアである。これはおそらく，止まること

のないすすり泣きと，現在に焦点を合わせて人生を生きることができない状態を言い表している。

　第一次世界大戦の少し前，1909年頃に出版された初期の診断体系の中で，エミール・クレペリンはこうしたストレスによる衰弱を「驚愕ノイローゼ」と呼んだ[11]。フロイトに次いで，クレペリンはトラウマを圧倒的なストレスによって生じる状態だと認識していた。フロイトはトラウマを，「刺激〔(過剰な) 刺激：著者加筆〕に対する防御壁の決壊によって，圧倒されるような無力感の感情をもたらすもの」と定義した。クレペリンの定義はその大部分がトラウマという名称から失われているものの，驚愕に関する核心的な部分をよく認識している――「ノイローゼ」という言葉は軽蔑的な連想を含んではいるが。

　第一次世界大戦に続いて，戦闘トラウマはシェル（砲弾）ショックという単純明快で直接的なものとして生まれ変わった。この露骨で説明的な言い回しは，まるで砲弾が猛烈に激しく爆発しているかのような響きを持つ。それはかつて冷たく湿った塹壕の中で，兵士を容赦なく茫然自失の状態にし，抑えきれない震えと失禁にまで追いつめたものである。ススト(訳注：中南米の民間信仰での驚愕)と同様，この生々しく説明的な用語は，戦場でのこうした状態に対して距離を置いたり客観視したりすることなく，無味乾燥なところもなかった。

　しかし，第二次世界大戦までに，兵士の苦悩に関するいかなる実際的な言及もその尊厳を奪われ，**戦闘疲労**もしくは**戦争神経症**として中性化された。最初の用語は，もし兵士が祖母の忠告を聞いて十分休息をとれば，それですっかり良くなるだろうという内容を示唆していた。この侮蔑的軽視は，回復的な睡眠をとる力が大きく損なわれている兵士の状態

注1）この描写的な用語はおそらく1600年代中頃にスイスからもたらされたものであろう。スイスでもまた，ノスタルジア（*Heimweh*，訳注：ドイツ語でホームシックの意）とも呼ばれていた――確かに，「中立的な」スイス各州の軍隊は，何世紀にも渡って互いに激しく戦っていたのだから！

を考慮すると，ひどい中傷と皮肉であった。さらに嘆かわしいことに，**神経症**という言葉が侮蔑的に用いられた。そこには，兵士の「シェルショック」は，爆発する砲弾に対するまったくもって適切な恐怖や，倒れる仲間に対する純然たる悲嘆や，人が人を殺すということへの戦慄が原因であるというよりもむしろ，何か「性格的欠陥」もしくはやっかいな個人的弱点——おそらくは「エディプスコンプレックス」のような——が原因であるという意味を暗に含むものであった。こうした新たな俗称のために，一般の人や家族，医師までもが，兵士たちの深い苦悩という厳しい現実から離れていってしまったのだ。

　朝鮮戦争の直後，戦争トラウマについて残されていたすべての辛辣な表現が次世代の専門用語から削除された。このときの戦闘トラウマを表す用語である，**戦闘上の消耗**（operational exhaustion）〔イラク戦争のときに戦闘作戦上の消耗（combat operational exhaustion）として再現された〕は，戦争の恐怖をまったく直視しておらず，現実的でもなかった。それは客観化された用語であり，むしろ長時間放置されて再起動が必要な現代のラップトップ・コンピューターに対して使用されるべきものである。

　最後に，ベトナム戦争での経験からその大部分が作られた，現代の専門用語は，**心的外傷後ストレス障害**である。PTSDという恐怖と麻痺の普遍的現象は——神経系が極限まで緊張させられ，からだから離れ，精神と魂が深く傷ついた状態である——今や医学的「障害」として完全な衛生処理が施されている。便利な頭文字による略称と科学の冷静な貢献のおかげで，大量殺人に対する元型的反応がその破壊的な起源から人工的に分断されているのである。かつては**恐怖による麻痺**とシェルショックという言葉で適切に伝えられていたものが，今や単に障害として，具体的で計測可能な症状の客観化された集合体，すなわち既存の研究プロトコルや，無関心な保険会社や行動療法の戦略に適用できる診断名となっているのだ。この専門用語は兵士らの現実の苦悩に対する客観的な

科学的妥当性を提供する一方で，患者から医師を安全に遠ざけてもいる。「健康で」（「守られた」）医師が「病気の」患者を治療するということである。このアプローチは困っている人の力を奪い，その人たちを軽視するものであり，彼らの疎外感と絶望状態に追い討ちをかけるものである。偽予言者として不安定な立場で不自然に敬われてきたような，守られていない癒し手の燃え尽き症候群のような状態については，あまり知られていないのである。

最近，ある若いイラク帰還兵が自らの戦闘体験による苦悶をPTSDと呼ぶことに異議を唱え，代わりに，その苦痛と苦悩をPTSI──「I」は「傷害（injury）」を指す──であると痛烈に言及していた。彼が賢明なのはトラウマが傷害であって，糖尿病のような，対処はできるが治癒はできないような疾患とは異なると区別していることである。心的外傷後ストレス傷害は，感情的な傷であり，癒しによる手当と変容できる余地があるものである。

それにもかかわらず，医学モデルは存続している。病める患者に対して医師がすべての知識を握り，必要な介入を指示する糖尿病やがんのような疾患に，医学モデルはまったく効果的に（疑わしくはあるが）機能する。しかし，このモデルはトラウマの癒しに効果的なパラダイムではない。トラウマは典型的な意味での疾患というよりもむしろ，「不−快（dis-ease）」もしくは「不−調（dis-order）」の重篤な**体験**である。ここで必要とされるのは，援助指導者や助産師のような役割をも担う，医師の協調的で修復的なプロセスである。自らを「健康な癒し手」として守られた役割を保持し続ける医師は，人生のすべての局面に潜在する亡霊のような究極の無力感に対して，自らを切り離したまま防衛しているのである。自分自身の感覚を切り離しているこうした医師たちは，苦悩を抱える人とこころを通わせることはできないだろう。患者が持つ恐ろしい感覚やイメージ，情動を包容し，処理し，統合していくうえできわめて重要な協同作業が欠けているからだ。患者は自分を圧倒し自己調整

や成長するための能力を破壊した恐怖そのものを,完全に一人で抱えたままになってしまう。

このような分離的態度で行われる一般的なセラピーでは,PTSD犠牲者に対して感情をコントロールするよう強く求め,常軌を逸した行動を何とかするよう,そして機能不全的な思考を変化させるよう,セラピストが指示をする。この方法とシャーマニックな伝統のそれとを比較してみよう。後者では,悪霊の支配から解放するために宇宙的な力を召喚しながら,癒し手と苦しんでいる人が一緒になって恐怖を再体験する。シャーマンは癒し手になる前に必ず,まず自分自身の中にある無力感やズタズタにされた感覚との深い出会いを介してその手ほどきを受ける。このような準備は,現代のセラピストが自らのトラウマや感情的な傷つきをまず認識し,それらに取り組まなければならないというモデルを示唆しているものかもしれない[注2]。

神話の力

神話というのは生物学の一つの機能である。
――ジョーゼフ・キャンベル,**神話とからだより**

癒し手と傷ついた人々を分離し,恐怖や戦慄に対する反応の普遍性を否定する用語やパラダイムが癒しを妨げてきた。トラウマを癒やすため,現代のアプローチに新たな活気を吹き込むためには,ヒトは本能的な存在であるという生物学的共通性と私たちそれぞれがつながる必要がある。すなわち,私たちは,恐怖に対して皆が持つ脆弱性だけでなく,そのような体験を変容させる生得的能力ともつながっているということ

注2)逆から見ると,アメリカの開業精神科医が精神療法を行う回数は減少している。外来医療調査(National Ambulatory Medical Care Survey, NAMCS)の10年分の結果を見ると,精神療法に関わる精神科受診率は1996〜1997年の44%から,2004〜2005年の29%に下降している。

である．このつながりを探求する際，神話や動物の仲間たちから多くを学ぶことができる．これは，勇壮な神話と生物学（「神話－生物学」）を融合することであり，トラウマの起源と戦慄的神秘を理解する助けとなるだろう．

メドゥーサ

　神話は勇敢に危機に立ち向かうことを教えてくれる．神話は私たち自身の中心に簡単にそして直接的に触れる元型的物語である．神話によって私たちは深い熱望を思い起こし，隠れた力や資源を明らかにできる．神話はまた，私たちの基本的な性質についての地図のようなものであり，私たちが互いにつながり，自然や宇宙とつながる道である．ゴルゴン・メドゥーサについてのギリシャ神話はトラウマの本質そのものを描き，変容への道筋を描写している．

　ギリシャ神話では，メドゥーサの目を直視したものは即座に石に変えられてしまう……その場で凍りつくのだ．このヘビの髪の毛を持つ悪魔を征伐に行く前，ペルセウスは知識と戦略の女神アテナに助言を求めた．アテナの助言は，何があってもゴルゴン（メドゥーサ）を直視してはならない，という単純なものだった．アテナの助言通り，ペルセウスはメドゥーサの姿を反射させるため，腕に防御楯を縛り付けた．こうして彼はメドゥーサを直接見ることなくその頭を切り落とすことができ，石に変えられることもなかったのだった．

　もしトラウマを変容したければ，それと直接的に対面しないことを学ばなければならない．トラウマと面と向かって対決するという間違いを犯せば，メドゥーサがその本質に忠実に，私たちを石にしてしまうだろう．子どもの頃によく遊んだ指ハブ（かみつきヘビ）［訳注：端から指を入れると抜けなくなってしまう筒状のおもちゃのこと］のように，トラウマと戦えば戦うほど，トラウマが私たちを捕らえようとする力も強くなる．トラウマについてペルセウスの反射楯と「同等な」ものは，私たち

のからだがいかにトラウマに反応するかということ，そして「生身のからだ」がレジリエンスと生来の善良さの感覚をいかに具体化するかということであると私は信じている。

　この神話にはさらに続きがある。

　メドゥーサの傷から出現した二つの神秘的存在があった。翼を持つ馬ペガサスと，黄金の剣を持つ戦士，片目の巨人クリューサーオールである。黄金の剣は真実と透明性を象徴している。馬はからだと本能的知識の象徴であり，翼は超越性を象徴する。全体として，彼らは「生身のからだ」を通じた変容を示唆している[注3]。同時に，このような側面は，人間がトラウマというメドゥーサ（恐怖による麻痺）から治癒するために起動しなければならない，元型的な性質や資源を形成するものである。メドゥーサの姿を知覚し反応する能力は，私たちの本能的特質に反映されているのである。

　同じ神話の別のバージョンでは，ペルセウスは2本の水薬瓶にメドゥーサの傷から滴る血を集める。片方の瓶の血は殺傷力を，他方の瓶の血は死者を蘇らせ生命を復活させる力を持っている。ここで明かされているのは，トラウマの二重の性質である。一つは生きる力と人生を楽しむ力を奪うという破壊的な力。もう一つの力，すなわちトラウマのパラドックスは，破壊の力とともに，変容し再生する力をも持っていることである。トラウマが残酷なゴルゴン・メドゥーサとなるか，または変容と達成に到達するための手段となるかは，私たちがどのようにしてトラウマに近づいていくかによって異なるのである。

　トラウマは人生で起こりうる出来事である。しかしながら，トラウマを終身刑であるかのように思う必要はない。神話，臨床的観察，神経科学，「生身の」からだを用いての実験的試み，動物の行動，こうしたす

注3）ユングの分析心理学では，黄金の剣を持つ片目の巨人のイメージは，「深層の」（非自我としての）自己の元型を意味している。

べてのことから学ぶことができる。そして本能に対して心を閉ざすのではなく，むしろそれを受容すればよいのである。適切なガイドと支援があれば，（ナンシーと私が体験したように）人生に再び戻るために震えおののくことを動物から学ぶことができる。こうした原始的かつ知的な本能的エネルギーを利用することで，私たちはトラウマを乗り越え，変容できるのである。第4章では，動物的経験から明らかになる，ヒトの本能的起源の研究から話を始めたいと思う。

第4章
恐怖による不動状態
動物から学んだ教訓

人生における唯一の真の敵，
恐怖だけが人生を打ち負かせるのである。
──ヤン・マーテル，『パイの物語』

我々がただ一つ恐れなければならないのは，恐れそのものだ。
──フランクリン・デラノ・ルーズヴェルト
1933年　大統領就任演説

　すべての高等動物は恐怖反応を示す。恐怖の生物学的性質を理解すると，トラウマのまさに根源を理解することができる。また不安や恐怖で緊縮した状態から立ち直るため生まれ持った能力もわかるようになる。多くの場合，霊長類の集団は，捕食者の予測不可能な出現や群れへの攻撃に絶え間なくさらされている[注1]。これら霊長類は，群れの仲間がハイエナやヒョウ，その他の大型ネコ科動物によって食いちぎられるのを

注1) 群れへの攻撃という点で，ボノボ（ピグミーチンパンジー）は明らかな例外である。集団全員での性行為の自由と，母権性組織という戦略がその大きな要因である。

目撃する。恐怖は彼らにとって旧知の仲間のようなものであるが，自然界で生き延びていくためには，そのような激しい情動反応は基本的に一過性でなければならない。

　サルや類人猿などヒトに近い祖先のように，ヒトも補食不安を受け継いでいる。この宿命について，ある著者が，霊長類的実存，「不安の持続的悪夢」[12] と呼ぶ。ヒトの祖先は，いつ何時捕まえられてバラバラにされるかわからないと確信しながら，暗く寒い洞窟の中で共に何時間も小さく固まって過ごしていたに違いない。今日ではもはや洞窟に住んでいるヒトはほとんどいないが，同じ種に属する他者から，もしくは捕食者からの潜在的な危険に対する強い予期は持ち続けているのである。

　パニックで恐怖に陥った国を鎮めるために，フランクリン・D・ルーズヴェルトは恐怖の破壊的な性質を「名前もなく理由もなく根拠もない恐れであり，後退から前進へと変化するために必要な労力を麻痺させるもの」と述べた。この麻痺性の恐怖感は，ヒトがかつて有していた生存のための性質よりもずっと長く生き延びてきたものである。このような手に負えない恐怖感は，バランスを取り戻し通常の生活に戻ることを妨げる。過去の物語に閉じ込められた状態にいることとは対照的に，強烈な情動的状態から直ちに移行する能力は，一般的には「フロー」，「現在にいる」，「今にとどまる」と呼ばれている。極端な恐怖や怒り，喪失といった強烈な情動的状態からほ乳類がいかにして立ち直るかということは，ヒトがトラウマからいかにして回復していくのかということを教えてくれる。またそれは人生を十分に自発的に生きるための力と能力への鍵でもある。

危険を表す姿勢

> サルの無数の叫び声が真夜中にこだまする。
> 命が尽きるその瞬間，目にするのはヒョウの瞳か。
> その痕跡は，血液の流れを耳で聞くのと同じぐらい確かに，
> 私たちの神経系に残っている。
> ——ポール・シェパード（『The Others』より）

セレンゲティで

ヒトは群れる動物であり，他の無数のほ乳類と密接な関係を保持している。ヒトは家族集団や血族集団で生活し，何らかのグループに所属し，隣人や友人に依存し，政党を結成し，国家的（そしてさらには国際的な）コミュニティを形成する。ヒトをほ乳類として認識すると，トラウマとその回復の性質や，クライアントや他者とどのように関わるかといった重要な情報が得られる。

ガゼルの一群が青草の茂った窪地でのんびり草を食べている。小枝のパチンという音，草がすれる音，ちらつく影，そしてある特定の香りのかすかな分子が，群れのある一頭に警告をもたらした。その瞬間，そのガゼルは動きを止め，次の動作の準備のため身を固くした。このように即座に動きを停止すると，捕食者から見つかりにくくなる。また「一旦停止」することで，最適な逃走ルートを導き出す猶予ができる。さらに，群れの他の者も同様に動きを止め，即座にその姿勢の変化に同調（attune）する。彼らは全員一緒に辺りを注意深く（多くは耳や鼻，目で）見渡し，すばやく脅威源の位置を特定し，それが何者かを見極める。潜在的な危険に対する同様の反応は，軍隊が敵地でパトロールをしている際にも見られる。

広々とした草原を散歩しているところを想像してほしい。あなたの視界の周辺で突然ある影が動いた。あなたはどう反応するだろうか？　本

能的に，それまで行っていた動作は停止する。脚を曲げて前屈みの姿勢になり，自律神経系の働きで心拍も変化するだろう。この瞬間的な「停止」反応の後，目が大きく見開く。無意識的に，その位置とそれが何者かを特定しようと頭はその影（もしくは音）の方向へ向く。首，背中，脚全体の筋肉は伸びて長くなり，からだの向きを変えるために協調して働く。目は細められ，周囲の視野を最適に広げるために骨盤と頭は水平に動く。内的状態はどうだろうか？　動く影を見るという反応で，あなたが自分の中に漠然と感じる感覚は何だろうか？　たいていの人は，警戒心や注意，さらに好奇心をも感じることだろう。おそらくは興奮や，期待，もしくは危険に関する兆候も。

動物とヒトはまた，仲間うちの誰かが攻撃的な意志を持っていないかどうかということを知る必要がある。そうした兆候を無視すると後で痛い目に遭うかもしれないからだ。レイプ被害者たちとの数多くのセッションを通じて，自らが無視したり軽視したりした初期の危険信号を被害者たちが後から思い出せる場合が多いことを私は見いだした。レストランから出るときにこちらをじっと見ていた男のことや，通りの角を過ぎるときに動く影を思い出せるのである。

私はまた複数のレイプ加害者とのワークで，（女性の姿勢や歩行から）誰が怖がりで（もしくは虚勢を張り，無理していて）簡単に捕まえられそうな獲物かを彼らがどのように識別するか，くわしい説明を聞いた。加害者たちの詳細で正確なアセスメントはこころをとても動揺させるものであった。共感し微妙な情動を読み取る能力は極端に損なわれていたが，恐怖や無力感を読み取る捕食者としての彼らの能力は著しく突出していた。ヒトが危機に直面しているときに見過ごしがちな生来的なスキルを，彼らは計画的にうまく活用していたのだった。

ヒトの姿勢や表情筋は，情動状態を他者だけにではなく自分自身にも伝えるものである[13]。以下のセクションでは，社会的生物であるヒトは共感を通して奥深いコミュニケーションが可能であることを考察す

る。このためには，他者の感覚や情動に「共鳴（resonate）」できなければならない。言い換えると，周囲の人間が感じているものと同じものを感じとれなければならない。これを示す方法は主に非言語的，つまり，私たちの姿勢や表現豊かな情動を通して行われる。

　からだの状態，すなわち姿勢を合わせること（tuning）はまた，トラウマの癒しを援助するうえで極めて重要な「治療的共鳴」の基礎である。他者の恐怖や怒り，無力感や羞恥心に対して，自らのからだがいかに反応（すなわち共鳴）するか気づいていないセラピストは，クライアントの感覚を**トラッキング（追跡）**し，（治療的であるものの）時に危険なトラウマ的感覚という流れの中を安全に導くことはできないだろう。またセラピストが自らの感覚をトラッキングする方法を学ぶことで，クライアントの恐怖や怒り，無力感を**取り込んでしまうこと**を回避できる。クライアントの感覚や情動から自らを防御しなければならないとセラピストが知覚したときは，クライアントがそうした感覚や情動を治療的に体験することをセラピストが無意識的に妨げている状態である。このことを理解しておくのは重要である。クライアントの苦痛から距離を置くことは，セラピストがクライアント自身とクライアントが格闘している恐怖から距離を置くことである。セラピストが自己防衛的なスタンスを取ることは，クライアントを突然見捨てることである。そして同時に，クライアントを二次受傷もしくは代償性トラウマ被害や燃え尽き症候群に曝す可能性を著しく増加させてしまう。セラピストは自らがトラウマとうまく対面した経験を活用して，クライアントのもとにとどまり続ける必要がある。このことが，トラウマを癒すには，クライアントとセラピスト**双方**が，生き生きとして，感受性があり，「物知りな」からだの気づきを必ず用いなければならない理由である。分析家レストン・ヘイヴンズによれば，「うまく共感できていることのおそらく最も顕著な証拠は，患者が自らの内側について述べた感覚が，私たちのからだにも生じることである」[14]。

ある神経科学者の視点から

神経科学者ベアトリス・ゲルダーは，他者の姿勢から危険を察知する能力について研究した[15]。彼女の研究によれば，顔面の恐怖の表情よりも，恐怖を表すボディ・ランゲージの方に観察者の脳がより強く反応する。ゴルゴン・メドゥーサのように恐怖を表す容貌は麻痺を引き起こすか，もしくは少なくとも潜在的な恐怖に基づく反応を喚起する。しかし，顔の表情が危険を伝えるのと同じぐらい強力に，他者の緊張した姿勢やコソコソした動作は私たちを不快にさせるものなのである[注2]。シューと音をたてガラガラと鳴きながらとぐろを巻くヘビの音を聞くほんの**直前**に，自分の目の前にいる登山者が突然後ずさりしたら，あなたも同じように驚きはしないだろうか？　この種の模倣的行動は動物の世界ではよくあるものだ。例えばもし地面にいた鳥の群れの中から一羽が突然飛び立つと，他のすべての鳥たちも即座に後を追って飛び立つ。鳥たちはなぜ飛ぶのか理由を知る必要はない。そこにとどまろうとする「あまのじゃく」な鳥は，次世代にその遺伝子をつなぐため生き残ることはできないだろうから。

恐怖の表情と過覚醒と固く緊張した姿勢が組み合わさると，強力で緊迫したものとなる。それらはからだの動作を準備し，脅威源の位置を特定し，そして即座に反応するように私たちを促す。例えば，怖れのあまり今にも殴りかからんとする「緊迫した」人がいれば，脅威として認識されるだろう。日常生活で私たちは慢性的に不安気な人や怒っている人を可能な限り避けるはずである。一方で，愛情と受容を表現する姿勢をしている人と出会うと，その人が与えてくれる安心感で落ち着くことだろう。そのため，ネルソン・マンデラ，ティック・ナット・ハン，ダライ・ラマ，優しく子どもに授乳する愛情あふれる母親のような人たち

注2）これらの実験は，ドアを開けたときに強盗を発見した様子を演じている俳優の録画映像を静止画像にしたものを用いて行われた。実際の脅威や，演技をしている映像そのものを被験者に見せたら，効果は間違いなくずっと強力なものになったはずだ。

の，平穏さや慈悲のこころ，深い静けさに私たちはとりわけこころ打たれるのである。

　ゲルダーの研究は，怯えた姿勢が観察者の脳の特定領域を活性化させることを示している――幸福を感じているときの姿勢や中立的な姿勢のときには活性化しない領域である[注3]。さらにこれらの領域は，怯えたからだの姿勢認知に刺激されると，恐怖の表情を読み取ることに関わる領域からもさらに弁別される。姿勢認知の中枢には複数の脳領域が含まれる。情動処理に関わる領域もあれば，主に**動作の準備をさせる**部位もある。ゲルダーによれば，「怯えているからだを見ると，ヒトはからだ全体で反応するとおおよそ言える」のだという。この観察は，からだを読み取って明確かつ瞬時に応答するヒトの能力が，高度に有利なものであるというダーウィンの基礎的教義を裏づける。他者のからだを読み取ることで，生存の可能性を高める行動ができるのだ。効果的かつ即時的であるために，このような**姿勢的共鳴**は意識的なこころを飛び越えてしまう。合理的思考によって混乱し，動きが遅くなると生存可能性が危うくなる。脅威下での生存反応は通常，迅速かつ正確でなければならず，あれこれ考えている暇はないのだ。リゾラッティとシニガリアによれば，「他者の**運動行為と情動反応**（太字は筆者）に対する反応は，私たちが見るもの，感じるもの，そして他者の行為の想像を即座に脳に理解させるミラー・メカニズムと一体になっているように思われる。というのもそれらが同じ神経構造を誘発するからである……そしてその神経構造は私たち自身の動作や情動を司っている」[16]という。

　もしヒトの新皮質（思考の）脳が本能的な下位の（動作に基づく）回路の代わりをしていたら，おそらく次のような会話が頭の中で繰り広

注3）（例えばコップに水を注ぐときのような）中立的な姿勢を見たときは，視覚に関わる脳の部位（新皮質第17野）のみが活性化される。私が知る限り，研究者たちは，ダライ・ラマのような並外れておだやかな人物を肯定的な姿勢として採用することはまだ行っていない。

げられていることだろう。「近くで見ると，あの男のあごと肩は緊張して怒っているようだ。ずる賢そうな目だ……しかし彼のシャツは——ああ，確かにいい色だし，メーシーズ［訳注：アメリカのデパート］で見かけて欲しいと思ったものに似ているな」。生存のための「ボトムアップ」処理中枢がからだに警告（この男は避けろ——議論の余地なし！）している間に，あなたの「トップダウン」処理ははるかに時間のかかる，言語に基づいた分析をあれこれ行っているのだ。

　まさにガゼルのように，危険に鋭敏に順応し，ふさわしい行動をとる用意がヒトには備わっている。ある人の姿勢，身ぶり，そして表情は，その人が脅かされ圧倒されたときに何が起きて何が起きなかったかということを無言で物語る。習慣的な姿勢は，過去の何をたどり，何が解消されなければならないかということを教えてくれる。ボトムアップ処理を円滑にするために，セラピストは，圧倒的な恐怖の瞬間にクライアントが阻害され実行できなかった本能的命令を正確に感じ取る必要がある。トラウマを受けたからだとこころは，いわば，準備はしていたけれども，意味ある一連の動作を十分に組織化できなかったと言えるだろう。私の事故のように（第1章），からだのどこに動作を準備していたか，そしてどの動作を実行できなかったか，ということをクライアントが発見するのを助けなければならない。

　別の研究では，瞬間的なからだの読み取りの妥当性が確認されている。アメリカ陸軍によって行われた最近の研究によれば，他者のボディ・ランゲージに含まれる情動を脳が読み取り，自らのからだの感覚を解釈するスピードが，仕掛け爆弾，爆弾を隠し持っている人物，最近爆弾を仕掛けたことのある人物などのような切迫した危険を回避するうえで中心的な役割を果たすことが示唆されている[17]。同じ論文で神経学者アントニオ・ダマシオは，「情動は問題を解決するために働く実践的動作プログラムであり，しばしば私たちが意識する前に働く。これらの処理はパイロットや探検隊のリーダーから，子育てをしている人に至

るまで，つまり私たちすべての中で継続的に働き続けているのである」と付け加えている。

からだを無視して主に思考にのみ注目する（トップダウン処理）治療的アプローチには，それゆえ限界があるだろう。代わりに私は，修復的ワークの初期段階では，ボトムアップ処理が標準的な作業手順であるべきだと提案する。言い換えると，クライアントの「からだの語り」を初めに扱い，そして次に，**少しずつ**，情動や知覚，認知に取りかかることである。このことは単に重要であるだけではなく，必須事項である。トラウマ被害者の「会話治療」は，控えめだが驚くほど強力な身体表現である内なる声にその道を譲るべきである。というのは，その声は自我の深いところに宿る叡智の代わりに「雄弁に語り」始めるからだ。

セラピーの課題

トラウマを受けた人と関わるセラピストは，クライアントの姿勢や，恐怖や怒り，憤怒や無力感といった情動を「取り込み」，鏡映することがよくある。これらのシニフィアン［訳注：意味しているもの，表しているものを指すフランス語］にどのように反応するかは，トラウマを受けた人がこうした難しい感覚や情動に対処するのを援助するうえできわめて重要になるだろう。そうしたものを受け止められないからとセラピストが後ずさりすれば，それはクライアントを見捨てたことになる……圧倒されてしまうと，それはクライアントとともに行き先を見失ったことになる。もしセラピストがダライ・ラマの要素を少しでも持ち合わせていたら――こころの平静や「冷静さ」といった要素を――，セラピストはクライアントの恐怖を分かち合い，「思いやりのブランケット」でその恐怖を包み込むことができるのだ。

恐怖に対する本能的な反応がどれほど重要か，またそれがいかにしてしだいに不適応的になっていくかということを過小評価してはいけない。例えば映画館で火事が起きたとき，隣人の緊張し怯えたからだの姿

勢をヒトは取り込んでしまいがちである。そして動こうと準備をし，そこから逃げ出す。しかしながらこのような行動はまた，伝染性パニックの素地にもなりうる。そばにいる他者の恐怖の姿勢を皆が鏡映するにつれ，ヒトは恐怖を感じ，その集団にいる別のヒトに恐怖の姿勢を伝達する。姿勢的共鳴を通して伝達される恐怖は，事態をエスカレートさせ，正のフィードバックループを（負の結果とともに）作り出す。パニックはほぼ瞬間的に集団全体へと伝染する。フランクリン・D・ルーズヴェルトはこの種の伝染を避けるようにと先見の明をもって警告していたのだ。もしそのような瞬間に遭遇したら，こう自問するのがよいかもしれない。何か恐ろしいモノが本当に存在しているのだろうか？と。映画館での火事の例では，走り出す前に自分で状況を見極めることができるかもしれない。もしそこで煙の匂いがしたなら，ためらうことはないだろう。だが，若者の集団が談笑しているのを見たなら，出口に向かって一目散に走って行く前に，あなたの理性的な脳はもう少し状況を確認するようにと言うだろう。（私たちが鏡映している）隣人が間違っているか，もしくは過剰に反応している場合は，適正に評価すれば本能からの極端な指令をうまく和らげることができる。しかしながら治療場面においては多くの場合，本能と理性を置き換えようとすることは，重大な過ちであり大惨事となりうる。

　治療場面では，セラピストはクライアントが自らの感覚について学ぶのにちょうど十分なだけ，しかし伝染性パニックのようなレベルにまでクライアントの恐怖を増大させないように，バランスよくクライアントの苦悩を鏡映しなければならない。これは，セラピストが自らの感覚や情動に意識を向けたりやり過ごしたりすることを身につけていて，こうした感覚や情動に比較的落ち着いて向き合える場合にだけ可能になる。このことができて初めて，悩ましい感覚や情動を包み込み，どれほど恐ろしく感じられてもそれらが永遠には続かないことをクライアントが学べるよう援助できるのである。

恐怖性麻痺

　セレンゲティでは，群れの一頭の驚愕反応が他のガゼルに最悪の事態を予測させ，潜在する脅威源を特定しようと周囲を注意深く見渡す引き金となる。しかし，密かに迫る捕食者が見当たらないと，彼らはしだいに警戒を緩め，またのんきに草を食べ始める[注4)]。その直後，別のガゼルが小枝のきしむ音にからだを固めると，再び群れは警戒態勢になり，動物の「集団的神経系」が活性化し，調子を合わせ，いかなる行動でも取れるよう準備を始める。彼らは最大限に全力疾走できるよう筋肉を緊張させながら，皆で一致してからだを固くしているのである。

　そのときすかさず，深い植え込みに隠れていたチーターが飛び出してきた。群れは一つの有機体のように，迫り来る捕食者から一斉に逃げ出した。一頭の若いガゼルがほんの一瞬たじろぎ，それから駆け出した。その自発的な被害者に向かって，瞬く間にチーターが突進した。時速65マイル（約105キロ）もの早さだ！　捕らえられる瞬間（もしくはその直前，終わりが近づいていると自覚する瞬間），若いガゼルは地面に倒れ込んだ。石のように固まった動物は，死が差し迫ったときにすべてのほ乳類に見られる，ある種の変性意識状態へ突入した。死んだ「ふり」をしているわけではない。ケガもしていないかもしれない[18)]。それは**恐怖性麻痺**という状態だ。

注4)　この変化は，交感神経性の覚醒と副交感神経性の反跳と弛緩という状態との間で，自律神経系によって巧みに作り出されている。このスムーズな変化によって，「弛緩した警戒状態」が全体として保たれる。

麻痺，祖先から伝わる根源

> 我々は死ぬのだ。生き延びるために。
> ——アニメーション映画『森のリトル・ギャング』での
> フクロネズミの父親から子どもたちへの言葉

　捕食者や攻撃者もしくはその他の危険に対するヒトの最初の防衛線は，一般的に**積極的な防衛**である。かがんで，ひらりと身をそらし，身を小さくする。致命的な打撃から身を守るために，からだをひねり，腕を挙げる。そして最もよく知られているのは，自分が敵よりも強いと知覚したときまたは敵に捕らえられてしまったときに，潜在的捕食者から闘うか逃げるというものである。この闘争か逃走というよく知られている反応に加えて，あまり知られていない，脅威に対する第三の反応がある。不動化である。動物行動学者はこの麻痺の「初期」状態を**持続性不動状態（TI）**と呼ぶ。これは，は虫類とほ乳類に備わる，捕食の危険に直面した際の三つの主要な本能的反応のうちの一つである。この反応は，（闘うことと同様に）脅威源から逃走したり危険を排除したりする際に，積極的な反応が効果的でないと思われるときに生じる。他の二つ，闘争か逃走という反応がよく知られているのは，1920年代にウォルター・B・キャノンによって行われた交感神経・副腎系に関する優れた包括的研究[19]の影響が大きい。しかしながら，トラウマの形成と治療におけるヒトの不動反応に関する意義深い知見は，それに比べてずいぶん見過ごされてきた[20]。キャノンの発見から75年以上も動物行動学および生理学の研究が進展した現在，闘争か逃走反応は「一つのAと四つのF」という頭文字にまとめられる。すなわち，**停止（Arrest：注意の増加，状況の精査），逃走（Flight：まず逃げようとする試み），闘争（Fight：動物や人間の逃走が阻害された場合），凍りつき（Freeze：恐怖－怯えによるこわばり），そして破綻（Fold：無力感による虚脱状態）**。さらに次の二つの文章で表現される。トラウマ

は強烈に脅かされたとき，および物理的に拘束された，あるいは捕らえられたとヒトが知覚したときに生じる。ヒトは麻痺して凍りつくか，または圧倒的な無力感で脱力し崩れ落ちるのである。

　注意：最近一部の研究者には初期の停止反応を「凍りつき」と呼ぶ傾向があるが，私は混乱を避けるために「凍りつき」という用語を持続性不動状態に関する行動を記述するときにのみ用いることにする[注5]。

　凍りつきでは，筋肉は致命的な打撃で固くなり，「怯えによる硬直」を感じる。一方で，死を明らかに避けられないものとして経験するとき（例えばむき出しになった牙が今にもあなたを殲滅させようとしているときのように），筋肉はあたかもすべてのエネルギーを失ってしまったかのように崩れ落ちてしまう。この「初期」の反応状態では（トラウマがそうであるように，それが慢性化している場合），自分が無力な諦めの境地にあり，命に燃料を補給し前進するためのエネルギーに欠けていると感じるだろう。この虚脱，敗北，そして生きる意志の喪失は深いトラウマのまさに中核となる。

　「怯えによる硬直」もしくは「恐怖による凍りつき」，——あるいは崩れ落ちて無感覚状態に陥ることは——強烈な恐怖とトラウマの物理的，本能的，身体的経験を正確に表現する。これらの生き延びるための選択肢はすべてからだが行うものである。ゆえにこうした反応を理解しかつ起動させ，トラウマを変容させるためにセラピストが扱わなければならないのは，からだによる語りである。

　ほ乳類が生き残るための機能が少なくとも四つの不動にあることを理解しておくことが，セラピスト（およびそのクライアント）の助けとな

注5）前者の使用例に，動物行動学者のA・エリク・サルゼンとデズモンド・モリスのものがある。以下の文献を参照のこと。Desmond Morris, Primate Ethology, (London: Weidenfield and Nicholson, 1969); A. Eric Salzen (1991), "On the Nature of Emotion", *Journal of Comparative Psychology*, 5, 47-110; Salzen (1967), "Social Attachment and a Sense of Security", *Social Sciences Information* 12, 555-627.

るだろう。第一に，俗に「タヌキ寝入り」として知られる，土壇場での生存戦略である。しかしそれは見せかけではなく，生来の命がけの生物学的策略だ。オポッサムのような足の遅い小さな動物にとって，闘争か逃走というのはあまり成功しそうにない戦略である。ガンジーのあの伝説的方法のような無抵抗の抵抗は，その動物の不活性状態が捕食者の攻撃性を抑制し，殺して食べようという欲求を抑える働きがある。さらに，動かない動物は（とくに腐った肉のような腐敗臭をも発するときには）しばしば放棄され，コヨーテのような捕食者によって食べられずにすむ――もちろん，コヨーテが空腹であるときを除いては[注6]。このような「死んだふり」によって，オポッサムは難を逃れ，命拾いする可能性もある。また，チーターは動かない獲物を安全な場所へ引きずって行き潜在する敵から隠し，（獲物を分け合うために）子どもを呼びに巣に戻るかもしれない。母チーターが出かけて油断しているすきに，ガゼルは麻痺から覚醒し急いで逃げ出せるかもしれない。第二に，不動は多少なりとも姿を隠すのに役立つ。動かなければ捕食者からは見つかりにくいからだ。第三に，不動は集団の生存を促進するかもしれない。捕食者の群れに追跡されたとき，ある個体の転倒は群れの残りの者が逃げ切るのに十分な時間，捕食者の注意をそらせるかもしれないからだ。

　最後に最も重要な，不動の第四の生物学的機能は，無感覚という非常に深い変性状態を誘発することだ。この状態では極端な痛みや恐怖を感じにくくなる。このため，もし動物が攻撃から生き延びることができた場合には，たとえケガをしていても衰弱するほどの痛みに患わされにくくなり，好機が巡ってくれば逃げ出せるかもしれないのである。この「慈悲深い」鎮痛効果は，からだ自身の持つ深いモルヒネ鎮痛システムである，エンドルフィンの放出によって媒介される[21]。ガゼルにとっ

注6）このように獲物を放棄することには，汚染された腐肉を食べて中毒になることから捕食者を守るという機能があるのだろう。

ては，チーターの鋭い歯と爪によって引き裂かれる苦痛すべてを感じずに済むことを意味する。これとほぼ同じことがレイプや事故の被害者にも当てはまる[22]。この鎮痛状態では，被害者は自分のからだの外からその出来事を目撃しているかのように，（私自身が事故で経験したように）あたかも誰か他の人間に起こっていることのように思われるのである。**解離**と呼ばれる，このような離れ方は，耐えがたきものを耐えられるようにしてくれるのだ。

　アフリカ探検家のデビッド・リビングストンは，アフリカの草原でライオンと遭遇した経験を次のように生々しく記録している。

　　私は叫び声を聞いた。驚いて少し辺りを見回すと，ちょうどライオンが私に飛びかかろうとしているのが目に入った。私は少し高いところにいたので，ライオンは飛びかかるときに私の肩を掴み，一緒にそのまま地面へと落ちた。耳のそばで恐ろしいうなり声を上げながら，テリアがネズミにやるように私を怯えさせた。ネコの最初の一撃後にネズミが感じると思われるものと同様の昏迷がそのショックによって生じた。**それは夢を見ているような状態であった。起きていることすべてにはっきり意識があるにもかかわらず，何の痛みや恐怖の感覚も感じないのだ**。それはまるで，手術のことはすべて見えているがナイフの感触は感じないという，クロロホルムによる部分麻酔下にある患者のようだった。**この特異状態はいかなる精神的プロセスの結果でもなかった。震えが恐怖を圧倒し，猛獣の姿を見ても何の恐怖の感覚も感じないようにしたのだった**。この特異的状態はおそらく，肉食獣によって殺されるすべての動物に生じるものであろう。そしてもしそうであるならば，それは死の苦痛を緩和させるための，情け深い創造主からのありがたい贈り物である。（**太字**は筆者）[23]

　リビングストンはこの能力を「情け深い創造主」の贈り物としている

が，重篤な痛みや恐怖，パニックの強い影響を軽減するこの生物学的な適応機能を評価するために，「インテリジェント・デザイン」を引き合いに出す必要はない。広範囲に注意を向けつつ，スロー・モーションで事物を知覚し続けることができると，潜在的な逃走機会を利用して捕食者から逃げ出すためのすぐれた戦略を思いつく可能性が高くなる。例えば，ある友人が海外旅行に必要なお金をATMから引き出していたときの話をしてくれた。ATMから立ち去ろうとしたとき，彼はチンピラのグループに襲われ，のどにナイフを突きつけられた。夢の中にいるかのように，彼は落ち着きはらってチンピラにこう言った。君たち今日はついているな。僕は今，明日から行く旅行のために現金をたくさん引き出したところなんだよ，と。驚いた様子の強盗はお金を静かに掴み取り，暗闇の中に消えて行った。この致命的な状況で，怯えて戦略的に対応できなくなってしまうことなく試練を生き延びる助けとなったのは，ある程度の解離であると私は確信している。

　実際，解離の適応的で情け深い有用性を描いたこんな興味深い話がある。冒険家レッドサイドの，インド亜大陸のジャングルでの話である。

　　急流を渡るとき，水中にカートリッジ・ベルトを落として，彼はつまずいた……そして弾薬を取り出したとき，彼は大きなメスのトラにつけられていることに気がついた。恐怖で顔が真っ青になり冷や汗をかきながら，彼は後ずさりし始めた……しかし時すでに遅し。トラは彼に襲いかかり，肩を捕らえ，三匹の子どもが遊んでいるところまで4分の1マイル（約400メートル）ほどそのまま引きずった。レッドサイドはこのときのことを回想して，トラに捕まえられるやいなや恐怖が消失したこと，引きずられ，おそらく1時間ほどトラに「もてあそばれ」，時折引っ掻かれた際にも全く痛みを感じなかったことに驚いていた。彼は何とか這って逃げ出そうとするたびに捕まえられ引きずり戻され，それを見て母トラのまねをする子どもたちにさらにもて

あそばれた。彼はそのときの強烈な「精神的努力」と戦慄だけではなく，太陽の光や木々，そしてトラの目のことまではっきりと覚えていた。彼は言う。非常に危険な状態であることは十分に認識していたけれども，こころはなぜか「比較的冷静で」かつ「恐怖心のない」状態であったと。いよいよというときにトラを射殺した救助隊に彼は次のようにさえ語っている。この試練よりも「歯医者の椅子に座っている30分」の方が怖かったかもしれない，と [24]。

リビングストンとレッドサイドは，捕食者である大型ネコ科動物との不快な出会いに驚くほど影響を受けずに済んだように見えた。しかしリビングストンは以後亡くなるまで，毎年その事件の記念日になると肩に炎症性反応を発症していた。残念なことに多くのトラウマ被害者にとっては，このような解離反応もしくは「からだの記憶」はささいなものでも一過性のものでもない。それらはトラウマ被害者に現在の時間に──今ここに──，注意を向け，定位し，機能することを不可能にさせ，なおかつ長きにわたる多種多様ないわゆる心身症的（身体的）症状（正式には「身体性解離」[25] と呼ばれるもの）を発症させる。実際にはトラウマを受けた人の身体的麻痺状態はずっと続くわけではない。しかし霧の中にいるような不安，慢性的な部分的遮断，解離，遷延化する抑うつ，そして無感覚状態で途方に暮れたままとなる。多くの人は人生の喜びを享受できない「機能性凍りつき」状態のまま，かろうじて生活を送ったり家庭を築いたりしている。こうした症状に加えて，生きていくうえでの困難な道のりを歩むためのエネルギーも，トラウマを受けたために激減してしまう。さらに，象徴やイメージにこだわる私たち人類は，本当の危険が過ぎ去ったずっと後でも死の淵にある自分自身を（こころの目で）見続けることがある。のどにナイフを突きつける強盗やレイプ加害者の映像が，あたかもまだそこで起きているかのように，終わることなく再現されるのだ。

いかにして生物学が病理学となるか

　不動化と解離の状態が（リビングストンとレッドサイドによって記述されたもののように）劇的であっても，それらが必ずしもトラウマを引き起こすとは限らない。リビングストンは極限の恐怖を何も感じなかったものの，ケガをした肩に局所的な記念日反応を示していた。私は事故の後，交差点を渡るときに以前よりは少し注意をはらっている自分に気づいている——特に私が講師としてしばしば訪れるブラジルでは，走行車が歩行者に対して容赦なく挑んでくるのでそのようにしている。それ以外では，往来の交通に関していかなる恐怖反応や不安反応も生じない。おそらく強盗に遭った私の友人も，夜間に ATM に行く際には少し用心深くなっているだろう。しかしその友人も，リビングストンも，レッドサイドも，そして私も，停止し，怯え，不動化および解離を間違いなく経験していたにもかかわらず，トラウマ被害を受けなかった。それどころか，私に関して言えば，事故とその後をうまく乗り越えられたことで，以前より強く，よりレジリエンスが増したと感じている（友人たちもそう認めてくれている）。私が前よりも地に足がつき，集中力が増し，陽気になったようだと友人たちは言う。

　このことはある中心的な疑問を私にもたらす。ある（潜在的な）トラウマ的出来事に突然曝されることが，PTSD に見られるような長期的な衰弱を引き起こすかどうかは，何によって決まるのだろうか？　そしてこのきわめて重要な疑問に対して，不動反応のダイナミクスについて理解することはどのような臨床的解決をもたらすだろうか？

　繰り返して言う。一般に，**野生の動物は，殺されなければ不動状態から回復し，元通りの生活に戻って行く**。しかし再びケガをしないに越したことはない。例えば，あるシカはヒョウが待ち伏せしていた岩肌を避けるようになるだろう。私の観察的仮説はフィールド観察に基づくものであり，実証的に確かめられているわけではないが，世界中の野生動物管理者に行った面接調査で裏づけられている。さらに，ある野生動物が

（もしくはさらに言うならその種全体が），多くの人間のように何らかの衰弱性症状を定期的に発症していたとしたら，どうやってこれまで生き残れただろうか？　想像しがたいことである[注7]。この自然の「免疫」は，明らかに現代のヒトには当てはまらない……しかしそれはなぜなのか，そしてそれに対して私たちは何ができるだろうか？

長期化する不動状態

　1977年，バークレーで博士論文を書き上げようとしていたとき，大学院図書館のカビ臭い書架に私は毎日通い続けていた。そこで私はトラウマを理解するための重大な鍵に偶然出会った。ゴードン・ギャラップとジャック・D・メイザーによる論文だ。この論文は，通常は一時的であるはずの不動反応がいかにして長期化し，最終的に慢性化していくかという中心的疑問について私が考えるきっかけとなった[26]。彼らのこの研究に対して，私は1973年度に遡ってノーベル生理学・医学賞を個人的にノミネートさせていただきたい――そして，既述の三人の動物行動学者にも。

　著者たちはきわめて緻密な，非常によく統制された実験を行い，動物が脅かされかつ拘束された場合，（拘束が解かれた後の）不動状態の時間が劇的に増加することを示している。拘束時に動物が経験する恐怖の程度と不動状態の時間との間には，ほぼ完全な直線型の相関関係がある[27]。拘束される前に動物が恐怖に曝されなかった場合，不動状態は通常，**数秒**か1分程度しか継続しない。この自発的能力は「不動状態の自然終息（self-paced termination）」[28]と呼ばれている。繰り返し脅かされ，なおかつ繰り返し拘束された場合は，これとは大きく異なり，実

注7）同様に，実験室状況に置かれている動物にもこれが当てはまらないことは明白だ。パヴロフが初めに観察したように，ストレスに曝された実験動物は次第にトラウマを受けるのである。

験動物は 17 時間以上も不動状態のままだったという！

　これまでの臨床的経験と理解から，このような強固な**相乗作用**にはヒトのトラウマを理解し治療するための，きわめて重要な臨床的知見があると私は考える。恐怖による不動状態の「相乗作用」もしくは増強が，トラウマを受けた人に実質的に永続する疑似麻痺状態を引き起こす，自己永続フィードバックループをどのように形成するかということをここで論じたい。それにより，トラウマで最もよく見られる衰弱性症状のうちいくつか，とくに無感覚，遮断，解離，捕われ感や無力感が実証されるだろう。

　数年前ブラジルで，私は実験状況で恐怖と不動状態の相互作用を観察する機会に恵まれ，そこで持続性不動状態に関するギャロップとメイザーの研究のその後を直接，検証することができた。この重要な領域の研究者はほとんどいないのだが，ブラジルのリベイラウン・プレトにある連邦大学医学部のレダ・メネスカル・デ・オリヴェイラの研究室が，実験動物の持続性不動状態研究に積極的に携わっていることを私は知った。彼女の研究は持続性不動状態で活性化している脳の経路に注目していた[29]。

　レダとそのグループは時間と専門的知識を惜しみなく私に提供してくれた。訪問中，1970 年代に私が触発された初期の研究者たちの実験的方法論を直に観察し，参加することができた。これらの実験はぼんやりと照らされた部屋の中で行われた。モルモットを慎重に選別し，それをしっかりと抱え，上下逆さまにし，V 字型の木製の実験装置に仰向けに置く。これらが**難なく**行われた場合，モルモットは数秒か 1〜2 分の間じっと横たわっているが，その後我に返り，不動状態を自然終息し，静かに歩き出す。実験用モルモットは人間に対して何らかの本来的恐怖を持っている可能性がある（一つの交絡変数でありうる）。しかしこれらの動物は比較的すばやく不動状態から抜け出すように思われ，その後遺症も明確ではなかったことから，恐怖はそもそも存在しないか，あった

としてもごくわずかなものと推測された。

　不動状態の自然終息のわかりやすい表現は芸術の中にも見いだせる。『ラパン・アジールでのピカソ』という劇[注8]中，若いピカソはパリのアパートに連れてきた若い女性の上着を脱がせた。誘惑的な策略を冷静に実行しながら，彼は窓の外へ手を伸ばし，縁に止まっているハトに近づいた。ゆっくりと，しかしためらうことなく，しっかりと手の中にハトを捕まえた。彼がその手を逆さまにひっくり返すと，ハトは動きをピタリと止めた。そして彼はそのハトを三階から地面に放り投げた。若い女性は驚いて息を飲み，反射的に手を口元に持って行った。すんでのところでハトは正気を取り戻し，傷を負うことなくモンマルトルの夜に飛び去った。それからピカソは官能的なヒト科の獲物に向き直り，彼女の不動のからだをかきいだいた。

　これは動物がどのようにして不動状態と関わっているか，そして合意のある性行為とオルガズム的解放が，恐怖を伴わない不動状態にいかに関係しているかについての教育的で有益なシーンである。恐怖を伴わない不動状態は，母ネコがじっとしている子ネコをしっかりと口でくわえて運ぶときのように，優しくむしろ心地良いものである。

　実験室に戻ろう。不動状態の自然終息は，**捕まえられる前**（もしくは不動状態から出てくるとき）**に意図的に脅かされたとき**や，繰り返し仰向けに置かれたときには決して**生じない**。後者の場合では，モルモット（もしくは他の動物）は，数分よりもはるかに長い時間，麻痺状態を継続する。この恐怖に誘発されたプロセスが何度も繰り返された場合，かなり長い間，不動状態のままにとどまる――私たちが昼食に出かけて戻ってきてもまだ仰向けでじっとしたままでいたことがあったほどだ。

注8) スティーヴ・マーチンの劇『ラパン・アジールでのピカソ』より潤色（2010年1月，カリフォルニア州カールスバッド，ニューヴィレッジアートシアターにて）。

トラウマ・セラピーへの応用

　トラウマの生物学的基礎である持続的不動状態について，真剣に関心を持つ行動科学者はほんの一握りだ。最近の研究では，不動状態は**本質的に**トラウマ的だと示唆されている[30]。私の経験に基づいて言うと，この見解は誤解だろうと思われる。その考え方ではトラウマについての理解を制限し，効果的な治療的介入の可能性を限定的なものにしてしまう。何千人ものクライアントとの臨床的ワークで，不動状態は**恐怖を伴っていようがいまいが**生じることを私は確認してきた。実際，不動状態が強烈な恐怖や他の強い否定的な感情と密接かつ同時に結びついているときにのみ，持続性の心的外傷後ストレス障害という形でトラウマのフィードバックループが形成されると私は考えている。ナンシーから始まり（第2章），その他多くのクライアントとワークしてきた経験から，トラウマを解消するための最も重要な鍵は**恐怖を不動状態から分離し**（uncouple，アンカップル），その結びつきを解くことであると私は学んだ。しかしながら，動物のことに戻る前に，二人の鋭い観察者の研究を見てみよう。神経学者のK. L. カールバウムと，小説中の探偵，シャーロック・ホームズである。

　1874年，カールバウムは，ヒトの持続性不動状態（彼が呼ぶ緊張病 [catatonia]）について，科学的に研究した初期のパイオニアの一人として，次のように記している。「たいていの場合，緊張病は悲嘆や不安が**先にあり**，そして一般的には患者自身に向けられた抑うつ気分や情緒が先導する」[31]。カールバウムが言わんとしていることはこうだ。持続性不動状態（の過渡状態）が麻痺・自己誘発型の抑うつ的フィードバックループ，すなわち慢性的緊張病状態もしくは（おそらくは）心的外傷後ストレス障害となるには，**不動状態と，恐怖あるいは悲嘆に著しく曝されることが必要**なのだ。

　注意深く緻密な観察者の典型であるシャーロック・ホームズは，ホール・ピクロフト氏の物語の中で，カールバウムの知見を確かめるかの

ようにワトソンに言う。「あれほど深い悲しみの痕跡を持つ顔に今まで出会ったことがない……悲しみを超えたもっと何か，恐怖とか……人生でああいう顔の男にはめったに出会うことがないものだ。彼の額は汗で光っていた。頬は魚の腹のような，くすんださえない白色をしていて，目は大きく見開かれギョロリとしていた……自分の職場の事務員をまるで知らない人を見るような目で見ていた」[32]。このような，激しい興奮，さえない青白い顔色，そして異常な解離（大きく目を見開いて凝視しながらも認識できない）という組み合わせは，ヒトの急性の恐怖性麻痺を正確に表現している。トラウマを受けた人が必ずしもこれらの特徴すべてを有するわけではないが，PTSDとして何らかのトラウマ的ショックは必ず形成されている。

トラウマのモデルとして持続性不動状態（TI）を研究しているごく少数の心理学者たちは，恐怖と拘束（あるいは少なくとも，自分は逃げられないという知覚）の両方がTIの誘発に必要であることには合意しているようだ。この点について私もまったく同意見である。しかしながら，最近のすぐれたレビュー論文で，マークスらは次のように付け加えている[33]。「動物とヒトに関するわれわれが知りうるこれまですべての文献は，TI反応そのものがトラウマ的である可能性を示唆している」[注9]。私が慎んで異議を唱えたいのはこの点である。私の臨床経験から考えて，この推論を支持することはできない。

40年以上もの間，私はホームズのような洞察力を用いて観察し，トラウマを受けたクライアントが恐怖と戦慄による凍りつきの状態から脱出できるよう導いてきた。そして恐怖と持続性不動状態とトラウマとい

注9）家畜は確かにTIにならないようだが，これは少なくともある程度の恐怖——もしくは少なくとも不測の事態がTIを誘発するためには必要であろうことを示している。しかしトラウマを受けた，もしくは著しく不安の高い患者が（疑問を持たない医師を狼狽させるほどの）催眠カタレプシーに誘導された場合は，突然のパニック発作や遷延化した緊張病性昏迷のような状態に陥るかもしれない。

う動的な要素が、想像以上に複雑かつ微妙な色合いを持つ様相を形作ることに気づいた。不動状態にあることや不動状態そのものはトラウマ的ではないと私は確信している。例えば、トラウマを受けていない被験者が「催眠カタレプシー」を介して不動状態を誘発された場合、たいていの被験者は不動状態を中立的で、面白く、むしろ楽しいものとして経験する。ほ乳類の母親はよく子どもをくわえて運ぶが、赤ん坊たちは、愛する母親のあごに捕えられている間、暴れたりせずじっとしている。また性行為の際、特にオルガズムのとき、多くのほ乳類種のメスは喜びの絶頂で静止し、（議論の余地はあるが）妊娠の可能性を増加させようとする。トラウマの場合、これとは逆に、そこにある強烈な恐怖（そして、その他の強い否定的情緒）が不動反応と結びついたとき、拘束的になり、それゆえにトラウマ的となる。**この違いは（通常は時間制限のある）生物学的不動反応から恐怖やその他の否定的情緒を分離するというトラウマ療法モデルに、明らかな合理性があることを示唆している。この二つの要素を分離することで、トラウマ反応を再燃させるフィードバックループを断ち切ることができる。**これがいわゆるトラウマ療法のための賢者の石であると私は確信している。

マークスらは、私の見解により親和性のある方向へその立場を修正しようとしているように思われる。というのも、彼らが次のように述べているからである。「臨床目的のためには、ヒトのTIが『100か0か』という現象かどうかはおそらくあまり問題にならないだろう。なぜならヒトのTI反応の強度が、心的外傷性精神病理の発症と持続の重要な要因であるかもしれないからだ」[34]。このような疑問はまさしく、これが学際的議論を必要とする領域であることを示している。臨床家や実験者、理論家がこのような中核的疑問に対処するための連携関係を築いていないがために、真に効果的なトラウマ療法の発展が妨げられている。

まとめると次のようになる。私の観察では、PTSD発症の前提条件は、その人が恐怖を感じていること、そして自らが捕われていると知覚

していることの両方である。**強い恐怖と不動状態の相互作用はトラウマの形成とその維持，そしてその破壊と解消と変容に不可欠である**。第5章から第9章で，この関係性の治療的な意味づけについてさらに議論を深めていく。

恥，非難，不動状態のらせん

　恐怖に誘発された不動状態の本質を考慮すると，大多数のレイプ被害者が，自分が麻痺したように（時には窒息したようにも）感じ，身動きがとれなかったと一様に述べるのは当然である。自分よりもずっとからだが大きく力も強くて重い相手に押さえつけられ威嚇されることで，長期化する不動状態，すなわちトラウマが引き起こされることが事実上，確実になる。レイプは動かないように強いられるだけでなく，激しい恐怖のために内的な不動（恐怖で増強された不動状態）をも引き起こす。ある研究では，子どもの頃に性犯罪に遭った被害者のうち88％，成人の性犯罪被害者の75％が，事件の最中，からだに強い麻痺を経験したと報告している[35]。さらに，重い解離のために，多くの被害者が麻痺を感じていたことを覚えていなかったり麻痺を否定したりする可能性が高い。なぜならば被害者たちは「反撃」しなかったことに強い罪悪感を感じているからである。

　同様に，砲弾下の兵士たちは逃走したり物理的に闘ったりすることがほぼ不可能だ。彼らはしばしば，（積極的に闘うか逃げるかという欲求を抑制しながら）地面にぴったり張り付いたままでいなければならないことが多い。「冷静に」こころを落ち着かせ，目標を定め，発砲しようと試みながら，である。「戦場での臆病さ」のために軍法会議にかけられた兵士に話を聞いたことがある。彼はイラクでの特殊攻撃部隊に配属された通訳だった——もっとも，彼が知っている外国語はハンガリー語とセルビア-クロアチア語だけで，ペルシャ語も他のアラブ言語も喋れなかったのだが！　所属していた優秀な海兵隊の部隊が待ち伏せ攻撃に

合ったとき，これまで戦闘訓練など受けたことのない彼は反撃することができなかった。この傷つき，途方に暮れ，辱められ，そして脅かされた兵士と話をしている間，発砲しなかったという彼の「拒否」は，実際のところ，無意識的な麻痺だったのではないか——仲間の血や死，四肢の切断を目撃するという著しく異常な状況に対する正常な反応である——と私は理解するに至った。海兵隊員とは異なり，彼は恐怖を乗り越えるための訓練は受けていなかったのだ[注10]。圧倒的な脅威への彼の本能的反応は行動を止めることだった[36]。

この話は，圧倒的な脅威に直面したときの不動化や解離を臆病と同じ類の弱さとして裁きがちな現代文化に異論を唱えるものだ。容赦ない裁きの根底には，拘束感と無力感に対する恐怖の蔓延がある。この恐怖と無力感そして捕われ感という恐怖は，衰弱につながる持続的な恥という形で人生を支配するようになる。恥とトラウマが一緒になり，毒性の強い，連鎖的な組み合わせを形成するのである。

自責感と自己嫌悪は性被害やレイプ被害者の間に共通して見られるものである。戦うことが生き残りのために適した選択肢でなかった場合でさえも，彼女らは「戦う意志を見せなかった」ことでひどい自己批判に陥る。しかし，麻痺の経験および「弱さ」と無力感に関する批判的な自己判断の両方が，トラウマに共通する構成要素なのである。さらに，被害者の年齢が若く未発達で愛着が不安定であるほど，その人がストレスや脅威，危険に対して積極的に抵抗することよりも麻痺で反応する傾向が強くなる。主たる養育者との間にしっかりとした初期の愛着の絆が形成されておらず，それゆえ安心感の基礎を欠く人たちは，事件やトラウマ被害に遭うことでより傷つきやすく，恥，解離そして抑うつという確

注10) 脅威の存在する状況においては，特殊部隊の戦士たちも他の兵士同様に，ストレスホルモンであるコルチゾルの急激な放出を経験する。しかしそのレベルは通常，特殊部隊の兵士たちの方が，それほど訓練されていない兵士たちよりもずっと早く低下する。

立した症状を発症する可能性が高くなる[37]。さらにトラウマと恥の精神生理学的パターンが似ていることから，恥とトラウマには**本質的な**関連性がある。このことには，うなだれた肩，遅い心拍，視線への嫌悪，吐き気，などが含まれる[38]。

　恥はまた，どういうわけか，自分の身に起きた災難の原因は自分にある（もしくは少なくともそうなるのは仕方がない）と捉えるトラウマ被害者に共通して見られる誤解を助長する。恥の形成には，他の（強力に精神をむしばむ）要因が関わっている。恥がトラウマの重要な構造的要素であると思われる一方で，本来は子どもを守り愛するべき人間からトラウマを受けることが頻発している。家族や友人から性被害を受けた子どもたちは，もちろん，このわけのわからない無秩序な重荷にさらに耐えなくてはならない。恥は「悪」という全般的な感覚として，彼らの人生の隅々まで浸透し深く埋め込まれていく。このような人としての尊厳についての核心的な感覚が侵食されることは，拷問によって，痛み，見当識の喪失，愕然とする恐怖その他の侵入行為を意図的に加えられた大人にも見られる[39]。この章で議論した不動状態から恐怖を分離するための原則は，こうしたケースに適応することが可能だ。しかし治療プロセスは概してずっと複雑である。治療者は治療的関係性をうまく扱うための幅広いスキルが求められる。これは治療者が加害者もしくは救済者という（投影された）役割に巻き込まれないようにするためである。

入るときのように，戻ってくる：怒りの結合

　のんきに餌をついばんでいるハトが静かに背後から接近され，優しく持ち上げられ，そして上下逆さまにされると，そのハトは不動状態になる。私がブラジルで見たモルモットや劇中のピカソのハトのように，ハトはその姿勢のまま，足を空中にまっすぐ向けて固まったままになる。1〜2分すると，この昏睡のような状態から抜け出し，姿勢を正し，飛び跳ねるか飛び去って行く。そのエピソードはそこで解決する。

しかしながら，餌をついばんでいるハトが接近者に最初に脅かされた場合，ハトはまず飛び立とうと試みる。必死に逃げようとした後に捕まえられ，強制的に上下逆さまにされた場合，再びハトは不動状態に陥る。しかしこの場合，怯えた動物は長時間凍りついたままになるだけでなく，昏睡状態から抜け出すときに，おそらく「異常な興奮」状態になる。激しくつつきながら，かみつきながら，そしてからだをかきむしりながらのたうちまわるか，狂ったようにめちゃくちゃな方向に逃げて行くかもしれない[40]。他のすべての試みが失敗したとき，このような土壇場での（混乱した）防衛方法が，命を救うこともあるからだ。

同じように，たっぷりと食事を与えられている飼いネコがネズミを捕まえると，ネコの足で抑制されたネズミは動きを止めて動かなくなる。ネズミからの抵抗がないとネコは退屈し，時には動かないネズミを軽くたたいて，ネズミを起こして再び最初からゲームを始めようと試みる（失神状態から目覚めさせようとしてヒロインの頬を打つジミー・スチュワートのように［訳注：ヒッチコックの映画『めまい』のあるシーンより］）。目覚めさせられ，追いかけられ，強烈な恐怖が再活性化するたびに，ネズミはより深く長く不動状態にとどまる。やがて不動状態から抜け出してきたときには，ネズミは非常に素早く（そして意表をついて）一目散に逃げていくので，ネコさえもびっくりさせることがある。この突然のエネルギーの暴発は，逃げ去るだけでなくネコに向かって飛びかかることも容易に引き起こしてしまう。驚いたネコの鼻先に向かってどう猛に攻撃するネズミを，私は見たことがある。これが，繰り返される刺激に誘発され恐怖と激しい怒りを伴ったときの，不動状態からの脱出の本質である。さらに人間の場合，**自分自身の強烈な感覚や情動に対する（見当違いの）恐怖で自らを再び攻撃してしまう**。これは，緊張病性の精神科患者が不動状態から出てくるときに起こる事象に似ている。彼らはしばしば非常に興奮し，看護者を攻撃する場合がある。私はかつて，2年から3年もの間，緊張病性昏迷状態だった患者と関わる機

会があった。（数日かけて接近し）慎重に彼のそばに座り，ショックから出てくるときのヒトや動物の震えや身震いについて私が観察したことを落ち着いて語りかけた。また主任精神科医と相談して，彼が明らかに自分自身や他人に危害を加えると思われない場合に限り，彼が興奮状態に陥ってもソラジン［訳注：精神安定剤］を注射（もしくは拘束服の着用を）しないことに同意を得た。2週間後，精神科医から電話があった。その患者は全身を震えさせ始め，泣き出したのだという。半年後には彼は自立支援施設へと転院していった。

　復習すると，恐怖は不動状態を増強し，拡大する。そしてまた，**不動状態からの脱出を恐ろしいものにし，潜在的に暴力的にする**。不動状態に入るときに激しく脅かされた人は，同じような様子で不動状態から出てくることが多い。「入ったときのように，戻ってくる」というのは，陸軍移動外科病院で，戦争で外傷を負った患者の反応を記述するために使われる表現であった。兵士が手術に入るときに怯えていて拘束する必要があった場合，その兵士は麻酔から覚めたときに，半狂乱で，おそらくは暴力的な失見当状態である可能性が高い。

　これと同じことが，手術前に脅かされ，両親から突然引き離されてしまった子どもにも，悲しいことだが当てはまる[41]。子どもが興奮状態で手術に入り，押さえつけられ，そして手術用のガウンを着た「マスクをしたモンスター」に取り囲まれると，麻酔から覚めるときに激しく怯え，ひどい見当識障害となる。1945年にデイヴィッド・レヴィが行った入院中の子どもの研究では，多くの子どもが固定用の添え木やギプス，留め金などによる不動化が必要なケガの治療を受けていた。彼らは不幸にもこうした処置を受けた子どもたちが，ヨーロッパや北アフリカの最前線から戻ってきた兵士と同じようなシェル・ショック症状を発症していることを見いだした[42]。この研究からから約65年後，ある困り果てた父親が，トラウマの存在を実証する，息子ロビーの「軽い」膝の手術についての「ごく普通の」エピソードを語ってくれた。

医者は私にすべて大丈夫と言いました。膝は大丈夫でしたが当の息子に関してはまったく大丈夫ではありませんでした。薬で誘発された悪夢から目覚め，病院のベッドの周りをのたうち回って——誰かを傷つけたりしたことなど一度もなかった優しい息子が，麻酔で朦朧とした状態で野生動物のように目を見開き，看護師さんを殴り，「僕は生きてるの？」と叫び，私が息子の腕をつかまなければならないほどで……私の目を見ているのに私が誰かわかっていないようでした[43]。

レヴィが子どもたちの間で観察した不動化の効果はまた，大人の患者にも生じるものである。最近の医学研究で，骨折のため整形外科治療を受けた患者の52%以上が重度のPTSDを発症し，大部分は回復せず時間の経過とともに悪化していることがわかっている[44]。

次のことを考慮すれば，これは当然の結果だ。整形外科治療の多くは，恐ろしい事故の後，拘束されたままストレスを伴う救急車での移動に耐え，非人間的な救急救命室へ運ばれた後に行われる。さらにこうした患者の多くは，しばしば興奮状態の中で緊急手術を受ける。この一連の出来事は不動化へと発展することが多く，痛みを伴うリハビリ治療がそれに続く。「軽い」整形外科治療を受けた子どもについての最近の研究を引用すると次の通りである。「（研究対象となったすべての子どものうち33%以上で）高レベルのPTSDの症状が，小児の整形外科外傷の回復期に共通して見られた。これは外傷が比較的軽度の患者にも見られた。外傷の後，入院した子どもたちはこのような症状を発症するリスクが高い」[45]。

病院が以前よりずっと人道的になったとはいえ（特に子どもには——上記の研究からは未だ十分とはいえないが），痛みを伴う処置や全身麻酔を受けなければならない患者に恐怖感を与えないようにする配慮は十分ではない。実際，これらの不運な人たちの中には麻酔中に部分的に「覚醒」する場合があり，その多くは最も恐ろしく複雑なPTSD症状

を発症する[46]。ある経験者（手術室担当の看護師でもある）の言葉によれば，「私は広大な空虚感を感じました。魂がからだから抜け出て二度と戻ってこれないかのような……恐ろしい悪夢を毎晩見ます……それでびっくりして飛び起きるのです。目を開けてもこころは休まりません。なぜなら壁や天井が血のような赤色に染まるからです」[47]。この興味深い説明は，愕然とする恐怖，強烈な痛み，動くことができず自らの状況を伝えることのできない状態が積み重なった状況に耐えなければならないという永続的な恐怖をよく表している。

　生物学的に言って，整形外科患者，兵士，レイプ被害者そして入院中の子どもは，脅かされそして拘束された後に，命をかけて戦っている野生動物のように反応している。「亢進した激しい怒り」を伴って攻撃しようとする衝動や半狂乱に自暴自棄状態で逃走しようとする衝動は，生物学的に理にかなっているだけでなく，実際のところ，当然の生物学的結果である。拘束され脅かされた動物が不動状態から出てくるときに助かるかどうかは，まだその場に存在している捕食者に対する暴力的な攻撃性の程度によるからである。しかしながらヒトの場合そのような暴力は，個人と社会に悲劇的な結末をもたらす。私はテッド・カジンスキー（科学技術の非人間性に対して報復した「ユナボマー」）の母親と，ジェフリー・ダーマー（被害者を切断した連続殺人犯）の父親と話をする機会があった。彼らは二人とも，幼少時に病院で体験したぞっとするような出来事の後，子どもがいかに「壊れてしまったか」について恐ろしい話をしてくれた。どちらの親も，恐ろしい入院体験の後，子どもがいかにして自分の世界に引きこもってしまったかということを語っていた。このような誤った暴力を引き起こすほどの激しい怒りの経験というのは（幸いにも）めったにあるものではないが，医療処置によって引き起こされる強烈な恐怖と怒りは（残念ながら）珍しいことではない。

自己に向けられた激しい怒り

　ヒトにとって暴力的な攻撃衝動は，それ自体が恐ろしいものであるため，自己に向けられることになる。このことは緊張病性昏迷に関するカールバウムの著名な研究で観察されている[48]。この内向性（もしくは「反転（retroflection）」）は，さらなる麻痺状態，抑制，消極性および自己放棄に結びつく。シャットダウンと「やり場のない」方向性を失った怒りの爆発との間でカッとなることが，後々，より繊細で細分化された感覚に基づく反応が必要な課題に対しても典型的な反応となる。

　私の事故では（第１章参照），ショックから抜け出てきたとき，からだがブルブル震え続けている中で，「激しい怒りの渦」を経験した。それから「お腹の奥底から」湧き上がる「赤く燃える怒り」を感じたのだった。私は自分をはねた少女を本当に殺したいと思ったし，**いったいどうやってあのバカなガキは私を交差点ではねることができたんだ？よそ見をしていたのじゃないか？　ちくしょうめ！**と思った。私は彼女を殺してやりたかった，そしてそれが可能であるように感じられた。激しい怒りというのは，およそ殺してしまいたいと思うことである。それゆえ，この衝動がいかに恐ろしいものになり得るかを理解するのは簡単だ。また，このような殺人衝動を防ぐために，激しい怒りが恐怖へと転換するのも理解できる。

　からだが必要と感じていることを行うこと——からだの内側の感覚をトラッキングしながら震えを止めないこと——によって，私は**圧倒されることなく**，激しい怒りと恐怖という強力な生存への情動を認めコンテインすることができた。ここでコンテインすることは抑圧ではないことを理解しなければならない。それはむしろ，こうした難しい感情を抱えるためのより大きく，よりレジリエンスのある器を作ることである。そしてありがたいことに，このようにして私はトラウマ被害を受けることなく事故の余波をやり過ごし，今後遭遇しうる出来事に対してよりレジリエンスのある状態になれたのだ。

セラピー中にクライアントが不動状態に再び直面し，その状態に入って出てくる際，何らかの激しい怒りを経験することは非常に多い。（コンテインされたときの）こうした憤怒の原始的な感覚は，息を吹き返す動きを表している。しかしながら激しい怒りとその他の強烈な身体感覚は，それらが突然生じた場合には恐ろしいものになってしまう。セラピーを効果的なものにするには，セラピストがこの強力なプロセスを通過しようとするクライアントを支え，慎重に導く必要がある。これはゆっくりと行う必要がある。段階的なアプローチを用いて，クライアントが圧倒されないようにしなければならない。

　究極的には，激しい怒りは（生物学的に）殺生の欲求に関わるものである[49]。レイプ被害に遭遇した女性がショック状態から抜け出し始めたとき（多くは数カ月後か数年後），加害者を殺したいという衝動にかられることがある。時として，彼女らはこの衝動を実行に移す機会を得る。こうした女性のうち何人かは実際に実行し，殺人罪に問われている。というのも，経過した時間が計画的犯行の証拠と見なされるからである。このような女性が演じている生物学的ドラマは一般的によく理解されていないため，明らかな不公正が生じている。彼女らの多くは，興奮した不動状態から出てくる際に経験する，激しい怒りと反撃という強力な（そして遅延した）自己防衛反応に従っていただけかもしれないのである。すなわち，彼女たちの復讐は（非常に遅延しているが）生物学的に動機づけられたもので，見かけの状況とは異なり，必ずしも計画的な復讐とは言い切れない。このような殺人は，トラウマを受けた女性に当時，効果的な治療が提供されていたら防げたかもしれないのだ。

　反対に，トラウマを受けていない人は怒りを感じていても，（配偶者や子どもさえをも「殺したいと感じる」としても）この怒りの対象を実際に殺そうなどと思っていないということをよくわかっている。トラウマを受けた人が不動状態から抜け出てくるとき，強烈な怒りや憤怒の爆発を体験することがよくある。しかし実際に自分が誰かを（もしくは自

分自身を）傷つけるかもしれないことを恐れ，そうした激しい怒りを感じとる前に，気をそらしてそれらを抑圧しようと彼らは多大な努力をはらうのである。

　激しい怒りを体験しているとき，脳の前頭部分は「シャットダウン」状態になる[50]。この極端なアンバランスが原因で，一歩引いて自らの感覚や情動を観察するという能力が失われる。その人自身がそうした情動と感覚そのものになるのだ[注11]。その他の激しい怒りが圧倒的になり，パニックを引き起こし，原始的衝動を抑制しそれらを内向きに転換させ，不動反応から自然に脱出することを妨げてしまうのである。この抑圧を維持するために莫大なエネルギーが消費される。実質的には，実験者が動物を不動化させそれを長引かせていたようなことを，自分自身に対して行ってしまうのだ。トラウマを受けた人は，不動状態から抜け出ようとするたびに繰り返し自分自身に怯えることになる。「恐怖で増強された不動状態」は自己の内側で維持されるのである。強烈な感覚，激しい怒り，恐怖という悪循環は，人を生物学的トラウマ反応の中に閉じ込める。トラウマを受けた人は文字通り囚われの身となり，自分の内側に続いて起こる生理学的反応とそうした反応そのものや情動に対する恐怖によって，繰り返し脅かされ拘束される。この恐怖と不動の悪循環（別名，恐怖で増強された不動状態）によって，野生動物のように，その反応を完全に終了して解消することが妨げられる。

生ける屍

　憤怒・反撃は，繰り返し恐怖に誘発された不動化の結果である。そしてもう一つの結果は死である。例えば死は，ネコが執拗にネズミを追いかけ，何度もそのサイクルを繰り返すようなときに生じる。ネコは，ネ

注11) このことはいわゆる境界性パーソナリティ障害の人とワークする際の中心的なジレンマである。

ズミが最終的に深い不動状態に陥り，無傷であるにもかかわらず死に至るまで攻撃することがある。恐怖が原因で実際に亡くなってしまう人間はめったにないが，慢性的にトラウマを受けている人は，生きているという実感や人生に積極的に関わっているという感覚のないまま，ただ型通りに生きているかのようだ。このような人々は，その実存の中心は空虚である。ある集団レイプの被害者が，最初のセッションで私にこう語った。「私は散歩に出かけることができます。でもそれはもう私ではないのです……私は空っぽで冷たくて……死んだも同然です」。

慢性的な不動状態は，無感覚，シャットダウン，罠にかかった感じ，無力感，抑うつ，不安，恐怖，激しい怒りと絶望といった，トラウマの中心的な情動症状を引き起こす。そうなると，いつもビクビクし，消えることのない（内的な）敵から安全に逃れることを想像できず，人生を生き直すことができない。重篤で遷延的（慢性的）なトラウマのサバイバーたちは，自らの人生を「生ける屍」のようだと述べる。マレーはこの状態について次のように鋭く記述している。「それは，まるで人間の活力の源泉が干上がってしまったかのようであり，まるで実存の中心が空虚であるかのようである」[51]。1965年の感動的な映画『The Pawnbroker（邦題：質屋）』の中で，ロッド・スタイガーはソル・ナザーマンという失感情状態のユダヤ人ホロコーストのサバイバーを演じている。ナザーマンは，自分が抱く偏見をよそに，身を粉にして働く黒人の少年に父親的な愛情を育んでいく。最後のシーンでその少年が殺されると，ソルはメモを留める釘で自分の手を刺すのだった。何か，とにかく何かを感じたいがために，である。

トラウマと不動状態：ある解決策

繰り返しになるが，トラウマは不動反応が解消されないときに生じる。すなわち，日常生活に戻るための移行ができず，不動反応が不安

や，恐怖，嫌悪，無力感のような強烈な否定的な情動と慢性的に結合（couple）したときに生じる。このつながりが一旦形成されてしまうと，**不動状態に関わる身体感覚そのものが恐怖を呼び起こす**。トラウマを受けた人は，麻痺を拡大化し深刻化（増強）して恐怖を引き起こす。そこでの内的（身体）感覚は恐れとして条件づけられている。恐怖は麻痺をもたらし，麻痺の感覚に対する恐怖がさらなる恐怖をもたらし，より重篤な麻痺を促進する。このようにして通常は時間制限的で適応的反応であるものが，慢性的で非適応的なものとなる。フィードバックループがそこで閉じてしまっているのである。この下向きのスパイラルの中で，トラウマの渦が生まれる。

効果的なトラウマ・セラピーはクライアントがトラウマの症状を解消するのを助けるものである。このフィードバックループは**不動状態から恐怖を分離すること**（アンカップリング，図4.1aおよび4.1b参照）で断ち切ることができる。効果的なセラピーは，このトラウマ−恐怖のフィードバックループを断ち，脱増強する。これはセラピーが，クライアントが圧倒されてしまうことなく，自らの強力な感覚や情動そして衝動を「コンテインする」のを安全な形で学ぶ手助けをするからである。こうして，不動反応は本来あるべき通りに解消される。

恐怖を分離して，通常は一時的であるべき不動反応の終了を促すことは，原理的には複雑な話ではない。セラピストはゆっくりと恐怖感のレベルを下げていくことで，不動状態にとどまっている時間を減少させる手助けをする。言い換えると，セラピストの仕事はクライアントが麻痺状態から少しずつ恐怖を分離し，不動状態の自然終息が再びできるよう支援することである。こうして（恐怖−不動）フィードバックループは破壊される。口語的な表現で言えば，ループするための燃料が尽きてしまうのである。クライアントが恐怖の**ない**不動状態の身体反応を体験を通して学んでいくと，トラウマの支配力が弱まり，平衡状態が回復される。続く四つの章に渡って，クライアントが不動状態から恐怖を分離

第 4 章 恐怖による不動状態　85

異なるシナリオでの不動期間の図式化

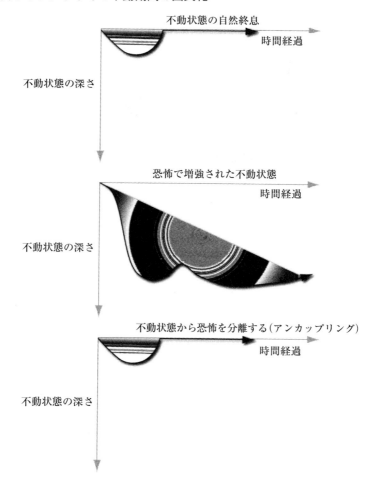

図 4.1a（解説は次ページ）

図 4.1a　この図は「凍りつき」状態の期間と深刻度を三つの状況で示したものである。最初のシナリオは，攻撃されて死んだふりをしているオポッサムと同様である。オポッサムは凍りつき，捕食者は不活性な死肉に興味を失い，より活きのいい獲物を求めて立ち去る。置き去りにされたオポッサムは，この出来事を「振るい落とし」，何事もなかったように来た道を戻って行く。これが不動状態の自然終息と呼ばれるものである。二番目のシナリオは不動状態から抜け出そうとしている動物が，抑制され脅かされた場合に何が起きるかを示したものである。動物は恐怖に突き倒され，不動状態はさらにずっと深刻化し，より長時間継続する。この麻痺的な恐怖は恐怖で増強された不動状態によるものであり，PTSDを引き起こすものである。このことが「時間がすべて癒してくれる」という言葉が単純にトラウマにはあてはまらない理由である。三番目のシナリオは効果的なセラピーのセッションで何が起きるかを示している。セラピストはクライアントが不動感覚にわずかに触れるようゆっくりと導き，そして恐怖から不動状態を分離するように導いていく。このようにして，クライアントは基底にある過覚醒を解放し，平衡状態に戻ることができるのである。

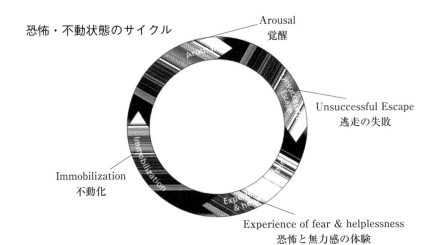

図 4.1b　これは私たちがどのようにして恐怖・不動状態のサイクルに捕らえられてしまうかを示している。

し，積極的な防衛反応を取り戻す方法を学べるよう，セラピストがいかに支援できるかということについて論じる。クライアントはこれができるようになると，（恐怖を伴わない）不動状態の身体感覚を，好奇心と深い安心感の混ざったものとして語ったり，「悪夢から目が覚めたかのようだ」と述べたりする。

この単純な「処方箋」には重要な注意点がある。トラウマが長期に，かつ深く定着していた場合は，他の要因にも作用される。主として，変化することや人生を生き直すことへの個人の能力が阻害されるのである。この側面はルイーズ・アードリックの感動的な小説『The Master Butchers Singing Club』の中で適確に描写されている。最初の章で，主人公の男性，フィデリスは第一次世界大戦の塹壕を離れ，母親の手料理と優しさに満ちた家へと戻る。彼はそこでもう何年も経験していなかった，懐かしく心地の良いベッドで眠るのである。

「今や彼は自分の家に帰ってきたのだと理解していたが，明らかにまだ警戒していた。記憶が彼に忍び寄り，思考する脳が情動によって妨害されるのだ。自分を殺して来た彼が，再び自分を取り戻すことは危険であった。感じることがあまりにも多すぎて，浅い感覚だけを求めなければならないと彼は思った」

私たちはまた次のことを知る。「子どもの頃，フィデリスは浅い呼吸をして動かなくなってしまうことがあった……子どもの頃に深い悲しみが彼のもとにやってきたときはいつも」。若い兵士として，「彼は最初から，静かにじっとしているという自分の才能こそが生き残るための鍵であると知っていた」。人間が生ける屍の世界から生者の世界へと**少しずつ戻る必要がある**ということは，理解され，尊重され，敬意を払われるべきことである。過剰だったり，急ぎすぎたりすると，壊れやすい自我構造を圧倒し，適応的な人格を脅かしてしまう。これがトラウマを解消

する速度がゆっくりと，かつ「タイトレーション（滴定）」されなければならない理由である。

本能と理性

最終的に，私は次のように考えている。すなわち，脳の最も原始的な部分と，最も進化し，洗練された部分との間の動的なバランスがトラウマを解消し，難しい情動を統合し変容させる。効果的な治療法とは，支援する側が「観察する」前頭葉皮質を常に働かせておくことである。というのは，**同時に**，前頭葉皮質は脳の古い部分（辺縁系，視床下部，脳幹。図4.2参照）によって統制されている原始的で生々しい感覚を経験するからである。この繊細なプロセスで重要なのは，強烈だったりわずかだったりする，身体感覚と感情を安全に感じ取ることである。まさにこの働きをしていると思われる一対の脳の構造の存在が明らかになっている。大脳辺縁系と前頭葉皮質の間に位置する，島（insula）（より辺

本能と理性のバランス

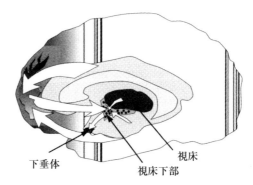

図4.2　この図は脳幹と大脳辺縁系で生存反応に基づいた覚醒の活性化が起きている際に，前頭葉皮質を働かせ続けることの重要性を示している。神経インパルスが，視床と視床下部（臓器と細胞恒常性の維持にきわめて重要な下垂体の分泌をコントロールしている）そして前頭前野（別名：理性の脳）との間をどのように流れるかに注目してほしい。

縁系に近いところにある）と帯状回（cingulate）（より大脳皮質に近いところにある）である。簡単に言うと，島は筋肉や関節，内臓を含むからだの内部構造からの情報を受け取る。島と帯状回はともにこれらの原始的感覚を，微妙な感覚や知覚，認知に生成して私たちにわかるように伝えているのである[52]。この機能にアクセスすることが，次章以降で述べる，トラウマと難しい情動を変容させるアプローチの鍵である。

　本能と理性の間のバランスとリズムを回復することはまた，こころとからだの分裂を癒すための中心的な役割を果たす。脳とからだの統合，左右の大脳半球の統合，原始的脳と進化した脳領域の統合が行われると，全体性が促され，人間らしい人間であることを実感できるようになる。言ってみればそのときまで私たちは，マーガレット・ミードが言うところの「類人猿とヒトとの間のミッシングリンク（失われた環）」なのである。

第5章
麻痺から変容へ
基本的な構成要素

恐怖はこころを殺す。恐怖は何もかも消し去る小さな死である。
私は自らの恐怖に立ち向かおう。
敢えて私のからだの上を，からだの中を通過させよう。
通り過ぎたとき，私は振り返り，恐怖の道筋を見定めよう。
恐怖が去ったときには何もないだろう。ただ私だけが残される。
——フランク・ハーバート『デューン』

恐怖の本質を理解しなければ，
恐怖を感じない境地にたどり着くことはないだろう
——仏教のシャンバラ伝説

　前章では，実験動物やヒトがいかにして恐怖による麻痺状態に陥るか，そしていかにしてトラウマを受けるかを探った。本章では，トラウマの「解毒剤」を紹介する。クライアントがトラウマ反応を解消するのを助けるためにセラピストが認識し，クライアントから引き出さねばならない主要な生物学的メカニズムである。レイプ，事故，災害などの脅威的で不可抗力的な出来事の直後の急性期治療でも，慢性PTSDを変

容させる場合でも，この生物学的過程に関与することは等しく重要である。

　トラウマの主たる身体的体験——恐怖に怯えてからだがこわばって凍りつく感覚，虚脱感，麻痺感——が解きほぐされ変容されるまで，人は身動きが取れず，絡み合った恐怖と無力感に囚われ続ける。麻痺感や崩壊感は耐えがたく，とうてい受け入れがたいように**思われる**。それは，人を恐れさせ脅かして陥れ，打ち負かす。体験を耐えがたいと思ってしまうと，体験を避け，否認し，身を固め，体験から自身を切り離そうとする。しかし，こうした「防衛」を用いることは，極度ののどの渇きを和らげるために塩水を飲むようなものである。一時的な安堵は得られるだろうが，問題を大幅に悪化させるだけであり，結局は逆効果である。この絡み合った恐怖と麻痺を解きほぐすには，そうした恐ろしい身体感覚に自発的に接触し体験することが必要である。諸感覚が変化，変容するまで，十分な期間向き合うことが必要なのだ。その場での防衛的な回避行動に対抗するのに最も効果的な方略は，恐怖に向かって進むこと，不動状態そのものに接すること，起こりうる不快感に関連する種々の感覚，質感，イメージ，思考を，それがどのようなものであれ，意識的に探索することである。

　激しい恐怖状態などのトラウマ反応に対処する際，ソマティック・エクスペリエンシング（Somatic Experiencing®）[注1] では，セラピストに九つの基本構成要素を提供している。トラウマと「再交渉」し変容させるためのこの基本手段は，直線的でも，厳格でも，単方向性でもない。治療セッションでは，この九つのステップはむしろ互いに絡まり合って依存しており，繰り返しどのような順序で用いても良い。しかし，この心理生物学的過程の基盤を堅固なものにするには，ステップ1，2，3を**最初に順番通りに実施する必要がある**。そのためセラピストは次のこと

注1）これは私が40年以上かけて開発した手法である。

を行う必要がある。

1. 相対的に安全な環境を確立する。
2. 感覚を初めて探索し受容することを援助する。
3. 「ペンデュレーション（pendulation）」およびコンテインメントを確立する。これは，生得的なリズムの力である。
4. 安定性，レジリエンス，組織化を増進するために，タイトレーション（滴定，titration）を用いる。タイトレーションとは，再トラウマ化を避けるため，生きるか死ぬかという状態から生じる覚醒の感覚や他の困難な感覚に対して，最少の「滴」を落とすかのようにきわめて注意深く触れることを指す。
5. 崩壊や無力感といった受動的反応を，能動的で**エンパワメントされた**防衛反応に置き換えることによって，修正体験を与える。
6. 恐怖と無力感という条件づけされた関係を，（通常は短時間だがこの場合不適応な）生物学的不動反応から分離または「アンカップル」する。
7. 生命維持活動のために動員された膨大な生存エネルギーを「放出」し再分配することをおだやかに促し，また高次の脳機能を支えるためにそのエネルギーを自由にして，過覚醒状態を解消する。
8. 自己調整（self-regulation）を用いて「動的平衡」およびリラックスした注意状態を回復する。
9. 今ここにいることに注意を向け，環境に接触し，社会的つながり（social engagement）を再確立する。

ステップ１．相対的に安全な環境を確立する

事故（第１章）の後，私のからだが深い無力感と混乱とは別のものを初めて感じたのは，小児科医がやってきて私の傍らに座ったときだった。これは単純なことのようだが，その女医の静かで落ち着いた存在感

によって，私は，何もかも大丈夫かもしれないというかすかな希望の光を与えられた。混乱のただ中でこうした安心できる支援を与えることが，不安定で問題を抱えたクライアントに対してトラウマ・セラピストが提供しなければならない**重大な**要素である。これが平衡状態を取り戻すための出発点であることは間違いない。言い換えれば，セラピストは，**相対的に**安全な環境，保護や希望や可能性を伝える雰囲気を作り出す手助けをしなければならない。トラウマを受けた人にとって，これは非常に難しい課題であろう。幸い，望ましい条件がそろえば，ヒトの神経系は他者から調節的影響を受けるとともに与えもするように設計され調整されている[53]。ありがたいことに，生物学は私たちの味方なのである。クライアントの感受性に同調することによってセラピストが作り出す治療的な調子と作業同盟は，ほ乳類が生得的に持つこうした支援のやり取りを促進する。

　セラピストがおだやかで揺るぎない軸を持ち，リラックスした注意を向け，同調的に包み込み，忍耐強さを示せば，クライアントの苦痛は和らぎ始める。それがどれだけわずかなものであっても，探索したいというクライアントの気持ちが促進され，勇気づけられ，自分のものになる。抵抗が出現することは避けられないが，熟練したセラピストが作り出す支持的環境があれば，それは弱まり減少していく。しかしセッションとセッションの間に，ある障害が発生する可能性がある。おだやかで自己調整のとれたセラピストの存在がないと，クライアントは，最初に自分を圧倒したのと同じ誘因に遭遇したとき，残酷にもライオンの巣の中に放り込まれたかのように混乱した感覚を感じることがあるのだ。安全感のみを提供するセラピストは（それがいかに効果的であっても）クライアントをますます依存的にするだけであり，セラピストとクライアント間の力の不均衡を増加させる。このような妨害を避けるために，次のステップは，クライアント自身が自己を落ち着かせ，自信と自己調整感を獲得するための主体性と能力を確立していけるよう援助することで

ある。

ステップ２．感覚を初めて探索し受容することを援助する

　トラウマを受けた人は，外の世界への道とそこへ向かうための内側からの活力ともに失っている。からだの内側から湧き起こる主要な感覚，本能，感情から切り離されているため，「今ここにいること」を見定めることができないのだ。セラピストは，クライアントが自己の身体的な感覚と自己鎮静能力を取り戻す道を見いだすのを支援することによって，トラウマの迷宮を進むよう援助できなければならない。

　トラウマを受けた人が自己調整力を持ち，真に自律的になるためには，自己の内部感覚に触れ，許容し，利用することを最終的に学ばねばならない。しかし，適切な準備なしにからだに持続的に注目させるのは賢明ではない。最初に内部感覚に接触する際には，未知のものに蝕まれるような脅威を感じるかもしれない。準備が不十分なまま感覚に集中すると，圧倒され，再トラウマ化を引き起こす可能性がある。傷を負った多くの人々にとって，自分のからだは敵となっているのだ。いかなる感覚の経験も新たな恐怖と無力感の招かれざる前兆として解釈されてしまう。

　この複雑な状況を解決するには，（最初に会話する際に）クライアントの情動に安堵や明るさを示す一瞬の肯定的な変化——表情や姿勢の変化など——が見られたとき，セラピストがその機会を捉えて，クライアントが自己の感覚に向き合うよう導いてみるとよい。肯定的体験に「直に触れる」ことによって，クライアントは，からだの内側の様相を探索し，快と不快，愉快と不愉快など，**あらゆる感覚に対する耐性を育む自信**を徐々に獲得していく。このときクライアントは，こころの底にある認めたくない感覚——特に麻痺，無力，怒り——が意識に浮かび上がることを許容し始める。二つの相反する状態，すなわち抵抗と恐怖，受容と探索のうちのどちらかを選択することによって，主体性を体験するよ

図と地の知覚

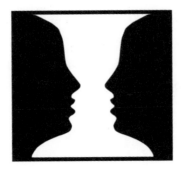

図 5.1 この図は，図と地の知覚の反転を示す。
見えるのは花瓶だろうか，顔だろうか。見続けてみよう。今度は何が見えるだろうか。花瓶と顔は反転するが，同時には知覚されないことに気づくだろう。これは，恐怖がいかにして不動状態から分離（アンカップル）されるかを理解するのに役立つ概念である。純粋な不動状態を感じるときに，（花瓶と顔のように）恐怖も同時に感じることは不可能である。このことが，図 5.2 に示す活性化の拡大および漸次的放出を促進するものである。

うになる。抵抗と受容，恐怖と探索の間を振り子のようにゆるやかに前後に揺れ動くうちに，クライアントは自分を守る鎧の一部を徐々に外していく。セラピストはクライアントを安らぎのリズム――麻痺を招く恐怖と，不動状態に由来する**純粋な**感覚の間を，支援を受けながら揺れ動くこと――へと導く。ゲシュタルト心理学では，このような二つの異なる状態間の前後運動を図地反転と呼ぶ（図 5.1 参照）。

　次第にこの変化によって恐怖の支配力が減少し，本質的かつ（情動による）妨げを受けない不動状態の感覚に接近しやすくなる。こうした（恐怖と抵抗および純粋な身体的不動性感覚との間の）注意を前後に切り替えることによってリラクセーションが深まり，生き生きとした感覚が強められる。これによって希望が見いだされ，トラウマと治癒という内受容的（内臓，関節，筋肉を直接的に体験する）風景を進む推進力と

なる道具が手に入る。このスキルによって，中核となる生得的な変容過程の一つである「ペンデュレーション」が導かれる。

ステップ3．ペンデュレーションとコンテインメント（包み込み，包含）——リズムの持つ生得的な力

> あなたは最悪を予期していたようだが，さにあらず，
> ずっと見たがっていた喜びの顔がここにある。
> あなたの手は開いたり閉じたりを繰り返す。
> もし常に握りしめていたり，
> 伸ばして開いたままであったりしたら，
> 麻痺していることだろう。
> どんな小さな収縮や拡張にもあなたの深奥が宿る。
> その二つは，鳥の翼のように美しい均衡と調和をなすのだ。
> ——ルーミー（1207〜1273）

> 神の子はみなリズムを授かっている，これ以上何を望むだろう？
> ——ポーギーとベス

トラウマが凍りついた状態または固まった状態であるのに対して，ペンデュレーションは，収縮と拡張という生得的な生命体リズムである。言い換えれば，いかに恐ろしく感じていたとしても，その感情は**変化しうるし変化するであろう**ことをおそらく初めて知ること（内から感じること）によって，固まりが解けていくことだ。この知識（体験）がなければ，「固まった」状態にある人が自らのからだに宿りたいと思うことは難しい。恐ろしい不快な感覚を回避するという一見，解決困難なヒトの性向に対処するための効果的な治療（および一般的なレジリエンスの

促進）たりうるには，恐怖，怒り，無力感，麻痺というドラゴンのような化け物に直面する方法を提供せねばならない。セラピストは，まずクライアントに心地よい内的体験という「ごちそう」を少しだけ与えて，捕らわれたり破滅したりすることはないという信頼を感じてもらう必要がある。クライアントはそれによって自己エンパワメントに向かって進んでいく。ペンデュレーションの技術を用いれば自信が築かれるのである。

　困難な感覚に対処するのに驚くほど有効な方略の一つとして，「逆の」感覚の発見を助けるということがある。それは，からだの特定の部分や，特定の姿勢，わずかな動作の中に存在したり，凍りつき感，無力感が少なく，より力強い感情や流動性のある感情に由来したりする感覚である。クライアントの不快感が一瞬でも変化すれば，セラピストはその一瞬の身体感覚に集中し，新たな知覚をもたらすことに集中するよう促すことができる。クライアント自らが発見し，少なくともまあまあだと感じる「安全地帯」に身を落ち着けている感覚である。安全地帯を発見することはクライアントを覆うひどい感情に相反するものであり，どうやらからだは敵でも何でもないのだということがわかるようになる。それどころか，回復過程における味方と受けとめられるだろう。こうした小さい安全地帯が十分な数だけ発見され感じられると，それらはつながり合って，荒れ狂うトラウマの嵐に耐えうる拡大領域となる。新たなシナプス結合が形成され強化されるにつれてこうした安定性が増すと，選択し，快感を得ることさえも可能となる。クライアントは，相対的に安らかな領域と，不快感と苦痛の領域の間で意識を転換させることを学んでいくのである。

　この転換によって，からだが生得的に持つ知恵への最も重要な再接続の一つがもたらされる。それが，収縮と拡張というからだが持つ**本来の回復的**リズム，ペンデュレーションの体験であり，何を感じたとしてもそれは一時的なものであって，苦痛は永続しないということを教えてく

拡張と収縮の周期

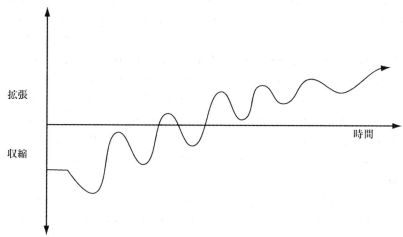

図5.2　この図はペンデュレーションでの拡張，収縮の周期を表す。この重要な気づきによって，今感じていることは変化するのだということを学ぶことができる。ペンデュレーションを知覚することによって，「トラウマ・エネルギー」の漸次的，抑制的な（コンテインされた）解放（放出）が導かれ，拡張的身体感覚およびトラウマの解消が成功する。

れるのである。ペンデュレーションは，困難な感覚や感情を切り抜けるために，すべての生物に備わっているものである。そのうえ，ペンデュレーションは努力を要さず，完全に生得的である。ペンデュレーションは収縮から拡張し，収縮に戻る運動という基本リズムであるが，次第に拡張へと開いていく（図5.2参照）。またそれは二極の間を前後する不随意的，内在的な揺れである。ペンデュレーションは恐怖や疼痛などの困難な感覚の境界を緩める。拡張と「よいこと」という感覚へとつながる，「ひどく」て困難な感覚の中を進むヒトの能力はきわめて重要である。それはトラウマ治癒，ひいては苦痛緩和の中軸である。クライアントがこのリズムを知り，**体験する**ことは不可欠である。この安定した潮の満ち引きのようなリズムは，（収縮期に）いかにひどい気分であっても，拡張が**必ず**後に続き，開放，安堵，流れの感覚がもたらされること

を告げる。また同時に，拡張の度合いがあまりにも速かったり大きかったりすると，脅威に感じられ，クライアントが拡張に対して急激に収縮してしまう場合がある。そのため，セラピストはこのリズムの大きさと速さを適度なものにする必要がある。クライアントが運動と流れを一つの可能性として受け止めるようになると，以前は自分を圧倒した**現在の感覚を受容し統合する**ことによって前に進み始める。

　安堵の感情と命の流れを回復するペンデュレーションという生得的能力をよく表す，よくある状況を三つ見てみよう。(1) ぶざまに転んで叫びながら母親に駆け寄り，その腕の中に崩れ落ちる子どもの慰めようのない怒りを，誰しも目にしたことがあろう。しばしの後，子どもはまた世界を見定めはじめ，少しの間安全地帯に戻ることを求める（もう一度母親の方を見たり，触ってつながったりして）。そして最終的には，何事もなかったかのように遊びに戻る。(2) 愛する人を突然失ったことで，胸をえぐられるような反応に打ちひしがれた大人のことを考えてみよう。この体験が永遠に続くように感じて挫折し，死んだような状態になってしまう人もいるかもしれない。悲しみは相当長く続く場合があるが，苦悩の波には明らかな満ち引きが存在する。受容と痛みのリズムは徐々におだやかな解放と人生への復帰をもたらす。(3) 最後に，最近あなた自身が車を運転していて，間一髪で大事故を逃れるショッキングな体験をしたときのことを思い出してみよう。神経が恐怖と怒りに対してむき出しになり（髪の毛が総立ちになる），心臓が激しく鼓動し胸が爆発しそうだっただろう。次いで安堵の波が来て，恐ろしい事故に巻き込まれなかったことを悟ったはずだ。通常は，この安堵の瞬間に続いてニアミスの「フラッシュバック」が起き，弱まってはいるがぎくりとする気持ちが再度誘発され，そして回復に向かう安堵の波が再びやってくる。この回復のリズムは，通常は無意識に不随意的に起きるために，私たちは手元の課題に集中することができる。このように，ペンデュレーションによって平衡を回復し，人生上のその時々の仕事に戻ることがで

きるのである。

　この自然なレジリエンスの過程が停止している場合は，その機能を少しずつゆっくりと目覚めさせなければならない。気分，活力，健康を調節する機序はペンデュレーションに依存している。このリズムを体験すれば，快と不快の間に少なくとも容認可能なバランスが生じる。私たちは，何を感じたとしても（いかに恐ろしく思えても），それが続くのは数秒から数分のみであることを学習する。特定の感覚や感情がいかにひどくても，それが変化するのだと知ることで，破滅感から解放される。脳は，警告と敗北のバイアスを却下することで，この新しい体験を記銘する。

　神経系は，以前は抗しがたかった不動状態と崩壊が存在したところに，今や平衡状態へと回復する道を見いだす。私たちはあらゆるものを危険であると知覚するのをやめ，知覚の扉が徐々に，一歩一歩，新たな可能性に向かって開いていく。そして次のステップが可能になる。

ステップ４．タイトレーション

　ステップ３，４——ペンデュレーションとタイトレーション——は密接に絡み合った対を形成し，生きるか死ぬかということに決定的に関わる，高度にエネルギーに満ちた状態に安全にアクセスし統合することを可能にする。両者によって，圧倒されることなくトラウマを処理することが可能になり，そのため再トラウマ化を防ぐことができる。

　ステップ５，６，７では，能動的で防衛的，保護的反応の段階的な回復ならびに注意深く調整された不動反応の停止を達成する。これは拘束されたエネルギーを放出させるとともに過覚醒を低下させる。この三ステップはともにトラウマ変容の中心をなす。特に，不動状態からの脱出は，強い覚醒から生じる感覚ならびに怒りや死にものぐるいの怯えた逃走といった強い情動に関係する。トラウマ解放過程を少しずつ実施しなければならないのはこのためである。

本書では、**タイトレーション**という用語を、トラウマとの再交渉の漸次的、段階的過程を表すのに用いる。この過程はある種の化学反応のような働きをする。ここにガラスビーカーが二つあり、一つには塩酸（HCl）、もう一つには苛性ソーダ（NaOH）が入っているとしよう。どちらも腐食性が高く（酸と塩基）、指を入れるとひどいやけどを負う。ゆえにこれを中和して安全にしたいと思うのは自然なことである。多少の化学知識があれば、両者を混ぜ合わせて、生命の基本構成要素のうちの二つである無害な水と食塩の混合物にするであろう。この反応は $HCl + NaOH = NaCl + H_2O$ と表される。単に二つを混ぜ合わせると、激しい爆発が起き、あなたも実験室の他の人たちも視界を失ってしまうだろう。しかし上手にガラス弁（栓）を用いれば、一方の物質をもう一方に**一度に一滴ずつ**加えることができる。一滴ごとに、「アルカセルツァー」［訳注：水に溶かして飲む頭痛、胃の薬。溶かす際に発泡する］のような発泡が起きるが、すぐに収まる。一滴ごとに、ほぼ同じ最小限の反応が繰り返される（図5.3参照）。最終的に、ある一定数滴下すると、水と塩の結晶がともに形成され始める。数回のタイトレーションによって、必然的に同様の中和的化学反応が得られるが、爆発することはない。これが、トラウマを解消する際に目指したい効果である。腐食の可能性を持つ力に対処する場合、セラピストはその強烈な「エネルギー」の感覚と、怒りと方向の定まらない逃走という主たる情動を、爆発的解除反応を起こすことなくどうにか中和せねばならないのだ。

ステップ5．能動的反応の回復

事故の際に私のからだがフロントガラスに衝突しそうになったとき、頭への衝撃を防ぐために腕が硬直した。そのような防衛的反応には膨大なエネルギーが費やされる。致命的な一撃を跳ね返すために筋肉が最大限に硬直する。また肩がガラスにたたきつけられ、宙を飛んで道路に落ちたときは、からだから力が失われた。

タイトレーション

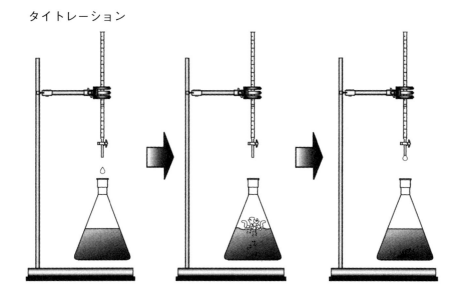

図 5.3 化学実験室でのタイトレーションは，反応物質を少しずつ変容させるようコントロールされた混合方法で，二種類の腐食性で爆発の危険のある物質を化合する手法である。

　このように筋肉が「あきらめ」崩れ落ちるとき，私たちは無力で打ちのめされたように感じる。しかしその崩れ落ちた状態で，弛緩した（低張状態の）筋肉は，力や生気や能力を「失って」いるにもかかわらず，私たちを守るためのシグナルを保ち続けているのだ。
　ヒトの感覚運動記憶は，自らの防衛と安全を擁護するための前進命令を遂行するよう，身構え，準備をしている。私の場合，内受容的意識とともに能動的な構えのパターンが徐々に回復し，腕にエネルギーが戻り始めた。私は無力状態に陥る前の衝突の瞬間に，筋肉が「したかった」こと，準備していたことを行うに任せた。このことを思い出すことで，私はエンパワメントの感覚が深まるのを体験できた。同様に，24歳のナンシー（第2章に記した私の最初のトラウマクライアント）と私は，はからずも，（彼女が4歳のときに出会った外科医に支配され圧倒され

たことを感じ続けるのではなく）押さえつけられ恐怖に曝されることから，今は逃れられることを発見した。こうした新しい経験は，私とナンシーが感じていた無力な恐怖と相反するものであり，回復を促してくれたのだった。

　まとめると，このような能動的な自己防衛反応は以下のように再確立される。一定の緊張パターン（内受容的な意識を通して体験される）が特定の運動を「示唆」し，次いで微小もしくは極小な運動として現れる。事故の際に私の腕と手が自発的に力強くとった体勢は，フロントガラスへの激突，次いでは舗道に激突してしまうことから私の頭部を守った。その後，救急車内で，私はこの本能的な反射運動に立ち戻り，感覚を意識することによってその運動を拡張した——からだが運動を行う準備が整った際に，私が筋線維の活性化を意識的に体験することができたのはこの過程があったからである。こういった行動はそれまでは不完全であり，意識されていなかった。最初はフロントガラスに，次いで舗道に激しく叩きつけられたために筋肉反射が絶たれ，私の筋肉は崩れ落ちて収縮し，莫大な潜在的エネルギーを抱えたままになった。けれどもこの恐ろしい事故によって，私は無力感，被害感を感じるのではなく，力強い主体感と達成感を得た。さらに，防衛反応の回復は怒りのエネルギーを自動的にタイトレーションする効果を持つ。言い換えると，怒りや方向の定まらない逃走として現れる爆発的エネルギーが，効果的かつ方向の定まった健康な攻撃性へと導かれたということである。

　エンパワメントは敗北と無力感という身体的態度を捨て，生物学的に意味を持つ能動的防衛システムを回復することから直接的に生じる——すなわち，効果的な防衛による勝利の体現であり，自ら対処できるという能力を本能的・内臓的に実感することである。このような再交渉（ステップ6を参照）は，無力感と抑圧または解離した怒りの副産物として生じることがある，強い罪の意識と自己批判を消散するのにも有用である。能動的かつ力強い体験にアクセスすることによって，麻痺と崩壊の

受動性に対抗することができるのだ。

　トラウマの治療には，この失われた（というより置き誤った）本能的・能動的反応を回復することが最も重要であるため，この問題を——繰り返しになることは承知のうえで——少し異なる角度から見ていきたい。**恐怖**体験は，逃走が阻害された場合（何らかの形で——事実であれ，そのように知覚されたのであれ——阻止または葛藤が生じて）の脅威に対する原始的反応に由来すると言える[54]。予想とは裏腹に，闘争か逃走（または他の防衛的行動）という原始的反応が自由に実行される場合，私たちが体験するのは**必ずしも恐怖ではなく**，闘争または逃走という純粋かつ強力で**原始的な**感覚である。**脅威に対する反応にはまず闘争または逃走のための初動が含まれる**ことを思い出してほしい。この反応が失敗すると，凍りついたり，「怯えて固まった」り，無力に崩れ落ちたりすることが「定型になる」のである。

　私の場合，救急車内で，無力感に対する逆体験を初めて感じたのは，手足の内部——致死的な損傷から頭部を守るために上げた腕の微小な動きの中——であった。ナンシーの場合は，麻酔をかけようとする医師たちから逃れようともがく彼女の脚であった。どちらの場合も，こういった能動的な自己防衛反応によって自らの行く先を正確に意識的に感じたことが，身体的な主体感，力の感覚をもたらした。いずれの体験も，圧倒的な無力感に対抗していたのだ。私たちのからだは，私たちが無力な被害者ではないこと，試練を乗り越えたこと，無傷で私たちという存在の中心を感じ取れていることを，一歩ずつ学習した。能動的な防衛反応（恐怖を減じる）がからだになじんでいくにつれ，麻痺という身体感覚を体験するとき，それに伴う恐怖が段々と減ることがわかるようになる——回を追うごとにトラウマの支配力が弱まるのだ。からだから生じるこのような洞察があると，起きたことや，それが自分の人生に対して持つ意味，その自分とは誰なのかに関するこころの解釈は著しく変化する。

ステップ6. 不動状態から恐怖を分離（アンカップル）する

　数千人のクライアントに対する40年以上，のべ仕事から得た臨床観察によって，私は，生得的な（生まれつき組み込まれた）不動反応の中に入り，そこから出てくる「生理-**学的**（physio-logical）」能力こそが，トラウマによる長期的な衰弱を回避すること，そして定着した症状さえも治癒することの**鍵**であると悟るに至った[55]。基本的に，これは第4章で述べた（通常は限られた時間の）生物学的な不動反応から恐怖と無力感を分離（アンカップル）することによって達成される。トラウマを受けた人が，自己の不動感覚に一瞬でも触れることができると，自己調整的な停止反応を回復し，恐怖と凍りつきの「解きほぐし」が起こり始める。

　トラウマを解消する際に等しく重要なのは，その解きほぐしが急激に起きないよう治療的に制限することである。タイトレーションをしない化学反応と同じく，突然の分離はクライアントにとって爆発的，脅威的で，再トラウマ化を起こしうるものである。タイトレーションによって，クライアントは徐々に不動感覚に出たり入ったりすることに何度も導かれ，毎回鎮静的な平衡へと戻る（「アルカセルツァーの泡」）。不動感覚から出る際には，「炎による起爆」が起きる。方向の定まらない逃走と怒りの逆襲とに生物学的に一体となった，激しいエネルギーに満ちた感覚が解放されるのだ。当然のことながら，一般的にクライアントは不動感覚に出入りすることを恐れる。クライアントがその利点に気付いていないときはなおさらそうである。この恐怖をより深く見ていくことにしよう。

　不動状態に入る恐怖——不動感覚が強力で，無力さ，脆弱さを感じさせるものであるゆえに，私たちはそれを体験することを避ける。一部の不動感覚は死んだ状態にも似ている。日常的なこと，たとえば歯科の診察台にからだを硬くしてじっと座らされることを思うと顔をしかめてしまうことを考えれば，不動状態に自ら入ることの難しさがわかるだろ

う。逃げ道なく捕らわれることの痛みが想像できるかもしれない。不安の問題を抱えている人やトラウマを受けた人にとって，MRIやCTスキャンの間，身じろぎもせず横たわっていなければならないことは紛れもなく恐ろしいことなのである。子どもにとっては，こうした手段はずっと困難なものであろう。何時間も続けて動くこともできずに黙って机に向かうことは，どんな子どもにとっても難しい。不安を抱えた子どもや「敏感な」子どもにとってはこのことは耐えがたく，注意欠如・多動性障害の一因となる場合もあろう。通常ならば歩いたり，走ったり，世界を探索することを学ぶ時期に，腰，脚，足首，足などに整形外科的矯正のためのギプスや金属の装具を付けるといった固定術を受けた子どもにとっては，とくにそうかもしれない。

　大人でさえ，瞑想の際，じっと座っていることに四苦八苦する。暖かいベッドにたどり着き，無条件にじっと横になり，すぐに回復の得られる眠りに入っていける人は，とても貴重な恩恵を与えられた数少ない恵まれた人である。一方，多くの人（大多数かもしれない）にとって，就寝の時間は不安を伴うことがしばしばである。それ自体が悪夢になりうるのだ。ある人はイライラしながらも，「羊を数えながら」静かに横たわろうとするかもしれない。こころが高速回転するために，自己を解放してモルフェウス［訳注：眠りの神］が広げた腕に身を任せることができない。その後，REM睡眠中（または直後）に覚醒する人もいるが，自己防衛と他傷防止のために夢を見ている間に逃げたり闘ったり（ときには能動的に動いたり）しないように設計された神経機序によって，からだは文字通り麻痺している。この正常な「睡眠麻痺」中の覚醒は，不動状態によく見られる自己のからだからの離脱を体験していると，とくに恐ろしいと感じられることがある。睡眠によって誘発されるREM麻痺が，面白く，楽しく，「超常的な」体外離脱体験であるという人もいる。自己のからだからの離脱を恐ろしいと感じる人には，パニック反応がよく見られる。トラウマを受けた人の場合は，恐怖で増強された不動

状態が四六時中苦しみを与えながらつきまとうのである。

　不動状態を避けようとするのはもっともなことではあるが，代償を伴う。どのような体験でも，そこから目を背けようとすると，脳とからだはその危険を記憶する。よく言われるように，「抵抗するとずっと続く」のだ。そのため，昔からよく言う表現「時がすべての傷を癒す」は，トラウマには単純に当てはまらない。短期的に見れば，不動感覚の抑圧は麻痺と無力感を寄せ付けないように（否認のバイアスを受けたこころには）思える。しかしやがて，回避作戦が絶望的な失敗であることが明らかになる。「臭いものに蓋をする」と，避けられないことが長引くのみならず，最終的に不動状態と直面することがいっそう恐ろしいものになることが多い。あたかもこころは抵抗の限界を認識していて，それに対する反応として，その限界をさらなる危険の証拠と解釈しているかのようである。一方，タイトレーションとペンデュレーションによる強力な支援を利用できれば，失敗することなく死にも似た虚空にそっと短時間触れることができる。そのため，不動反応を，自然な結末である自然終息へと**少しずつ前進させる**ことができるのである。

　不動状態から出る恐怖——野生の世界では，餌動物が不動反応に陥ると，しばらく動きが止まる。その後，動きを止めたときと同じようにたやすくぴくりと動き，再び方向を定め，急いで走り去る。しかし捕食動物がまだそこにいて獲物が生き返ったのを目撃した場合，結末はまったく違ったものとなる。獲物が生き返り，捕食動物が再び（今回は致命的な）攻撃をしようと立っていることに気づくと，本能的に全力で怒りの反撃に出るか，死にものぐるいで方向の定まらない逃走を試みるかのどちらかとなる。したがって，反応は野性的で「こころがない」ものである。第４章で述べたように，私は以前，ネズミを（昏迷状態から起こそうと）前足で叩き回していたネコに，そのネズミが反撃し，小走りで去るのを見たことがある。ネコは漫画『トムとジェリー』のトムのように呆然と取り残されていた。不動状態の動物が（捕食動物の目の前で）覚

醒するや凶暴な反撃に出るのと同じように，トラウマを受けた人も，麻痺と停止の状態から過興奮，激しい怒りへと突然移行する。教育，準備，タイトレーション，指導がなければ，この激しい怒りとそれに伴う過度に強烈な感覚に対する恐怖が，不動状態から出ることを耐えがたいものにしてしまうのだ。

　怒りに対する恐怖は，暴力——他者，自己の両者に向かう——に対する恐怖でもある。不動状態から出ることは，次の二重拘束によって阻害される。すなわち，生き返るためには，激しい怒りと強烈なエネルギーの感覚を感じなければならない。しかし同時に，その感覚は，致命的な害を持つ可能性をはらんでいる。この可能性のために，不動体験の緩和をもたらすことで解消へと導く感覚そのものと長く接触することが阻害される。カールバウム（第4章）が1874年に記した先見の明ある記述を思い出してほしい。「ほとんどの場合，緊張病には悲嘆と不安が**先行し**，一般的には抑うつ気分と，**患者が自身に向ける情動**が先行する」[56]。不動状態の終息による怒りは激しくかつ暴力的な可能性もあるため，トラウマを受けた人はこの怒りを，抑うつ，自己嫌悪，自傷という形で無意識に自分自身に向けることが多い。

　不動反応から脱出できない場合は，耐えがたいフラストレーション，恥ずかしさ，痛烈な自己嫌悪が生まれる。セラピストは慎重かつ注意深いタイトレーション体験を通じてこの難問に慎重に接しなければならない。またそれは，ペンデュレーション体験への信頼と，激しく攻撃的な感覚を味方に付けるという固い意志とともに行われなければならない。こうすれば，「殺すか殺されるか」という反撃の拘束状態から脱出できる。クライアントが自己の激しい感覚を受容することに対して徐々にこころを開き始めると，健康的な攻撃性，喜び，良好な状態を受け入れる能力が向上する。

　以上のように，トラウマを受けた人が社会化した動物として，自己の激しい怒りに対して収縮し身構えることは驚くに当たらない。しかし激

しい怒りを抑圧し続けた結果を考えてみよう。激しい怒りや他の原始的情動を遠ざけておくためには，膨大な量のエネルギーが（すでに緊張したシステム内で）行使される必要がある。自己に対する怒りをこのように「内に向ける」こと，その噴火から身を守る必要性は，羞恥となって衰弱をもたらすとともに，最終的には完全な消耗を招く。この退縮は，悪化するトラウマ状態の複雑さと表面的な頑強さにもう一枚の層を上塗りする。こうした理由から，自ら永続させる「羞恥のサイクル」を阻止する方法として，タイトレーションの重要性がいっそう増すのである。

性的虐待や他の虐待を受けた場合，成人期に出現するトラウマの下に自責という基底層がすでに存在する。実際，不動状態は受動的反応として体験されるため，性的虐待やレイプの被害者の多くは，攻撃者とうまく戦えなかったことに対して甚だしい羞恥を感じている。この認識と圧倒的な敗北感は，その実際の状況いかんにかかわらず生じうる。攻撃者の相対的なからだの大きさは顧みられない。また不動状態によって，さらに危害を加えられたり死をも招いたりせずに済んだのかもしれないという事実も振り返られることはない[注2]。近親姦では，秘密と裏切りという複雑なダイナミクスの中に生じる混乱と羞恥という要因がさらに加わる。

トラウマを受けた人が自己の主体感や力の感覚を取り戻し始めると，自己に対する許しと自己受容が徐々に見られるようになる。自らの不動状態も激しい怒りも生物学的に生じた本能的要請であり，人格の欠陥であるかのごとく恥じるべきものでは**ない**ということを，慈しみとともに理解するようになる。トラウマを受けた人は，激しい怒りを未分化な力や主体性として持っている。それは本来，自分のために役立て利用すべき，生命維持に不可欠なエネルギーである。このことはトラウマ解消に

注2）レイプの場合，戦うことと屈服することのどちらが最善かは明らかでない。しかし扶養下にある子どもが性的虐待を受けた場合，屈服する以外の選択はほぼ存在しない。

際してきわめて重要なので，もう一度述べよう。不動状態を引き起こす恐怖は，大きく二つに分類できる。不動状態に入る際の恐怖（麻痺，捕らわれ，無力感，死に対する恐怖）と，不動状態から出る際の恐怖（「激しい怒りに由来する」強烈な反撃感覚のエネルギーに対する恐怖）である。この二極ある締め金（入ることと出ること）に捕らわれると，不動状態はそれに対する対抗手段を執拗に拒絶するため，それを打ち破るのは不可能に思える。しかし，熟練したセラピストの支援で，クライアントが「不動状態の自然終息」の修復によって恐怖を不動状態から分離（アンカップリング）した場合，クライアントは前に進む力という大きな報酬をやがて得ることになる。この「前進体験」は，恐れと麻痺という無限のフィードバック回路を壊すことによって，恐怖や捕らわれ感や無力感を払拭するのである。

　不動感覚から恐怖を分離するといっても，それでは，恐怖はどこへ行くのだろうか。混乱を招くかもしれないが，簡単に言うと，タイトレーションした場合，「恐怖」は独立した実体としては存在しなくなるのだ。トラウマ事象の際に生じた実際の急性の恐怖はもちろん，もはや存在しない。しかし，新たな恐怖状態を起こして永続化させ（文字通り自分自身を脅かすことで），残存する不動と激しい怒りの感覚に対して身構えると，自分自身に対する捕食者となってしまうことがある。麻痺自体は実際には必ずしも恐いものではない。恐ろしいのは，麻痺や怒りを感じることに対する**抵抗**である。それが一時的な状態であることがわからないために，また，からだが今は安全なのだということを認識できないために，現在という時に生きるのではなく，過去に囚われたままになってしまうのだ。ペンデュレーションはこの抵抗を解消するのに有効である。1960年代のジャグ・バンド，ダン・ヒックス・アンド・ホットリックスの台詞をこころにとめておくとよいだろう。「私が恐れるのは私自身……私は自分を脅かさないことにしよう」。

　治療を進めていくと，段階的な（タイトレーションされた）進歩すな

わち「体験の前進」が蓄積されてゆき，最終的には，不動反応を体験しつくし，それが恐怖（今や背景に後退しつつある）を上回る。クライアントはしばしばこの身体感覚に気づき，「動けなくて麻痺したように感じる」，「死んでいるみたいに感じる」，さらには「何だかおかしい——死んでいるのに怖くない」といった単純な表現でそれを認める。また，臨死体験に関する研究で報告される状態とほぼ同じ至福状態を患者が体験することすらある。不動状態から出る際には，クライアントは「からだ中にうずくような振動を感じる」，「からだの奥底から生き生きとして現実感がある」などと報告するだろう。麻痺という生得的反応が自然に解消すると，「純粋なエネルギー」の感覚が受容される。クライアントは実存的な安心感，変容に対する感謝，活気にあふれる生命感という主脈に向かって開かれる。神秘主義の詩人ウィリアム・ブレイクは，エネルギーとからだの間の本質的な関係を次のように称えた。「からだは感覚によって認識される精神の一部であり，この時代の精神の主たる入り口である。エネルギーは唯一の生命であり，からだから湧いてくる……エネルギーは純粋な喜びである」。

ステップ7．生命維持活動のために動員された膨大な生存エネルギーの放出を促し，覚醒状態を解消する

　不動状態から出る際の受動的反応が能動的反応に置換されるにつれ，特定の生理学的過程が生じる。不随意的な振動と震えの波の体験があり，自発的な呼吸の変化——こわばった浅い呼吸から深くリラックスした呼吸へ——がそれに続く。この不随意反応は，基本的には，生体が戦ったり逃げたり自己防衛したりする準備のために動員されたものの，完全に使用されることのなかった膨大なエネルギーを放出する役割を果たす（第1章：事故後に私自身が体験した同様の反応，第2章：ナンシーが幼児期の扁桃摘出手術の後，増え続けた症状の中に縛り付けられていた覚醒エネルギーを放出した際の体験を参照）。おそらくエネル

第 5 章 麻痺から変容へ　113

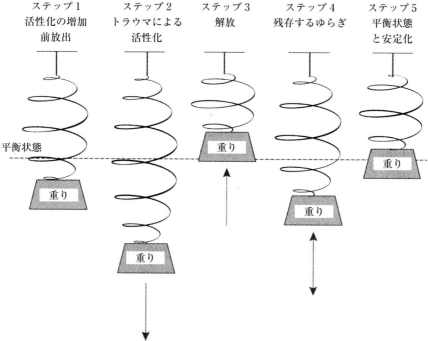

図 5.4　バネを伸ばすと潜在エネルギーが増加する。バネを離すとこのエネルギーが運動エネルギーに変容し，エネルギーは放出され平衡状態が修復される。

ギーの放出をイメージする最も簡単な方法は，物理学の比喩を用いることだろう。頭の上の天井にしっかり取り付けられたバネを想像してほしい。バネの下端には重りが付いている（図 5.4 参照）。手を伸ばしてバネを自分の方に引っ張ると，バネが伸びて内部に潜在エネルギーを作り出す。次いでバネを離すと，重りはバネの全エネルギーが放出されるまで上下に振動する。このようにして，バネ内部の潜在エネルギーは運動エネルギーに変換される。運動エネルギーに変換されたすべての潜在エネルギーが完全に放出されると，最終的にバネは停止する。

　これと同じように筋肉も活動に備えてエネルギーを蓄えている（「伸

張している」)。しかしこの行為が実行されない場合（闘争か逃走，固まる，からだをひねる，退く，伏せるなど他の防衛的反応のいずれかにかかわらず），潜在エネルギーは感覚運動系の潜在記憶内に未完の手続きとして「蓄えられる」もしくは「保管される」。意識的または無意識的に関連のあるものが一般的な刺激や特定の刺激によって活性化すると，あたかも本来の脅威がまだ作用しているかのように，ホルモンと化学物質という戦士が筋肉に再びエネルギーを与える。後に，このエネルギーは震えや振動として解放されうる。単純化しすぎる危険を承知で言えば，闘争か逃走のために動員されたのとほぼ等しい量のエネルギーが，効果的な動きや振動と震えによって放出されなければならない。これにはナンシーの場合（第2章）のように劇的な場合もあれば，かすかな場合もある。おだやかな線維束性攣縮や皮膚温度の変化として現れることもあるのだ。こういった自律神経系の解放に加えて，事件の際には不完全であった（潜在エネルギーとして休止中の）自己防衛的，防御反応もしばしば微小運動として解放される。これはほとんど知覚できないほどのもので，「前運動」と呼ばれる場合もある。以上のように，ステップ4から7までは互いに結びついている。

ステップ8. 自己調整と動的平衡を回復する

闘争か逃走に動員された生存エネルギーの放出がもたらす直接的な結果は，平衡状態とバランスの回復（上記のバネの例のような）である。生理学の父と呼ばれる19世紀のフランスの生理学者クロード・ベルナールは，「内部環境（milieu intérieur）の定常性を自由かつ独立した生命の状態として」[57)]記述するために**ホメオスタシス**（恒常性）という用語を作り出した。150年以上経っても，これは依然として生命維持の基本的，特徴的原理である。しかし平衡は静的過程ではない。そのため，神経系が脅威に反応して過覚醒となった後に「リセット」され，さらに再び覚醒しリセットされる際に生じることを表すのに，私はホメ

オスタシスではなく**動的平衡**という用語を用いることにする。この絶え間ないリセットによって，前脅威レベルの覚醒が回復するとともに，リラックスした注意の移動状態（過程）が促進される。これは時が経つにつれて，強靭なレジリエンスの構築に寄与する。最終的に，内臓や内部環境で感じられる平衡の内受容経験は，良好で健康によいものである。すなわち，──ある瞬間に何を感じていようと，混乱がどれほどひどかろうと，興奮がどれほど不快であろうと──自分の生体内に安全なホームベースがあるという背景的感覚である。

ステップ９．今ここにある環境に再び注意を向ける

　トラウマは，現在にしっかり根ざして他者と適切に関わる能力の障害と考えるのが適切であろう。動的平衡の回復に伴って，存在すること，「今ここに」いる能力が現実のものとなる。これは社会的つながりを体現する欲求と能力に伴って生じるものである。

　社会的つながりの能力は健康や幸福に対して大きな結果をもたらす。幼児期は，親の社会的神経システムに参加し，その関わりに興奮と喜びを感じるように回路が配線されている。また，相手の顔に魅力を感じることが環境や「新奇なもの」に対する驚きへ般化される。色彩が鮮やかになり，形や質感が初めて見るかのように知覚される──まさに命の奇跡が開かれるのである。

　さらに，社会的つながりのシステム（社会的交流システム）は本質的に自己鎮静的であるため，自己の生体が交感神経興奮系に「乗っ取られる」ことやもっと原始的な緊急シャットダウン系によって凍りついて降伏することに対する生来の防衛である。神経系の社会的つながりに関係する枝路は心臓を保護するとともに免疫を保護すると思われる。このことが個人的な仲間関係の多い人が健康に長生きする理由であろう。そういった人は，鋭敏な認知力を老齢まで維持する。実際，ブリッジをすることが認知症症状の減少に及ぼす影響を検討した研究では，主たる独立

変数は（計算能力そのものよりもむしろ）社交性であると結論づけられている[注3]。最後に，社会的な世界に携わることは，今ここに従事することだけでなく，所属と安全の感覚を感じることでもある。それゆえ，恐怖と不動性が作り出す反動的な孤独からクライアントを究極的に自由にすることは，衰弱につながる症状からの自由をもたらす可能性のみならず，満足できる人とのつながりと関係性の確立へと導くエネルギーを生成する可能性も秘めているのである。

注3）南カリフォルニア大学でのいわゆる90+研究は1981年に開始された。65歳以上の被験者14,000名が参加し，1,000名以上が90歳以上であった。上級調査員のカワス博士は，「見知らぬ人とも日常的に交流すると，パズルを解くのと同程度の脳力がたやすく用いられる。ゆえに，このことがすべての理由であるとしても驚くにあたらない」と結論づけている。

第6章
セラピーのための地図

> この地図は領土そのものではないが，
> きっとうまく導いてくれる。
> ——著者（PAL）

原始の内なる声

　街のある特定の場所を見つけるのに地図が役立つのと全く同じように，トラウマという風景を通り抜けその癒しを見いだすには，ヒトの生体の地図[注1]が重要である。イリノイ大学精神医学科脳と身体センター（Brain Body Center）長のステファン・ポージェスの画期的な業績は，トラウマ状態を支配する精神生理学的システムに関する，能弁かつ論理的で広く支持されている「宝の地図」をもたらしたことだ。精神

注1）メリアム・ウェブスターでの*有機体（生体）*の定義は「その関連および性質が全体における機能によって主に決定される相互依存的，従属的要素からなる複雑な構造」である。
　有機体は全体性を説明するものである。それは，（骨，化学物質，筋肉，神経，臓器などの）個々の部分の合計ではない。むしろ，それはダイナミックで，複雑な相互関係から出現する。こころとからだ，原始的本能，感情，知性，およびスピリチュアリティは，すべて有機体を研究する際に共に考慮する必要がある。

生理学的システムは**善良さと所属意識**（goodness and belonging）という主要な感情も支配する。ポージェスの「情動のポリヴェーガル理論 polyvagal theory of emotion」[58]は，第5章で述べた回復と統合のための経路を明らかにしている。また，彼のモデルを用いると，トラウマに対してよく用いられる方法のいくつかが，なぜしばしば失敗に終わるのかが明確になる。

簡単に言うと，ポージェスの理論では，ヒトの場合，三つの基礎的神経エネルギーのサブシステムが神経系とそれに相関する行動，情動の総合的状態の素地になるとしている。この三つのうち最も原始的な（約5億年前の）ものは，初期の魚類に由来する[注2]。この原始的システムの機能は不動化，代謝維持，シャットダウンである。活動の対象は内臓である。

進化の発達上，次にできたのは交感神経系である。この全身覚醒系は約3億年前のは虫類時代に進化した。**その機能は可動化および活動亢進（闘争か逃走など）であり，対象とするからだの部位は四肢である**。最後に三番目の，系統発生的に最も新しいシステム（約8千万年前に遡る）は，ほ乳類にのみ存在する。この神経サブシステムが最も洗練されているのは霊長類であり，複雑な社会的，愛着行動を支配する。これはいわゆるほ乳類の，または「高等な」迷走神経を調整する副交感神経系の分枝であり，神経解剖学的には，表情および発声を支配する脳神経に接続している。最後に獲得されたこのシステムは，他者や自己に情動を一体となって伝えるのど，顔，中耳，心臓，肺の筋肉を無意識的に支配する[59]。最も洗練されたこのシステムは，**関係性，愛着，絆（ボンディング）を調整し**，感情的知性も支配する。図6.1にほ乳類の基本的な神経サブシステムをまとめた。さらに詳しくは，口絵の図表Bにて示されている，ほぼすべての内臓と相互に影響し合う迷走神経の複雑な働

注2）すなわち，軟骨質の無顎魚でさえ，代謝エネルギーを保護しようと調整している。

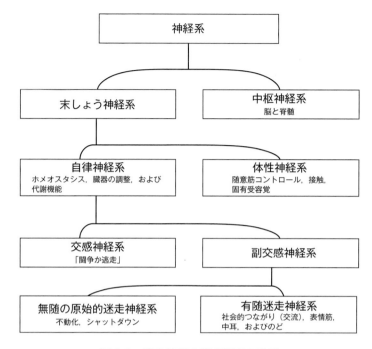

図6.1　迷走神経の構成要素の略図

きを参照のこと。こういった系統発生学的なシステムの基本機能を，図6.2a〜dにまとめた。

　諸神経系は，環境内に存在する危険の可能性を評価するために調整されている——ポージェスが「神経知覚 neuroception」と呼ぶ無意識的評価過程である[注3]。環境が安全であると知覚した場合，社会的交流システムによって，闘争か逃走を支配する原始的な大脳辺縁系および脳幹系が阻害される。中等度に脅かされた場合は，他者からなだめられたりするであろう——母親が子どもに「大丈夫，風が吹いただけよ」と言うように。

注3）安心感を増すような状況は，社会的交流システムに沿った行動を支持する，進化的により高度な神経回路を従事させる可能性がある。

120 パートⅠ ルーツ：踊りの礎

反応方略の系統発生的階層

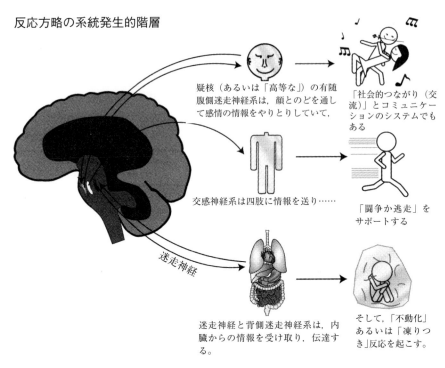

図 6.2a　この図は，からだの部位がどの進化的サブシステムに影響を受けているか示したものである。

進化のルーツ

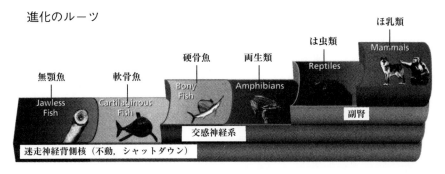

図 6.2b　この図は，三つの系統発生的システム—原始的迷走神経系，交感神経／副腎系，「高等な」（ほ乳類の）迷走神経系—による神経支配を示す。

ポリヴェーガル理論：神経回路の系統発生的段階

段階	自律神経系の構成	行動機能	下位運動ニューロン
Ⅲ	有髄迷走神経	・社会的交流（社会的コミュニケーション） ・自己鎮静 ・落ち着き ・交感神経副腎系の影響阻害	疑核
Ⅱ	交感神経 – 副腎系	可動化（能動的回避）	脊髄
Ⅰ	無髄迷走神経	不動化（死んだふり，受動的回避）	迷走神経背側核

ステファン・ポージェス博士

図 6.2c　これは交感神経系およびポリヴェーガル系の系統発生的段階をまとめたものである。

ポリヴェーガル理論：緊急の「情動」下位システム

	腹側迷走神経	交感神経系	背側迷走神経
心拍	＋ / －	＋	－
気管支	＋ / －	＋	－
胃腸，消化器		－	＋
血管拡張		＋	
発汗		＋	
副腎		＋	
涙	＋ / －		

ステファン・ポージェス博士

図 6.2d　さまざまな臓器系の活動増加（＋印）または活動減少（－印）のいずれかに対する系統発生的システムが及ぼす影響を示す。

通常，脅かされたり動揺したりすると，人間はまず他者に目を向け，その顔や声が自分に向くこと，集団的な安全を確保するために自分の感情を伝えようとする。これは愛着行動と呼ばれる。

幼児は通常，闘争または逃走によって自らを守ることができないため，事実上，愛着は幼児が持つ唯一の防衛である。安全のための愛着は，ほ乳類および霊長類に広く見られる，捕食に対する生存方略である。脅威に多数で対処することによって，個は「標的」になりにくくなる。また，自分が属する集団内の何者かに脅かされている場合，闘争か逃走の前に，まず「愛想よく」振る舞おうとするだろう。

しかし，「向社会的」行動で脅威的状況を解決できない場合は，進化の度合いの低いシステムが発動される。闘争か逃走の反応が動員されるのである。最終的に，この「デフォルト階層」では——後に獲得されたシステム（社会的交流または闘争か逃走）のいずれによっても状況が解決されない場合，または死が差し迫る場合——絶体絶命システムが発動する。**不動，シャットダウン，解離**を支配するこの最も原始的なシステムが，あらゆる生存の試みに取って代わり，乗っ取ってしまうのだ[注4]。

デフォルト階層という概念——19世紀後半の卓出した神経学者ヒューリングス・ジャクソンが最初に記述した[60]——は，神経学の基

注4) 解離の構造と複雑さに関しての徹底的な議論については，以下の包括的な論文を参照のこと：van der Hart, O., Nijenhuis, E., Steele, K., & Brown, D. (2004). Trauma-Related Dissociation: Conceptual Clarity Lost and Found. *Australian and New Zealand Journal of Psychiatry*, 38, 906-914

著者らは文脈的に解離を次のように定義している。「トラウマにおける解離は個人のパーソナリティの分割を伴う。すなわちそれは，その人に特徴的な精神的・行動的活動を決定する，全体としてのダイナミックな生物心理社会的システムである。パーソナリティのこのような分割はトラウマの中核的特色である。それは個人が不運な体験をほとんどあるいは全く統合できないでいるときに生じ，その状況への適応を支援するものであるが，一般に適応への限界をも含意している。この分割は二つ以上の不十分に統合された，ダイナミックであるが，過度に安定したサブシステムに関連している」。

本原理[注5]であり，ポージェスの理論の第一前提である。簡単に言うと，ジャクソンは，脳が損傷されたりストレスを受けたりすると，洗練度が低く進化的に原始的な機能レベルに戻ることを認めた。その後回復がもたらされると，この退行は逆転し，高次に洗練された機能に戻る。これはトラウマ治療に非常に重要な「ボトムアップ処理」の例である。

作動系統が原始的であるほど，生体の全身機能を乗っ取る力は強くなる。これは，より新しい洗練された神経サブシステムが機能しないよう効果的に阻害することで実現される。特に，不動系は社会的交流／愛着システムをほぼ完全に抑制する。「死ぬほど怖がっている」場合，愛着や鎮静を伝える複雑な行動を調整する資源（リソース）はほとんど残されておらず，社会的交流システムが根本的に乗っ取られる。交感神経系も社会的交流システムを阻害するが，不動系（三つの防衛のうち最も原始的）ほど完全ではない。

すでに説明したように，不動状態および過覚醒は脅威と遷延化するストレスに対する生体反応である。この二つが**作動している**際，人が知覚するのは——外界の状況の現実如何によらず——危険（闘争か逃走の場合）と破滅（不動状態とともに）である。ヒトの神経系は，急に動く影や遠い過去の状況での苦痛といった環境内の潜在的な危険を容易に区別することができない[注6]。苦痛が内的に（筋肉および内臓によって）生じている場合，脅威源を突き止めようとする，もしくは（それが不可能であれば）特定可能な脅威源が存在することを自らに説明する方法として脅威源を作り出そうとする，強迫的な圧力を体験する。

注5) ジャクソンの解体の法則は，本質的に，ポール・マクリーンの三位一体脳説の先駆けである。マクリーンの『The Triune Brain in Evolution: Role in Paleocerebral Functions（三位一体脳の進化―古小脳機能における役割）』（ニューヨーク Springer 社，1990）を参照。

注6) 感覚求心性経路は，外的感覚（視覚，聴覚など）に由来するものも，体内（筋肉，内臓，関節）に由来するものも，ともに脳幹最上部にある視床に集まり，そこから島および帯状回皮質に向かうと考えるのがきわめて妥当である。

強いトラウマを受け慢性的にネグレクトまたは虐待された人は、不動およびシャットダウン・システムによって支配されている。一方、急性のトラウマを受けた（最近の一度だけの出来事によることが多く、繰り返すトラウマ、ネグレクト、虐待歴がない）人は、通常、交感神経系の闘争か逃走というシステムによって支配されている。急性トラウマを受けた人はフラッシュバックと動悸に苦しむことが多いが、慢性トラウマのある人は心拍数に変化がなく、むしろ減少している場合もある。こういった人々は、もうろう感、非現実感、離人症などの解離症状や、さまざまな身体的および健康上の問題に悩むことが多い。身体症状には、胃腸症状、片頭痛、ある種の喘息、慢性疼痛、慢性疲労、人生生活への一般的な関心の低下などがある。

　いくつかの面白い研究で、心的外傷後ストレス障害（PTSD）に苦しむ人々が「トラウマ的物語」（他者の深刻なトラウマ［事故やレイプなど］に関する写実的かつ詳細な記述）を読み聞かされた際の脳活動を、機能的核磁気共鳴画像法（fMRI）を用いて記録している[61]。脳活動の部位と強度を測定するfMRIでは、活動が虹のような色で描写される[注7]。たとえば青色系の（冷たい）色は脳活動が相対的に低下していることを示し、赤色系の（暖かい）色は活動の増加を示す。被験者の苦痛は、頭部が固定され、ガンガンとうるさい音のする金属製の装置（fMRI）に閉じ込められることによって増加した。上記の研究では、少なくとも30％の被験者に島および帯状回皮質の活動低下が認められた。この被験者らのPTSDの特徴は、解離および（迷走神経性の）不動状態であった。一方、被験者の約70％が自律神経系の過覚醒の中でもより単純な症状を主訴とし、同じ領域において劇的な活動増加を示した[62]。島および帯状回は、体内の受容体からの感覚情報（内受容）を

注7）脳地図は有用であるものの、多少不自然な状態であるといえる。なぜならfMRIは動的脳回路を静止したスナップショットとして捉えたものに近いためである。

受け取る脳領域であり，ヒトが自らの「固有性」そのものとして感じ理解しているものの基礎を形成する[63]。活動低下は解離を表すのに対し，過活動は自律神経系の覚醒と関連がある。

長い臨床経験の中で，多くの（おそらく大半の）人々が両系統の症状を複数示すことを私は見いだした。症状の発現は，トラウマのタイプおよび重症度，トラウマが起きた年齢，治療の際にどのトラウマパターンと内容が活性化されるかといったさまざまな要因に左右されると考えられる。これらはほぼ体質的なものであり，性差も関係している。さらにこうした症状群は経時的に，ときには一回のセッション中に変化する傾向がある[注8]。最も重要なのは，セッション中に三つの系統のうちどれが活性化しているか，どれが休止しているかに応じて治療方法を変えなければならないということである。

クライアントの癒しと変容の過程を効果的に導くために，セラピストは，こうした身体系の生理的学的痕跡および表現を認識し追跡できなければならない。階層的ポリヴェーガル系にはそれぞれ特有の自律的，筋肉的表現があるため，セラピストはこれらの指標——皮膚の色，呼吸，姿勢の兆候，表情——を認識して，クライアントが位置している段階（不動状態，過覚醒または社会的つながり）およびその段階が他に移行するタイミングを判断する必要がある。

第2章のナンシーの例で見たように，クライアントはこの三つの進化的サブシステムの間を荒々しいジェットコースターに乗っているように行き来する場合があるため，同時進行的な方略変更が必要となる[注9]。たとえば，交感神経性過覚醒状態にある場合，首前部の筋肉の緊張（特に前斜角筋，胸鎖乳突筋，肩上部の筋肉），姿勢のこわばり，全身が落ち着かない様子，睨むような目，心拍数増加（首前部の頸動脈からわか

注8) fMRIは静止画像であるため，このような動的変化を捉えることは不可能であろうことに注意されたい。

る)，瞳孔の散大（広がり），不安定で速い呼吸，両手の冷え（特に指先が青くなる），両手と額の皮膚蒼白と発汗が認められる。一方，シャットダウン状態に陥る人は（横隔膜が落ち込んだように）前かがみになることが多く，目は一点を見つめるかぼんやりしており，著しい呼吸の減少，心拍の突然の減弱，瞳孔収縮が認められる。また，皮膚は青く病的な白さになり，ときには灰色に見えることもある。最後に，社会的つながりの状態にある患者は，安静時呼吸が70台前半から半ばであり，呼吸はリラックスしていて深く，手は心地よい温かさで，瞳孔の収縮は軽度から中等度である。セラピストがこのような観察ができるよう訓練されていることはほとんどない（テレビドラマの『ライ・トゥー・ミー (Lie to Me)』を見れば多少勉強できるかもしれないが)。

　三つの主たる本能的防衛システムのうち，不動状態は最も原始的な生理学的サブシステムに支配されている。この神経系（迷走神経の無髄部分が介在）はエネルギー保存を支配し，死が避けがたいことをヒトが知覚した場合——死に至る脅威といった外界からのものか，疾病や重篤な損傷の場合のようにからだの内側で生じた脅威かにかかわらず[注10]——にのみ作動する[64]。この二つの状況ではいずれも，動きを止め生命エネルギーを保持することが求められる。この最も原始的なシステムに支配されると，人間は動かなくなる。ほとんど呼吸せず，声が出なくなり，怯えて叫ぶことができない。じっとしたまま，死または細胞の回復のいずれかに備えるのだ。

　この絶体絶命の不動系は**緊急時に短時間のみ機能するようになっている**。慢性的に作動すれば，**本当に生きているわけでも実際に死んでいる**

注9) 交感神経性覚醒状態と副交感神経（迷走神経による不動状態）活性化が同時に起きている兆候を認めることがしばしばあるため，状況はいっそう複雑になる。これは特に高ストレス時および移行時に出現する。同時出現の兆候は，心拍数減少（迷走神経／副交感神経性）に手の冷たさ（交感神経性）が伴うことである。

注10) これは激しく絶え間ないストレスによっても生じうる。

わけでもない非存在という地獄のような状態に陥ってしまう。このようなシャットダウン状態のクライアントに手を差し伸べる際のセラピストの最初の仕事は，クライアントのエネルギー発動を援助することである。まず生理学的麻痺とシャットダウンを認識しそれを正常化させるようにし，（交感神経支配の）動的状態に移行させることである。次の段階は，クライアントが交感神経支配状態の素地である突然の防衛的，自己防御的活性化を経て，平衡状態，今ここにいること，人生生活に再び従事できるようおだやかに導くことである。

　一般的に，クライアントが凍りつき状態から脱出する際には，闘争か逃走に備えて二番目に原始的なシステム（交感神経性興奮）が作動する。第2章でナンシーが，手の付けられない恐怖に対する交感神経性覚醒（心拍の激しい上昇）から突然のシャットダウン状態に陥り（心拍の急速な低下），最終的に動的状態と放出へと至り，走るための筋肉を活性化させ，トラのイメージから逃げた様子を思い出してみよう。交感神経／動的状態期における重要な治療課題は，クライアントがこういった激しい覚醒感覚を圧倒されることなく**コンテインできるようにすること**である（この過程を第5章に記述した）。こうすることで，激しいが制御可能なエネルギーの波，また攻撃性と自己防衛に関連する感覚を体験することができる。このような感覚体験には，振動，うずき，熱と寒さの波（両方の現象を第1章の私および第2章のナンシーに関する報告に記述している）などがある。

　時に暴れ馬のような覚醒の感覚から振り落とされず，ゆっくりと着実に馴らしていくことができれば，過覚醒症状に注がれていたエネルギーを徐々に放出できるようになる。この初期段階と，自己調整という土台となる部分，それに平衡状態を回復するための基本材料によって，ナンシーも私も地獄のような状態から抜け出し，元の世界に戻ることができた。第三の進化的システムである社会的交流システムが再稼働するのは，この介入地点を過ぎてからである。不動状態の後，交感神経性覚醒

から抜け出すことができれば，修復的で深い鎮静を体験し始める。大丈夫で良好であるというこの感覚とともに，対面的関わりを求める衝動，時には飢餓感が出現する[注11]。幼児期，小児期，青年期という重要な時期に，痛ましくもこの切望が満たされなかった（または羞恥，侵入，虐待が関係していた）ために，トラウマを受けた人は，この親密性という障壁を乗り越えるために特別な指導が必要となることが多い。この治療的指導を実施できるのは，社会的交流システムにアクセスすることが生理学的に可能になった場合——すなわち神経系が不動系や過覚醒系に乗っ取られなくなった場合——のみである。

　精神医療，身体医療従事者が自らの純粋な，こころからの人間らしい表現を意図的に用いると，治療に大いに役立つことがある。迷走神経の不動状態や交感神経の覚醒系による優勢な支配が社会的つながりを抑制している場合であっても，他者の内部の生理的状態を（対面的交換および適切に触れることによって）変化させうる人間の接触の力を過小評価してはいけない。第1章に記したように，私の事故後傍らに座った優しい顔をした小児科医は，前に進むためのまさにその絶好の瞬間に，私が必要とした希望の光を与えてくれたのである。

　ヒトの顔が「凶暴な野獣」をなだめるおだやかな力は，そのままのタイトルが付いた映画『キャスト・アウェイ Cast Away（流されて）』に描写されている。トム・ハンクス演じる主役のチャック・ノーランドは，飛行機事故の唯一の生存者として遠く離れた無人島に漂着する。貨物の一部も流れ着き，その中にウィルソンというブランド名の入った白いバレーボールがあった。彼はそのボールに「ウィルソン」というふさわしい名前を付け，何気なくマスコットにする[注12]。そして驚くことに，ボールが命を持ち始め，心の奥で思うことを打ち明ける親友

注11）社会的交流システムは声，耳および表情筋を支配する。そのどれもが，微妙な意味合いのあるコミュニケーションに同時に用いられる。

になっていった。ある日，ノーランドは少々かっとしてボールを海に投げるが，その後——ウィルソンにどれほど深く愛着を抱いていたかを悟って——取り戻すために海に飛び込む。浜辺に戻ると，彼は丸い「バレーボール」に愛情を込めて子どものような顔（目，口，鼻）を描く[65] 注13)。このときウィルソンは，不安な思い，心からの切望，孤独感と絶望の苦しみの感情とともに成功の楽しさも共有する，きわめて親密なノーランドの仲間になる。ノーランドのウィルソンへの絆は，動物行動学者コンラート・ローレンツによる，親のないアヒルのヒナと，ふ化後まもなく母鳥から離した際の白いボールに対するヒナたちの強い愛着（刷り込み）に不気味なほどよく似ている[66]。代理母としてボールに対して永続的な絆ができると，ヒナは生きた柔らかい羽の生えた母鳥よりもボールを好んだのだった。

　最終的に，ハンクスが演じる主人公は，島がすべての船の航路から外れているらしいこと，島にとどまれば永遠に救助されないであろうことを悟る。手作りの筏の上にとどまろうとする努力もむなしく，ウィルソンは激しい嵐の際に流れてしまい，ハンクスは慰めようのない悲しみに襲われる。

　対面による精神と精神の接触が，内面の混乱という荒れ狂う海に対する緩衝となる。いかなる情動的の混乱をも落ち着かせる助けになるのだ。不動系および過覚醒系は膨大で原始的な力を持つが，クライアントを落ち着かせ，きわめて深い情動のニーズに合わせて意識的，無意識的両方の多くの行動を動機づけさせるために，顔認知および社会的つなが

注12) 脚本家のウィリアム・ブロイルス・ジュニアは実際に無人島で丸1週間一人で過ごした。2000年に作られたこの映画の多くの光景には，彼の直接の体験が生かされている。

注13) ヒトの顔を表す単純な輪郭の力は，出生直後にすでに機能している生得的な認知パターンに由来すると思われる。多くの巧みな実験が考案されてきたが，いずれも，新生児が単純な（曲線の）輪郭に選択的注意を向け，三角形などには引きつけられないことを示している。

りの力をセラピストは認識すべきである。念のために書いておくが，ノーランドは死の一歩手前でついに救助される。彼は家に帰るやいなや，事故後残された荷物をすべて抱えて，国中を旅して元の持ち主に渡して回る。そう文字通り，直接対面して，である。

対面接触を奪われると（生まれつき盲目の人も，手を用いて他者の顔を「見る」），（ハンクスの役のように）孤立し，人生の目的という深奥のニーズと感覚から取り残される。ある種の対面接触がないと，大半の人は精神に異常をきたす。顔認識とともに，ヒトの声の音色，イントネーションおよびリズム（韻律）も同様の鎮静効果を持つ。対面接触に耐えられないクライアントの場合でも，セラピストの声の音色——乳児に対する母親のささやきのような——が，深く落ち着かせ包み込む効果を持つことがある。

ある興味深い評釈で，第一線のコンピューター科学者であるホーヴィッツ博士が，患者に症状を尋ねて共感をもって応答するという音声システムを披露した[67]。子どもが下痢をしていると母親が言うと，画面上のアニメーションの顔が，支持的な調子で「あらまあ，それは困りましたね」と言うのである。この単純な承認は母親を安心させ，しっかりと自信を持ってプログラムと交流するのに役立った。一人の医師がホーヴィッツに「システムが人間の感情に反応したのは素晴らしかった……私にはその時間がないのです」と言った。このコンピューターシステムはチャック・ノーランドのバレーボールに相当するかもしれない。プログラムされた「共感」はもちろん有用であるが，本物には劣る代用品であるにすぎない。これは，このポストモダンの，24時間携帯メールをやり取りするような文化の中で増え続ける疎外感について，気の滅入る評釈である。現代の若者がサイバースペースで毎時何十人もの相手と連絡を取る一方で，従来の対面でのやり取りは明らかに終末的な衰退状態にある。医師にも患者にも人間味を感じさせるであろう，基本的かつ健全な人間的コミュニケーションのためのわずかな時間もない，とこ

の医師が信じていたことは悲しくまた不安でならない。これが常に実践されれば，患者と医師双方にとって，アルツハイマー病や他の認知症を予防するのに有効かもしれないのである[68]。

なぜ治療が失敗するのか

　トラウマを受けた多くの人々，特に慢性的にトラウマを受けた人は，感情的な支えがほとんど，あるいは全くない世界に生きており，そのためますます脆弱になる。破壊的な出来事の後――暴力であろうと，レイプ，手術，戦争や自動車事故であろうと――もしくは小児期の長期間のネグレクトや虐待の結果，トラウマを受けた人は，友人や家族や親密なパートナーとともに暮らしている場合でも，自己を孤立させる傾向がある。あるいは，何とかして自分を助け守ってくれることを期待して必死で他者にしがみつく。いずれの場合も，彼らは誰もが成長するために求め必要とする真の親密さ――健康的な所属感――を奪われている。同時に，トラウマを受けた人は親密さを怖れ避けようともする。回避，しがみつきのいずれによっても，誰もが必要とするバランスが取れ安定した養育的親密さ，ユダヤ人神学者マルティン・ブーバーによって「我－汝」関係と名づけられた平等主義的な絆を維持することはできない[69]。

　孤独感があまりにも激しくなると，トラウマによって孤立した人はいよいよ非現実的な（時には危険な）「つながり」を求めることがある。新しい関係の可能性（実際のところ不可能なのだが）を得るたびに，自らの内部の不安を和らげ，もろい自我を支え優しい保護を提供してくれるものと考える。小児期にネグレクトされた，もしくは虐待されたことがある場合，無秩序な関係を持ちやすくなる。こうした人は愛情を「あらゆる間違った場所で」探し続ける――この歌［訳注：Kero One の "in all the wrong places" という歌］で歌われているような愚行である。理想の（幻想の）救出者が虐待的になったときですら，虐待の初期の兆候に

気づかず，それがまさになじみのある「家族のような」ものであるがゆえに，被害を受ける関係にますますはまり込んでいくのだ。

　クライアントが繰り返し自己破滅的な情事に刺激され誘惑されて，本来のトラウマを再現するのを打つ手なく見ている多くのトラウマセラピストにとって，この不適応パターンを正すことは悩みの種である。多くのセラピストが，クライアントの破壊された魂を鎮め，傷ついた精神を全体性へと回復させる陽性で肯定的な（我－汝）関係を，**自分たちが**どうにかしてクライアントに提供できるはずという希望に固執する。しかし大抵は，セラピストに対するクライアントの依存性がエスカレートし，完全に手に余る結果となってしまう——珠玉の映画『おつむて・ん・て・んクリニック What About Bob?』(1991)にはっきりと描かれているように。この映画では，「見捨てられた」クライアントのボブは非常に依存的であり，一人見捨てられる感覚があまりに耐えがたいために，かかりつけの精神科医を探偵のようにつけ回し，ケープコッドでの家族休暇にまで追いかけていく。

　一方，癒しを与える者であるはずのセラピストを「代理」虐待者であるとクライアントが感じた場合，治療はしばしばクライアントの深い失望および／または猛烈な怒りに終わってしまう。トラウマを受けた人は治療的関係だけでは完全に回復しない。最善の意図と高度に熟練した共感的スキルを持っていたとしても，セラピストはここで失敗することが多い。

　ポリヴェーガル理論とジャクソンの解体の法則は，なぜ，そしていかにしてこれが起きるのかを理解するのに役立つ[70]。トラウマを受けた人が不動反応もしくは交感神経覚醒系に閉じ込められている際，社会的交流システムの機能は生理学的に低下している。特に不動反応は，交感神経性覚醒を阻害するとともに，社会的交流システムをほぼ完全に抑制してしまう。

　社会的交流システムが抑制されると，他者の表情や姿勢から肯定的な

情動を読み取ることが困難になり，自分自身の微妙な肯定的感情を感じる能力もほとんど失ってしまう。そのため，他者が信頼しうるか（脅威的か安全か，味方か敵か）どうかを知ることが困難となるのである。ポリヴェーガル理論によれば，シャットダウン（不動，凍りつき，崩壊）または交感神経支配／過活性化（闘争か逃走）状態にあると，共感や援助を享受する能力が大幅に減少する。安全と良好な状態を求めるすべがどこにも見つからなくなってしまうのだ。シャットダウン（不動システム）によって支配されている程度に応じて，トラウマを受けた人は，対面接触したり，感情と愛着をおだやかに共有したりすることが，生理的に不可能になる。そして，完全な不動状態（たとえば緊張型統合失調症のような）になることはまれであるものの，生活や社会的つながりが甚だしく抑制されてしまう。ある若い男性が自らの暗い経験を次のように記述している。「人類から切り離されて，宇宙でひとりぽっちのように感じる……自分が存在しているのかどうかさえわからない……みんなは花の一部なのに，僕は未だに根っこの一部だ[注14]」。トラウマを受けた人の多くがいくら頑張っても，善意のセラピストからの援助と思いやりを受け取ることがほぼ不可能なのは驚くにあたらない——それを欲していないからではなく，不動状態という原始的な根幹に閉じ込められ，表情やからだの動きや情動を読み取る能力が著しく低下しているからである。彼らは人類から切り離された存在となってしまうのだ。

このため，このようなクライアントはセラピストが提供する肯定的感情や共感的態度によって容易には落ち着かない場合があり，時にはセラピストを潜在的脅威と感じることもある。他者の表情や姿勢から思いやりの感情を認識できないために，誰もが安全で真に信頼できると感じることはきわめて難しくなる。さらにセラピストに対して強い期待がかけられている場合，セラピスト側のただ一度の些細なつまずきや意図せぬ

注14) 実際，脳幹の不動系統は，デフォルト階層の「根幹」である。

誤りによって，すべての関係が崩れ去ってしまうこともある。

極度に解離しシャットダウンしたクライアントは不本意ながらも引きこもるため，さらなる**自己非難**や**羞恥**も体験する。こうした制御感の喪失に苦しむあまり，セラピストが提供するぬくもりと安全を受け入れ応答することができず，非生産的な転移や「行動化」を起こす場合もある。その後生じる特有の断絶によって，クライアントもセラピストも，各自の役割を果たせなかったと感じて当惑し欲求不満に陥ったままになることもしばしばである。クライアントは，この破綻を自らの不適切性を示す壊滅的な証拠であると受け取り，（これまでも多く感じてきた）失敗ばかりの人生に追い打ちをかけることになる。またセラピストも，混乱，無力感，不適切感，自責の念を感じるかもしれない。パートナー同士がお互いに囚われたこの状態は，解決できない難問となりやすい。こうした治療上の袋小路のために，最終的に治療の中断ということになる場合がある。

脱出口

これまで見てきたように，シャットダウンおよび解離状態にある人は，いくら懸命に試みても現実の今ここでの接触を行うことがほぼ不可能であるため，「自らのからだの中に」存在していない。接触し援助を受けることが生理学的に可能となるのは，**まず覚醒系を**（不動状態と解離から引き上げ始めるのに十分な程度に）作動させ，**次いでその活性化を放出した後**である。幸い，不動システムが二つのより進化的に新しいシステムを支配するのを避ける方法がある――これがトラウマの癒し手が学ばなければならない方法である。

この治療的解決法は，先に述べたラニウスとホッパーのfMRI研究によって支持されている[71]。この説得力のある研究は，身体状態および情動に関する気づきに関連する脳領域の活動を記録し，トラウマを受け

た被験者における交感神経性覚醒と解離を明確に区別している。身体状態および情動に関連する脳領域は右前島と呼ばれ，大脳辺縁系（情動系）前部に位置し，前頭前皮質——ヒトの最も洗練された意識を支配する部位——のすぐ下に詰め込まれている。研究では，シャットダウンおよび解離状態時には島[注15]が強く抑制されており，トラウマを受けた人は自らのからだを感じたり，情動を識別したり，ひいては自分（や他人）が誰なのかを認識したりできないことが確認された[72]。一方，被験者が交感神経性過覚醒状態にある場合には，同じ領域が高度に活性化した。右前島の劇的な活性化の増加によって，（不動，シャットダウン状態および解離中の）身体意識がほとんどあるいは全くない状態と，交感神経性覚醒状態の一種の「過感覚」状態との間に明確な区別が存在することが示唆される。また交感神経性覚醒状態では，少なくとも，一貫した気づき，処理および解決力を持つ可能性が存在する。これらのデータは，第5章で概説したトラウマ解消の重要な諸段階（ステップ5）を支持し，さらには，クライアントが交感神経性覚醒状態に移行する際の身体的（肉体的）感覚を手なずけることを学びつつ，シャットダウンから可動化へと進むのを援助する方略を明らかにするものである。

　これに関連する有望な研究がベッセル・ヴァン・デア・コークらによって行われている[73]。彼らはトラウマ的な物語をクライアント群に読み聞かせ，二つの脳領域（fMRIで測定）を比較した。その結果，恐怖または「煙探知機」と言われる扁桃核が電気的活動とともに発火した。同時に，ブローカ野と呼ばれる左大脳皮質の領域が暗くなった。ブローカ野は主要な言語中枢——感じていることを受けて，言葉で表現する脳の領域——である。トラウマが言葉にならない恐怖に関するもので

注15）記憶と情動を処理するこれら同一の脳領域（側頭葉内側部内）が正常に機能しない場合，自我同一性に関する妄想の原因となる。ここに損傷を受けた人の場合，母親は本来あるべき姿と声に映るが，母親が存在しているという感覚が失われてしまう。母親が何か非現実的なものに思えるのである。

あることが，これらの脳スキャンによっても示されている。トラウマを受けた人が自らの感情を言葉にしようとすると――たとえばセラピストにレイプについて語るよう促されると――まるで他人に起きた出来事のように話すのはよくあることである（第8章のシャロンの物語を参照）。もしくは，クライアントが恐怖について語ろうとすると，言葉に詰まり感情があふれ，その結果ブローカ野がますますシャットダウンされて，欲求不満，シャットダウン，解離という再トラウマ化を引き起こすフィードバックループへと陥ってしまう。

　トラウマを受けた人に見られるこの言葉の障壁のために，感覚――は虫類の脳が話す唯一の言語――に取り組むことが特に重要となる。そうすれば，シャットダウンおよび解離状態から脱出する助けとなり，トラウマを感じる題材に取り組む際にクライアントの欲求不満と感情の洪水を減じることができる。からだは，島，帯状回皮質およびブローカ野の機能を保つために何かを行っているはずである。つながる能力が交感神経系によって阻害されていても，より原始的な不動システムが引き起こすほど完全に弱体化し鎮圧されはしない。交感神経性覚醒状態では，セラピストの促しや提案に対するクライアントの反応はもっと良好であるとともに，セラピストの落ち着いた存在感に対してより受容的である。同様に，交感神経性覚醒を弱めるのに役立つのも，まさにこの受容性である。クライアントが不動状態から交感神経性覚醒へと切り抜けると，洞察力のあるセラピストは，まずクライアントの変化を察知し，次いでこの自らの変容に対するクライアントの気づきを促進して，この一瞬の機会を捉える。セラピストは，自らの内部で起きていることに対するクライアントの気づきを拡大するよう試みながら，クライアントが激しい交感神経性覚醒によって圧倒されるのを回避できるよう援助する。このような指導によって，クライアントは不動状態から脱出し，活性化，放出・不活性化，平衡という全サイクルを経ることができる（第5章のステップ7，8）。このようにして，湧き上がるもの（活性化されるもの）は

落ち着くことが可能であり落ち着くことになっているのだということを学ぶ。クライアントは，中等度の活性化を避けたりたじろいだりしなければ，つまり自らの覚醒感覚の自然な経過を邪魔したりしなければ，それは自然に落ち着いていくと信じられるようになる。こうしてセラピストは今日という日を精一杯生きるということを実感できるのである——クライアントにこの身体的な体験という贈り物を与えることによって。

脳とからだのつながり

> 身体が行動するための力を増加させ，減少させ，制限し，拡張させるものはことごとく，心が行動するための力を増加させ，減少させ，制限し，拡張させる。
> 心が行動するための力を増加させ，減少させ，制限し，拡張させるものもことごとく，身体が行動するための力を増加させ，減少させ，制限し，拡張させる。
> ——スピノザ（1632〜1677）『倫理学』

高度に解離しシャットダウンしたクライアントに手を差し伸べることがいかに困難であるかを悟った多くのセラピストによって，クライアントと通じ合うための貴重な認知的，情動的療法が開発されてきた[74]。こうした癒しの手法において，身体的（ソマティック）アプローチはきわめて有用であるばかりか，不可欠ですらある。身体的（ソマティック）アプローチは，クライアントが不動状態から脱出して交感神経性覚醒状態になり，可動化を経て活性化を放出し，最終的に平衡，思考表現，社会的つながりへと進むのを助ける。以下のからだを基本とした気づきの訓練は，クライアントが不動，解離状態から脱出するのを助け，上記の過程を開始させるものである。

最初は，クライアントが一人でできる単純な訓練であり，身体感覚を

目覚めさせ，シャットダウン，解離，崩壊を最小限にするのを助けるものである。自宅でプライバシーを守りながら練習できるため，覚醒過程で生じるかもしれないきまり悪さや羞恥を自分一人にとどめておくことができる。最大限の効果を得るためには，この訓練およびそれに続く訓練を長期間にわたって定期的に行うことが前提となる——セラピスト自身もこの訓練を実施するべきである。

　10分間ほど（週に数回），流れのゆるやかな（強弱のリズムのある）パルスシャワーを次の方法で浴びる。心地よい温度にして，強弱のリズムのある流れにからだを触れさせる。リズミカルな刺激が当たっているからだの部分に気づきを向ける。からだの各部分に意識を移動させる。たとえば，両手の甲，次いで手のひら，両手首，それから頭，肩，脇の下，首の両側などにシャワーヘッドを向けてみる。空っぽで何も感じなかったり，不快感があったりする場合でも，からだの各部分を網羅するようにし，各部の感覚に注意を払う。これを行いながら，「これは**私の腕，頭，首**」と続け，「**戻ってくれて嬉しい**」と言う。この訓練は，同じ部分を指先で軽く叩きながら行うこともできる。長期間定期的に実施すれば，この訓練ならびに次の訓練は，皮膚感覚を目覚めさせることで自らのからだの境界に対する気づきを再確立する助けになる。

　このシャワー訓練の次は，筋肉に境界意識（気づき）をもたらすことである。片方の手で反対の前腕を優しく握る。次に上腕を握り，両肩，首，太もも，ふくらはぎ，足などにも同じように行う。重要な点は，握られたときに**筋肉が内側からどのように感じられるかに気を配る**ことである。組織のこわばりや弛緩とともに，組織に共通する生き生きした感覚を認識し始めることができる。一般に，堅く収縮した筋肉の原因は交感神経覚醒系による危険信号と過覚醒である。一方，弛緩した筋肉は，実際には，不動システムに支配された際にからだが崩壊している様を表

す。筋肉が弛緩している場合，そこにとどまって，赤ん坊を抱くように優しく包む必要がある。おだやかに集中した接触と抵抗の訓練を行い，壊れやすい線維が一貫して興奮するのを学ぶにつれ，生体を活気づけることができる。なぜなら，筋肉に生命を取り戻すことを学ぶことができるからである。

この二つの訓練は週に数回，定期的に行うのが最も望ましい。身体意識が育つにつれて，いっそう明白な境界意識（気づき）の感覚とともに生き生きした感覚も大きく育っていく。一部のクライアントにとっては，ゆっくりとしたヨガや，太極拳，合気道，気功などの武道のクラスも，自らのからだとのつながりを回復し，からだの境界を明確にするのに有益である。こういったクラスを有用にするためには，教師がトラウマを受けた人を教えた経験が多少でもあることが重要である。

パラダイムを変えること

大半の心理セラピストが，双方とも椅子に座ってクライアントに接する。座るということは，直立した姿勢を維持するために固有受容情報や運動感覚情報がほとんど必要でないため，からだは容易にその持ち主から姿を消して空っぽになる。ラニウスとホッパーのfMRI研究を思い出してみよう。解離状態の患者には，身体感覚を制御する脳領域（島および帯状回）の大幅な活動低下が認められた。これに対して，立位の場合，固有受容，運動感覚の統合を介してバランスを維持するために，少なくとも何らかの内受容活動と気づきが必要となる。この単純な姿勢の変化が，クライアントが困難な感覚や感情を処理しながらからだの中にとどまっていられるかどうかの相違を生むことが多い。もう一つの効果的なバリエーションは，クライアントに適切なサイズのバランスボール上に座ってもらうことである。ボールの上でバランスを保つことは，平衡維持のために複数の調整を必要とする。このため，ボールの柔らかい

表面からのフィードバックを通じて内的感覚に触れることに役立つだけでなく，筋肉意識（気づき），接地感覚，中心感覚，防衛反射および体幹の強さを探ることで，身体意識の発達に全く新しい次元がもたらされる。もちろんセラピストは，ボールから落ちてケガをしないように，クライアントの意識がそこに存在し十分統合されていることを確認しなければならない。

　次に述べるのは，クライアントが自らの身体感覚についての意識を維持すると同時に，アサーションと攻撃性にうまく付き合う方法を学ぶのに役立つもう一つの技法である。まず，クライアントにセラピストに向かい合うように立ってもらう。このときクライアントが両者の距離を快適と感じるかどうかを確認することが重要である。次に，足が地面に接する際に何を意識するかに気づくよう促す。それから，知覚を足首，ふくらはぎ，太ももへと広げていくよう促す。接地感覚を促進するために，一方の足から他方へゆっくりとそっと体重を移すよう提案しながらこの訓練を続ける。クライアントに，自分の足を柔らかく地面に根を下ろした吸盤（カエルの足のような）だと思い浮かべるよう提案してもよい。次いでクライアントに注意を，腰，背骨，首，そして頭へと向けてもらう。今度は両肩が首からテントのようにぶら下がっている様に気づいてもらう。呼吸のたびに両肩が軽く上下するのを感じるよう促すと，呼吸の気づきが呼び覚まされる。今度は胸とお腹に注意を移す。呼吸を用いて，腹部に重心を見つけるのを助ける。再度一方の足から他方へとゆっくり体重を移し，今度は軽く前後にも揺れる。この種の運動には，非常に洗練された固有受容能力（関節の位置），筋緊張の感覚（運動感覚）が必要である[注16]。クライアントがこれを練習する際には，からだの中心から両足の間の床へと下りる垂直な線を想像してもらう。最後

注16) これは，前庭系とならんで，重力空間内のどこに自分が存在しているかを知る仕組みである。

第6章　セラピーのための地図　141

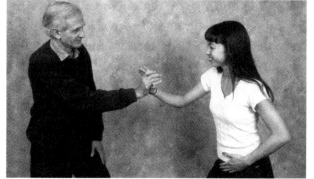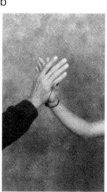

図6.3a, b　健康な攻撃性体験を育てる身体意識訓練。健康な攻撃性を喚起するための手の位置（図6.3a）。

に，ゆっくりとした揺れによってこの線がどのように動くかを気づいてもらう。この中心化された気づきができたクライアントは，図6.3aに示す姿勢と，その動きに移行する準備ができている[注17]。

　次の狙いは，クライアントに自分の足が地面に付いていることと，自らの中心を感じてもらい，次いでセラピストの手をしっかりと，しかしそっと押してもらうことである（図6.3b参照）。セラピストは，クライアントが自らの中心から押す力を出していることをちょうど感じられるだけの抵抗を与える。その動きがお腹から生じ，肩を経て腕と手に伝えられている様子を感じるようクライアントに促す。抵抗がちょうどよく——大きすぎず，小さすぎないと——感じられるかどうか，十分安全な距離であると感じられるかどうかを，クライアントに確認し続ける。クライアントが安全でないと感じる場合は，まず初めにセラピストにどこ

注17）図はピーター・ラヴィーン著『Healing Trauma: A Pioneering Program for Restoring the Wisdom of Your Body（トラウマ治療―自己の体の知恵を取り戻すための先駆的プログラム）』（Sounds True社）からの引用。Sounds True社 www.soundstrue.com の許可を得て使用。

に立って欲しいか示せるかどうかを尋ねる。次いで，**からだの内側のどこが安全でない**，または不安定であると感じるのか気づいてみるよう促し，注意を足と脚に戻すとどうなるか気づいてみるよう促す。訓練の最初に確立した接地感覚を再度感じるように促す。クライアントが安全を感じることができる場合は，**からだの内側のどこが今安全だと感じているのか**気づき，（しばしば全く新しい）自己という感覚がどのように体験されているか説明してもらう。クライアントに両手で押してもらいながら，緩んだ感じと自信が湧き起こってくる感じが出てくるまでこの抵抗運動を数回繰り返す。この訓練の次の段階では，セラピストとクライアントの両者が交互に押したり動きを受け止めたりすることで，両者間のギブアンドテイクが増すというものである。力強さについてリラックスした感覚をからだで体験することができれば，集中的注意のリラックスした感覚をこころで体験することができるのだ。

次の身体的（ソマティックな）技法は，PTSDのサバイバーが，麻痺していると感じる場合でも，自らの内部には走って逃げようとする潜在的な能動的反応が存在することを学べるよう意図している。この潜在的な防衛を新たに体験することは，凍りついた拘束状態とのトラウマ的な遭遇に相反するものである（図6.4参照）。セラピストは，力強い走りの動作が生じる場合には，その衝撃を安全に吸収する固くて厚いクッションを床に置いておくこと

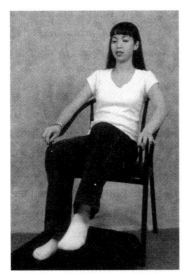

図6.4　捕われて無力な感覚に対抗するために，逃走反応を安全に練習すること。走るということの気づきを養うことが重要である。

が不可欠である。まず座った姿勢から走り始めるようにクライアントに促すことから始める。腰，両脚，両足首，両足が，内から外に向かって自ら動きを統合する様子に注意しながら，ゆっくりと脚を交互に持ち上げ，踏み下ろすよう促す。肝心なことは，クライアントがこの動きを行う際に，自分の両足に全意識を向け続けることである。言い換えると，クライアントは，単に機械的に実行したり走る動きを演じたりするのではなく，自らのからだの体験をしっかり自覚している必要がある。これはロールプレイングではなく，運動感覚および固有受容覚についての知覚を意図的に高めるものであり，生得的な逃走の運動パターンを発動させることで，からだと脳が一緒になって自分を守るようにできているのだとクライアントに教えることである。後に，クライアントが麻痺して逃げられないという感覚を伴うトラウマ材料を持ち出した際には，その話を脇にやって，再び自分の脚を感じてもらう。新たにエンパワメントされた気づきを取り入れるために，前のようにその場で走り始めてもらう。こうすれば，筋肉が潜在エネルギーを放出するにつれて「からだの知恵」という直接的体験が育っていく。

お腹は語る

脳が内臓に影響を及ぼすことは随分前から知られている。この過程が悪い方向に向かうと，不運にも心身症疾患と呼ばれる病気になってしまう。こころがからだに対して**一方通行**の影響を及ぼすという主要な概念は，1930年代から1950年代の「心身相関パラダイム」として発展した。今日でもそれは一般的通念となっている。こころが張り詰め感情が不安定になると，高血圧，胃腸症状，慢性疼痛，線維筋痛症，片頭痛ならびに他の多くのいわゆる特発性疾患など，「機能性」疾患という形でからだに影響を及ぼすことを否定する医師はほとんどいない。しかし，心身相関医学が生まれるずっと以前の1872年に，天才チャールズ・ダーウィンは，脳とからだには重要な双方向のつながりが存在すること

を次のように認識していた。

> 「心臓が侵されると脳に影響を及ぼす。脳の状態は肺－胃神経（pneumo-gastric）を通じて心臓に対して影響を及ぼす。ゆえに，いかなる興奮状態下においても，身体のこの二つの最も重要な臓器の間には多くの相互作用と反応が生じる。[75]」（太字は著者）

ダーウィンの言う"肺－胃神経"とは，ポージェスのポリヴェーガル理論に記述された迷走神経に他ならない。不動系を支配する原始的な（無髄の）迷走神経は，脳とほとんどの内臓を結ぶ。この巨大な神経はからだの中で二番目に大きい神経であり，その大きさは脊髄に相当する。特に，この神経は主として胃腸系を支配し，摂食，消化，吸収，排泄に影響する。ダーウィンがはっきりと認識していたように，心臓と肺にも大きく影響する。

さらに，消化管壁の内側に埋め込まれた形で，大量の神経叢が存在する。感覚ニューロン，運動ニューロンおよび介在ニューロン（感覚および運動ニューロンを結ぶ神経細胞）によるこの複雑なネットワークは，消化，排泄器官が一貫して機能するよう統合する[注18]。この複雑な系統は，ネコの脳とほぼ同数のニューロンと白質を持つ。この複雑さゆえに，**第二の脳または腸の脳**と呼ばれることもある。他の三つは，は虫類（本能的），旧ほ乳類（大脳辺縁系，情動系），霊長類の（肥大した理性的な）新皮質である。腸管神経系は，何億年も前から進化した最も古い脳である。**体内のセロトニンの95%**[注19]など，多くの有益なホルモンを産出する主要な自然の薬物工場であり，よい気分にさせるホルモンの

注18）この広汎な脳は消化管全体に張り巡らされている（食道から肛門までのおよそ30フィートにまでなる）。
注19）消化管内の過剰なセロトニンもまた，問題を引き起こすことに注意すべきである。

貯蔵庫である[76]。

　驚くべきことに，**内臓と脳を結ぶ迷走神経の90％もが感覚性である！**つまり，脳から内臓に指令を伝える神経線維1本につき[注20]，9本の感覚神経が腸の状態に関する情報を脳に送る。迷走神経の感覚線維は，内臓内で生じる複雑な電気信号を捉えて，まず脳幹（中脳）へ，次いで視床へ伝達する。この信号はそこから実質的に脳全体に影響を及ぼし，ヒトの行動に大きく影響する識閾下の「決定」が行われる。ヒトの好き嫌い，魅惑と嫌悪，それに不合理な恐怖の多くは，内的状態におけるこれら潜在的な評価の結果である。

　ヒトは二つの脳を持つと言える。内臓内（腸の脳）と，頭蓋という円形ドーム内に鎮座する「上の脳」である。この二つの脳は，太い迷走神経を通じてお互いに直接コミュニケーションをしている。そして数で勝負するならば――一つの運動性，遠心性神経に対して九つの感覚性，求心性神経――脳から内臓に対してよりも，明らかに内臓の方が脳に対する発言力がある（9：1の割合で）！[注21]

　内臓と脳を結ぶだけでなく，**内臓から脳へ**の方向で主たる機能を果たすこの巨大な神経の機能をさらに深く見ていこう。そもそも，からだが脳に話しかけることがなぜ重要なのだろうか。進化（および自然の一般的節約の法則）の観点から見て，そうした結びつきがきわめて重要ではないならば，これほど無数の神経線維が双方向コミュニケーションを行うために割り当てられているはずがない。

　大半の人は，人前で話すように言われたとき，心臓がバクバクする体験をしたことがあるだろう。一方，「厚かましさ having gall（胆嚢）」で知られる人もいれば，きわめて「辛辣 bitter（苦い）」な人や

注20）内臓で働く運動ニューロンは，内臓運動ニューロンと呼ばれる。
注21）さらに，キャンダス・パートらによって研究されている，複数かつ双方性の「神経ペプチド」システムがある。パートら著『Molecules of Emotion: The Science behind Mind-Body Medicine』（New York: Simon and Schuster, 1999）を参照。

「不機嫌 bilious（胆汁の）」な人もいる。そして，人はときに「嫌な予感 knots in our guts（胸のつかえ）」を感じたり，「ひねくれて twisted up inside（内部がねじれて）」いたりもする[注22]。「ふさぎ込んで heavyhearted（心臓が重い）」いたり，「心痛 heartache（心臓の痛み）」を抱えたりする。自然と出てくる「お腹の底からの笑い belly laugh」の楽しさにひたっているときは幸せな時間である。また，全世界に対する内なる平和と愛を感じて「心が開かれ openhearted（心臓が開いた）お腹が温かさでいっぱいになる」こともある。素晴らしいことを達成したときには，胸が「誇らしさでふくらむ swell with pride」ものである。内臓から発せられるさまざまな鋭いメッセージはこれほど多様である。

　闘争か逃走の状態へと覚醒すると（交感神経性覚醒状態），内臓は緊張し，胃腸系の動きが阻害される。つまり，心拍数を上げて収縮を強め，差し迫った行動に備えて筋肉を緊張させるエネルギーが必要なときに，消化に多くの代謝エネルギーを費やす意味はないのである。死の危険を感じたとき，もしくは脅威が内部で起きた（インフルエンザや細菌が繁殖した食物を食べたなど）とき，生存のための反応は嘔吐や，下痢によって腸管の内容物を排出し，次いでエネルギーを保つために静かに横になることである。捕食動物が攻撃可能な距離内から突然飛びかかってきたとき，餌動物がこの反応を起こすのも可能であろう。この場合，餌動物の腸管内容物が激しく排出されることによって体重が軽くなり，逃げおおせる可能性が増すのである。この一瞬の一利が生死を分けることもある。コロラド州にある私の家の裏を流れる北セント・ブライン川で水を飲むシカの群れにクーガーが突進した際に，これが起きるのを私は何度か見たことがある。

注22）多くの自閉症の子どもたちの胃腸に異常が認められることは興味深い。Hadhazy, A. (2010). Think Twice: How the Gut's "Second Brain" Influences Mood and Well-Being. *Scientific American*, February 12 を参照。

内臓に対する交感神経，および迷走神経の強力な影響は，極めて重要な生存機能を果たしている。この二つの系統は，緊急事態に反応するために短時間で活性化できる。（交感神経の過熱もしくは迷走神経の過活動で）行き詰まると，生存機能は大幅に低下する。交感神経が持続的に過覚醒した場合は，締め付けられるような胸の痛みに苦しみ，迷走神経が慢性的に過活動である場合は，からだがよじれるような痙攣発作やひどい下痢に悩まされることになる[注23]。平衡状態が回復しないと，こうした状態は慢性化し，疾病となる。

　この複雑な系統（迷走神経および腸管神経叢）の組み合わせは素晴らしい結婚のようなものではなく，内臓と脳を至福の調和に導いたり，忌まわしい終わりのない戦いに導いたりもする。この二つの間に一貫したバランスが存在すれば，快楽の（快または不快の感覚に関する）支柱は天国に傾く。制御的関係に障害が生じると，苦しみの巨大な胃袋のような地獄の門が大きく開く。

媒介物はメッセージである

　神経系は，脅威を二つの基本的な方法によって評価する。まず外部の感覚器官を用いて，環境内の顕著な特性から脅威を認識し評価する。そのためたとえば，急に影が現れると潜在的な危険に対する注意が喚起され，迫り来るクマの大きな輪郭や，流線型をしたうずくまったクーガーのシルエットからは，深刻な危険が知らされる。**内臓および筋肉——内部の感覚器官——の状態から脅威を直接評価することもある**。筋肉が緊張していると，実際に危険がなくても，この緊張は危険の存在を予告するものと無意識に解釈するのである。たとえば，首と肩の筋肉が固くな

注23）先に記したように，多くの患者が交感神経過活動と迷走神経過活動の併発を体験する——症状の様相がいっそう複雑化する一因である。たとえば，過敏性大腸症候群（IBS）または「けいれん性結腸」と診断された患者の場合，便秘と下痢を両方経験することが多い。

ると，殴られる恐れがあるという信号を脳に送っているかもしれない。脚の緊張にコソコソした目つきが加わると，走って逃げる必要があるということかもしれないし，ピンと張り詰めた腕は，殴りかかる準備ができているという信号かもしれない。内臓が迷走神経によって持続的に過剰な刺激を受けると，より大きな苦痛を感じることもある。内臓がねじれるような吐き気を催し，筋肉の力が抜けてエネルギーがなくなったと感じると，無力感と絶望感に襲われる――実際には破壊的な脅威がなくとも。つまり，現在のところ何も悪いことがなくても――少なくとも外的には――，**むかつき自体が重大な脅威と恐怖の信号を脳に送るのである**。

　筋肉と内臓の状態は，知覚および他者の意図に関する評価に影響する。ある人たちが自分に害を与えることはないとわかっていても，危険を感じる場合がある[注24]。部屋や街角や日の当たる牧草地のように中立的なものでさえ，不気味に思えることがある。逆に，筋肉と腹部がリラックスして（そしてよく調整されて）いると感じると，たとえその日常が混乱していても，安全の信号が送られることもある。これをよく表すものとして，ある人が全身マッサージを受けた後に「何だかんだ言っても，この世はそう悪いものじゃないな。素晴らしい気分だ」と言うのを私は聞いたことがある。上手なマッサージは人を生まれ変わったようないい気分にさせるとてもよい方法であるが，慢性的ストレスとトラウマによって引き起こされた停滞を一定時間以上解消するには，脳と内臓を結ぶ高速道路上で行われている対話を大幅に変化させる必要がある。

　脅威を原因とする激しい内臓反応は通常は急性で一時的であるべきものである。危険が去れば，（交感神経系による胃の運動の阻害であれ，原始的な迷走神経による猛烈な運動性の過剰刺激であれ）この反応は停

注24）クライアントがセラピストを脅威あるいは，英雄か敵のいずれかであると知覚したときには，セラピストは少し対応を戻すとよいだろう。

止して，生体を今ここによどみなく流れる平衡状態に戻す必要がある。平衡が回復しないと，急性の，ひいては慢性的な苦痛の中に取り残されることになる。

　トラウマを予防し，すでに起きてしまった場合にトラウマを転換させるためには，内臓感覚を意識しなければならない[注25]。また，内臓感覚は生きているという肯定的感情を編成し，人生や生活の方向性を指揮するのに不可欠なものである。内臓感覚は直感の主要な源でもある。世界中で何千年間も受け入れられてきた伝統的なシャーマニズムや宗教的習慣からわかるように，良い状態であるという感情は，内臓感覚として直接的に体現化される。「内臓の本能」を無視すると，危険ではないにせよ，大きな犠牲を払うことになる。

　不動状態およびシャットダウン状態では，内臓が激しい恐怖を感じているため，通常はその感覚を意識から遮る。しかし，この「不在」方略はせいぜい現状を維持するだけにとどまり，脳もからだも情報の交通渋滞の中に望みなく取り残される。これはトラウマと損なわれた人生，実質のない存在に陥るレシピである。以下に記すのは，脳と内臓の結び目をほどくもう一つの簡単な脱出方略である。

効果的な音「ヴー」

> 我々の主たる意識の第一の席は
> 胃の後ろに位置する大きな神経中枢，
> 太陽神経叢である。この中枢から
> 最初の動的意識が生じる。
> ——D. H. ロレンス『精神分析と無意識』

注25）医学の教科書の多くは依然として，内臓からは感覚も感情も全く生じないと教えている。それによれば，内臓内に感じる唯一のものは痛みである——しかも腰背部のような領域に痛みを感じるときに限られているというのである。

他の多くの人とともに，癒しを促進し「知覚の扉」を開くのを助けるさまざまな詠唱（チャント）や古代の「音を出す」手法を私は体験してきた。あらゆる文化で，地上に生きる者の「苦痛を軽減する」目的で歌や詠唱が宗教的，精神的儀式に用いられている。下腹から出る深く共鳴する声でこころを解放して詠唱したり歌ったりすると，胸（心臓と肺），口とのども開かれ，迷走神経の多くの曲がりくねった枝が心地よく刺激される[注26]。

　チベットのある詠唱は数千年にわたってうまく活用されている。私の治療では，この詠唱の一部から借りてきた音を（多少手を加えて）用いている。

　この音は内臓を開き，広げて振動させ，シャットダウンまたは過剰に刺激された神経系に新たな信号を送る働きをする。やり方はきわめて簡単である。「ヴー……」（「ユー」と言うときの「ウー」のような軽い「ウ」）という音を長く延ばし，息を吐ききるまで，お腹に感じる振動に集中する。

　「ヴー」の音をクライアントに初めて出させる際，私はよく，霧深い入り江に鳴り響く，霧笛を想像するように促す。船長たちに陸が近いことを知らせ，**安全に故郷に**導くための音である。このイメージはさまざまなレベルで効果を発揮する。まず，霧のイメージは感覚麻痺と解離を象徴する。霧笛は難破船（精神）を呼吸と腹部にある安全な港，故郷へと導く灯台を象徴する。このイメージはまた，船員や乗客を差し迫った危機から守るヒーローの役割を引き受けることをクライアントに促すとともに，遊び心を持って取り組めるようにするものである。最も重要なのはこのイメージの生理学的効果である。「ヴー」音の振動は内臓からの感覚を活性化させるとともに，息を吐ききることによって酸素と二酸

注26) スウェーデンの素晴らしい映画『As It Is in Heaven（歓びを歌に乗せて）』(2004) を推奨する。

化炭素のバランスを最適なものにする[77]。

　この訓練は，心地よく座れる場所を見つけることから始まる。次にゆっくりと息を吸い，少しの間止めて，そして息を吐きながらそっと「ヴー」音を出して，息を吐ききるまで続ける。音を，お腹から出ているように響かせる。吐く息の最後で少し止めて，次の息がゆっくりとお腹と胸を満たすのに**まかせる**。吸う息がいっぱいになったと感じたら止めて，再び吐きながら，**息を完全に出し切った**と感じられるまで「ヴー」音を出す。音と息を**完全に出し切る**こと，**次の息の準備**ができ，**自然に入ってくる（吸われる）**まで止まって**待つ**ことが重要である。この訓練を数回繰り返して休む。次にからだ，主として内臓が収まる内部の空洞である，腹部に注意を集中する。

　待つこととまかせることの両者を強調するこの「発声」には，複数の機能がある。まず，お腹から音を出すように意識することは，観察する自我を「オンライン」に保ちながら特定の種類の感覚を喚起する。クライアントはしばしば，さまざまな性質の振動とうずきとともに，温度の変化——通常は冷たい（または熱い）から涼しい，暖かいへ——を報告する。こうした感覚は通常は（少なくとも少し練習すれば）快適なものである。最も重要なのは，この感覚が，不動状態がもたらす，もがくように苦しく，吐き気を催し，弱体化させ，麻痺するような感覚と**相反す**ることである。**求心性**（内臓から脳へ）のメッセージの変化によって，90％を占める感覚性（上行性）迷走神経が脳から内臓へ向かう残り10％に強力な影響を及ぼし，平衡を回復すると思われる[注27]。ポージェスはこの重要な制御系統の存在を次のように認めている。「内臓からの求心性フィードバックは，社会的つながり行動に関連する向社会的回路にアクセスする主要な媒体となる」[78]。

　呼吸と音の反響の組み合わせで喚起される健康的な感覚によって，クライアントは，内なる安全と信頼とともに，今ここでの何かしらの方向感覚も得ることができる。この感覚は，対面の，目と目を合わせた，声

から耳の，我－汝接触の程度を促進するため，クライアントは「社会的交流システム」へ向かう小さな開口部を切り開くことが可能になる。次いでそれによって，クライアントは，交感神経性覚醒（充電）および放出という増大するサイクルを通じて堅固なレジリエンスを養うことができ，このために調整とリラクセーションが深まっていく。チャールズ・ダーウィンも，1872年の洞察に満ちた解剖学的，生理学的観察が「ヴー」として臨床応用されているのを見れば，心得顔で賛成のウインクをしてくれるだろう。このことを想像すると楽しくなる。

　もう一つの訓練は，苦しい覚醒症状に対処し調整する方法をクライアントに提供する。この「自助」技術は，仁神術®と呼ばれる「エネルギーの流れ」の体系から得られたものである[注28]。図6.5a～dに，クライアントが覚醒状態を調整し，リラクセーションを深めるのを助けるための簡単な仁神の順序を示す[79]。この場合も，クライアントに訓練法を教える前に，セラピストがまず自分で試すことを勧める。クライアントに，最初は気持ちが落ち着いているときに，次いで気持ちが動揺しているときに自宅で行うよう促す。各姿勢を2～10分間続けてよい。クライアントに意識してもらいたいのは，エネルギーの流れまたはリラクセーションの感覚である。

フィードバックと体幹の調整に関する覚書

　1932年，チャールズ・シェリントンは，神経系が興奮神経細胞およ

注27）フィードバックがいかにして中心調整に影響を及ぼすかについての詳細な説明は次項を参照。
注28）「からだの生体エネルギーを調和させる」ための古来の癒しの手法である仁神術®は，徒弟制度によって代々継承されてきた。1900年代初めに村井次郎師範によって劇的な復活を果たし，その後メアリー・バーマイスターによってアメリカに伝えられるまで，この術は忘れかけられていた。私は1979年に，アリゾナ州スコッツデールで元気な80代の彼女に会う機会を得た。彼女はそこで実に80代まで実践と教授を続けた。

第6章 セラピーのための地図　153

仁神術®のエネルギーの流れ

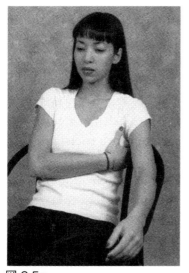

図 6.5a

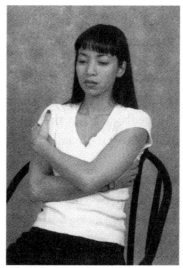

図 6.5b

これらの図は覚醒を抑制し，自己共感（自らを慈しむ気持ち）を促進するための腕と手の位置を示す。

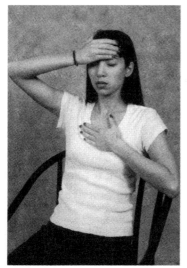

図 6.5c

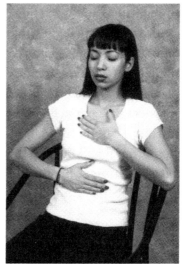

図 6.5d

これらの図は上半身と下半身の間のエネルギーの流れを確立するのに役立つ腕と手の位置を示す。この訓練はリラクセーションを促進する。

び抑制神経細胞からなることを示した業績でノーベル生理学・医学賞を受賞した。四肢をなめらかに協調させ正確に動かすことを可能にしているのは，この二つの神経系のバランスである。抑制がなければ，激しくけいれん的でぎくしゃくした動きになる。シェリントンの業績は主として感覚運動系（脊髄レベル）に関するものとはいえ，抑制系による興奮系の調整は神経系全体で生じており，またそれは神経系の基本原理とされている。この機構が**自己調整**の基本構造である。日常生活における例を見てみよう。

　最も単純な形の（機械的電気的）調整は，外気温に関係なく室温が快適な範囲に保たれるというものである。たとえば，冬には室温を快適なおおよそ20℃に保ちたいとしよう。このためには，サーモスタットを希望の温度に設定する。これによって過熱炉のスイッチが入る。しかし，過熱炉は常についているわけではない。もしそうであれば，温度は上がり続け，温度を下げるために窓を開けねばならないだろう。しかし，温度が下がると窓を閉めねばならなくなる。この一連の作業をしなくてすむのは，温度が**負のフィードバックループ**によって制御されているからである。シェリントンの抑制系と同じく，たとえば温度が22℃まで上がると，温度が18℃に下がるまで過熱炉のスイッチが切れ，18℃になると再びスイッチが入る。これによって温度が22℃に戻り，平均20℃という温度がもたらされ，薄手のコットンセーターを着れば比較的快適な環境が得られる。一方，温度が上がると過熱炉のスイッチが入るようになっていると，かなり不快な状況になるであろう。セーターを脱がねばならないだけでなく，やがて家の中を素っ裸で歩き回ることになるだろう。最初の例では，負のフィードバック系の介在で円滑に制御された温度が得られる（正の結果）。二番目の例では，**正のフィードバックループ**で負の結果が得られることとなり，家は汗まみれのサウナ小屋になってしまう。

　苦痛やトラウマの場合は，**極端な負の結果を伴う正のフィードバック**

ループが設定されていると考えられる。実際に，最初の負の情動が，自己強化的で手に負えない正のフィードバックループにたやすく変化することを大半の人が認める。怖れと怒りは極度の恐怖と激しい怒りとなって容易に爆発する。ここでは，トラウマは自分の尾を飲み込んで永遠に自己を再生する蛇，ウロボロスとなる。

シェリントンが発見した相互衰弱化において，神経系は主として，家庭のサーモスタットによく似た——しかしはるかに複雑な——負のフィードバック系として作動する。複雑な神経系の自己調整は，**創発特性**と呼ばれるものを示す。この創発特性はたいてい何かしら予測不能で，微妙な差異に富むものである。またそれは新しく創造的な解決法をもたらすことが多く，人生や心理療法の中で生じた際には大切にされるものである。それゆえ，神経系は自己調整の原理の下で作動する一方，精神は**創造的自己調整**という創発特性の下で作動する。神経系が自己調整する際，精神がこうした創発特性，つまり創造的自己調整と関わりを持つと言えよう。内臓と脳の関係は複雑な自己調整系なのである。創造的創発特性の豊かさゆえに，「音を出し」そして呼吸する技術（「ヴー」音のような）によって神経系全体を変化させ始めることが可能になる。避けがたく致死的な状況では，は虫類の脳である脳幹が内臓に強い信号を送り，その結果，一部の内臓は過剰作動（胃腸系など）に陥り，他は収縮して停止（肺の細気管支や心臓の拍動など）する。最初の例（過剰作動）では，胃けいれんや締め付けるような痛みまたはゴロゴロいう制御不能な下痢といった症状が現れる。肺の場合は，苦しく息の詰まる感覚が現れ，慢性化すると喘息の症状になる場合がある。同様に，心臓に対する原始的な迷走神経の影響は心拍数を下げることであり，下がりすぎるために実際に（ヴードゥー教の）死に至ることがある[80]。この感覚は非常に恐ろしいため，それ自体が脅威源となる。ゆえに今度は脅威が外界からではなく，自らの大腸や肺や心臓や他の臓器の奥深くから生じ，本来の脅威が喚起したのと全く同じ影響を内臓に対して及ぼす。こ

れが，破壊的な負の結果を伴う正のフィードバックループという不幸な設定状況である。さらに，トラウマを受けた人は（激しい）脅威の信号を体験しているため，この内部の混乱を外部に**投射**する。その結果，世界が自己内部の苦痛の原因であると知覚する——そしてそのために，問題の真の源と可能な解決法から自らを遠ざけてしまうのである。この動態は，からだのみならず人間関係にも大損害をもたらす。

「ヴー」音——まず真の問題について，自らの内側に気づきを集中させること——によって，クライアントは自らの体験を恐ろしいものから快適なものへと変化させることができ，ゆえに状況を正のフィードバックループ（負の結果を伴う）から負のフィードバックループへと移行させることができる。こうしてホメオスタシスバランス，平衡状態が回復し，よい状態を感じられるようになる。たとえ短時間であっても，この移行はクライアントにとっては支持的治療関係の温かさを体験する機会となり，これが次には，やがて生じる（交感神経性の）過覚醒状態の大波に対する緩衝となる。次いで，自己調整系（負のフィードバックループ）が覚醒を静め，より深く安定し持続的な良好感ならびにレジリエンスを増した神経系と精神を感じることが可能になる。

第 7 章
からだの地図を作り，こころを修復する
SIBAM

> からだはこころの地図である
> ——J. D. Landis, Solitude（孤独）

自己を表す道具としてのからだ

　身体感覚はまさにヒトの意識の基礎である。生物学的創造物であるヒトのからだは，常に変化し困難でしばしば危険なこの世界に反応するようにデザインされている。新生児は，自己のからだが体験している感覚の意味を識別することを徐々に学ばねばならない。赤ん坊は，身体的存在，精神的存在としての自己というものを，行為や，両親や周囲の環境との相互作用を通して学ぶ。乳児は限りない感覚の中に生きている。幸い，大半の親は，新生児の行動のきまりごとをかなり早く理解するようになる。親には，空腹，痛み，怒り，疲れといった多様かつ明白な感覚の信号を乳児が発しているのがわかる。乳児はそうした内部状態を本能的に伝達し，養育者に苦痛の除去を促すからである。これは生存に関わることである。しかし，進化がもたらしたこの才能は，後に，生か死かの機能以上の役割を果たす。実のところ，子どもが真の自律と独立に向

かって徐々に成熟するための基盤を形成するのは感覚である。

　成長するにつれて,からだが環境といかに相互作用するかによってヒトが定義されていく。からだが行うことは——経験していることが喜びであれ苦痛であれ,成功であれ失敗であれ——からだで銘記され,こころの中に記録される。世界に関する知識は,ヒトが世界と相互作用するにつれて,外的,内的両者の感覚が総合されたものから生じる。1932年のノーベル生理学・医学賞受賞者,チャールズ・シェリントン卿は,「運動性行為はこころのゆりかごである」と言った。50年後,やはり受賞者であるロジャー・スペリーは,シェリントンの記念碑的前提をさらに詳述した。

　　「生体がある対象を知覚する限り,生体はそれに応じて反応するようになっている……運動パターンとしてすぐ放出される潜在的な適応反応が存在するかしないかによって,知覚と非知覚の相違が生じる」[81]

　リチャード・ヘルドとアラン・ハインは,「スペリーの原則」に刺激を受け,すべてが上下逆さまに見える特殊なプリズム眼鏡を成人被験者に装着させるという,一連の驚くべき実験を行った[82]。しばらく経つと(通常1～2週間),積極的に動き回り環境に触って操作することを許された被験者の脳は適応し,実質的に,再び正しい側を上にして環境を見ることができた。しかし,動き回って探索することを許されなかった被験者では,視覚の正常化が認められなかった。ヘルドはさらに,発達過程での運動反応の重要性を明らかにする実験も行った[83]。生まれたばかりの子ネコに可動性の装置を取り付け,円形の囲いの中に入れた。一群の子ネコは能動的に装置を引きながら囲いの中を歩き回れたのに対し,もう一群は受動的に装置に引っ張られた。両群とも囲いの中を動き回って厳密に同じ視覚体験をした。しかし,環境を主体的に探索することなく,受動的に引き回された子ネコは,のちに,視覚を運動の手

がかりとして用いることができなかった。足を適切な位置に置くことも，落ちそうな場所から逃げることもできなかった。この障害は，環境を探索しながら自発的に動き回れるようにすると，すみやかに正常に戻った。

最後にもう一人ノーベル賞受賞者を挙げよう。1972年に免疫学の業績で受賞したアメリカの生物学者ジェラルド・エーデルマンは，神経ダーウィニズムと名づけた理論を提唱している[84]。この複雑な理論では，過去および現在の環境探索に由来する運動性行為に内在する関連こそが，体験と記憶の基礎であるとしている。まとめると，上記のノーベル賞受賞者らは，「こころのあり方（mindedness）」（意味づけという複雑な機構も含めて）は，行為，感覚，感情，知覚の微調整およびカテゴリー化から生じると考えている。彼らが過去に唱えた理論をよく考えると，ヒトの思考とは，階層上最高位の司令者ではなく，**ヒトが行うことと感じることが複雑に同化したもの**であることがわかる。

確かに，思考は自分自身に対する「説明」——ヒトが行い，感じていることを自覚させるもの——として機能すると言える。思考すること，表象化することが，出来事や人や場所について，「安全」「危険」といったカテゴリー化を行う手助けとなる。**感覚に由来する思考**，表象および言語コミュニケーションの進化は，ヒトの最も初期の祖先にとっての重大な変換点となり，成功や失敗を共有し他者に伝えることを可能にした。狩猟採集民にとって，生存とは，赤ん坊と全く同じく，**完全に自己のからだのうちに存在する**ことであった。過度の心的反芻を行うことは，突然の死またはゆるやかな飢餓を確実に意味したであろう。しかし数千年を経るうちに，からだの生得的知性は捨て去られ，合理性，象徴化，言語のみが残された。からだは（ジュールズ・ファイファーの漫画のキャラクターが皮肉ったように）次のことのためだけに存在するようになった。

「（からだは）頭をある場所から別の場所へ運ぶためのものだ。……

でなければ必要なわけがないだろう」。実際にはそれとは反対で，身体意識や，内的身体感覚のニュアンスや意味を理解するための学習，それに情動的感情の発達を通して，意識は花開いて行くのである。

トラウマとからだ，こころ

　通常の状況では，身体感覚は行為を起こすための信号である。脅かされたら闘うか逃げるかし，空腹の際は野生の七面鳥を追ったり，冷蔵庫を開けてサンドイッチを作ったりし，尿意を催したらトイレに行き，情熱に駆られたら愛し合い，疲れたら眠り，気分が乗ったら歌い出し，境界を侵されたら立ち上がって怒りと自己主張の声を上げる。いずれの例でも，**からだが口火を切り，こころが従う**。

　身体感覚は，信号を発するという作用によって人生の体験と機微を導いてくれるため，身体感覚と親密な関係を持ち，それらを理解することは決定的に重要である。しかしトラウマを受けると，感覚は効果的な行為でなく，むしろ恐怖による麻痺や無力感や誤った怒りをもたらす信号となる場合がある。ある人の身体的信号の一部が，恐怖や無力感やどうしようもない怒りや挫折感の前兆となった場合，その人は決まってあたかも伝染病にかかっているかのように避けられ，精神的，感情的，身体的にとても傷つくことになる。苦痛をもたらす感覚を遮断しようと試みる一方で，快適さ，満足あるいは今ここにある危険に対する警告を示す微かな身体的変化に気づく能力を失う，という代償をその人は支払う。悲しいことだが，その結果，喜びを感じたり，関連のある意味を獲得したり，自己防衛反射を利用したりする能力も遮断される。両方を得ることはできない。恐怖の感情を押しとどめると，喜びの感情も抑えられる。

　朗報は，人類は一般に可塑的でレジリエンスがあるということである。私たちは普通，さまざまな人生体験から学んだり，統合したりすることができるものである。こうした経験は，高揚させるものであれ落ち

込ませるものであれ，慢性的過覚醒または過小覚醒状態でない限り，意識というからだとこころの流れの中を容易に通り抜ける。からだとこころは重大な途絶がない限り，さまざまな物事に対峙しながら，生命力との新たな出会いという流れを進んでいく。しかし，重大な途絶——災害，事故，手術，レイプなどの単一の出来事から生じたものであれ，虐待や結婚生活のストレスなどの慢性的ストレッサーから生じたものであれ——があると，その正常な経過から跳ね飛ばされてしまう。そのような途絶を完全に統合できない場合，その体験の構成要素はバラバラの感覚やイメージや情動へと砕け散ってしまう。このような分離は，起きたことのひどさ，強さ，突発性または持続時間に対して防御，対処，消化できない場合に生じる。年齢，遺伝的要素または性別などの個人的な脆弱性もこの精神的破綻の要因となる。からだとこころが統合されないと，トラウマや，少なくとも主体の喪失や方向の欠如といった混乱状態に陥る。

　過剰に感じる（圧倒される，またはあふれる）ことと過少に感じる（遮断し鈍麻している）ことの間に捕らわれ，自己の感覚を信頼することができないため，トラウマを受けた人は途方に暮れてしまう。もはや「自分自身であるように感じる」ことがない。感覚の喪失は自意識の喪失に等しい。クライエントは，真の感情の代理として，真の感情を遠ざけておくための体験を求める場合がある——その暗く脅威に満ちた内的生活に向き合わないようにしてくれる性的刺激や，衝動強迫，依存への屈服，雑多な気晴らしなどである。このような状況では，絶望や恐怖や怒りや無力感が**一時的な**ものであること，からだはそうした極端な感情への出入りを繰り返すようにデザインされているということに気づけない[注1]。

注1) 第5章のステップ3（ペンデュレーションとコンテインメント）を読み返してほしい。

自己受容を支援しながら，クライアントが内省的自己認識を通じて極端な感覚を容認する能力を育て調節するのを助けることによって，クライアントは不快な感覚と感情を調整できるようになる。クライアントは覚醒状態の制御方法を学ぶにつれて，より長い時間，強烈な感覚と情動に入り込み触れていられるようになる。バラバラにならずに「中に入って外に戻る」体験をすると，耐性の窓（window of tolerance）がそれ自体を基礎として築かれる。これが生じるのは，感覚，感情，知覚，思考の間の微妙な相互作用が達成されたときである。**強力なレジリエンスを有し，最も素晴らしい平安を人生に見いだす人というのは，内省的自己認識の能力を得ながら，極端な感覚に対する耐性をも身につけている**。この能力は，通常は幼い頃に培われるが，ありがたいことに，人生のどの時期でも学ぶことができる。

　子どもは，からだから与えられるメッセージを解釈することを徐々に学ぶ。実際，自分が何者であるかを子どもが学ぶのは，運動（行動）と感覚を一貫性のある全体へと統合するのを学習することによる。効果的であることが証明された行為を記憶にとどめ，そうでない行為を破棄することで，子どもは，何が最適な反応であるかを予期すること，最大の効果を得るためにその反応を実行するタイミングを計ることを学習する。こうして子どもは主体性と満足と喜びを体験する。

　子どもがトラウマに圧倒されたりネグレクトによる妨害を受けたりした場合，この発達過程は中断されるか，すでに発達している場合には衰えるかのいずれかになる。否定的な感情が出現して子どもの存在を支配する。トラウマを受けると，子どもと自己のからだとの関係はしばしば形を失い混沌として圧倒的なものになる。子どもは自己の内部構造と微妙な意味合いの感覚を失う。からだが凍りつくと，「ショックを受けた」こころと脳は抑制され，秩序をなくし，バラバラになる。体験の全体性を把握し，そこから学習することができなくなる。

　かつては意味と目的に満ちていた行為過程のどこかの時点で「行き詰

まった」子どもは，習慣的に非効果的でしばしば衝動的な行動パターンを取るようになる。そのパターンは，注意欠如・多動性障害または強迫性障害のような症状として現れることが多い。子どもの統一性のない断片化した努力は，正常な顕在的陳述記憶として記銘されず，不快感，収縮，苦痛，ぎこちなさ，硬直化，弛緩，エネルギー欠如を伴う潜在的手続き記憶としてからだの中で符号化される。そのような記憶は主として新皮質ではなく，辺縁系および脳幹内で符号化される。この理由から，行動と記憶は単に思考を変えるだけでは変化させることができない。感覚や感情にも──まさに体験の総体に──働きかける必要がある。

SIBAM モデル

　人類は総じて，そしてセラピストは特に，一種の「身体共鳴」を通じて他者に接触する。第4章に記したとおり，人類はすぐそばにいる者の感覚とほぼ同じ感覚を体験するようにプログラムされている[85]。不安を抱えた陰謀説信奉者でいっぱいの部屋と，幸福感に満ちた瞑想中の僧侶がいる部屋とを想像して比べてみよう。

　親密な関係の形成に必要な共感的同調の基礎となるのは共鳴（resonance）である[86]。トラウマを受けた人を治療する際，セラピストはまず自分自身のからだと深く永続的な関係を作る必要がある。セラピストがクライアントを導き，エンパワメントするには，セラピストの体現化スキルが完全かつ真摯なものでなければならない。同様に，セラピストは，**他者の微細な行動を観察する**能力を高めることによって，クライアントが自己の感覚と感情を意識する助けとなるフィードバックを与えられるようになる。この二つの手段──**身体共鳴**および**微細な行動の観察**──は，計り知れない力と利益をもたらす。精神分析家レストン・ヘイヴンズによれば，「共感が成功したことを示す最も顕著な証拠は，クライアントが自己のからだに起きたと述べる感覚が，われわれの

からだに生じることであろう」[87]。

　1970年代に，私は，クライアントの体験処理過程のトラッキングモデルを考案した。SIBAMと名づけたこのモデルは，からだとこころの親密な関係に基づいている。モデルは次の五つのチャンネルを検討するもので，それぞれの頭文字を取っている。

感覚	Sensation
イメージ	Image
行動	Behavior
情動	Affect
意味	Meaning

　SIBAMモデルは，標準的認知行動療法の基本前提とされてきた，*cogito ergo sum*,「我思う，ゆえに我あり」と表現されるような確立した階層的構造とは著しく異なるものである。これに対し，私の5要素モデルは，異なる「言語」と脳系統を用いて，最も原始的なものから最も複雑なものへ，身体感覚から感情，知覚，そして最終的には思考へとクライアントを導くことを目的とした「ボトムアップ（下から上へ）」の感覚運動処理の本質である。クライアントは感覚，イメージ，情動および意味をトラッキング（追跡）するが，行動はセラピストが直接観察する。この方法によって，体験全体に含まれる複数の層と感触を詳細にトラッキングすることが可能になる。

感覚チャンネル

　このチャンネルでは，**からだの内側から生じる身体感覚**に注意を向ける。生体の内側にある受容体からの感覚である。この感覚は，**内受容覚**（interoception）と呼ばれるものである。感覚はからだの内側の神経インパルスから上行して脳幹上部の視床に達し，そこから，大部分では

ないが広範囲の脳領域に伝達される。感覚チャンネルは四つの下位系統（カテゴリー）からなる。運動感覚性受容器，固有受容性受容器，前庭性受容器，内臓性受容器で，この順にからだの深部に存在する。

運動感覚性受容器

感覚チャンネル内の第一の下位系統は運動感覚である。運動感覚信号は筋肉の緊張状態を知らせ[注2]，この情報を脳に伝達する。「緊張している」と感じるときは，肩や他の部位——首，あご，骨盤など——の筋肉ならびに過活性化したこころが出す過剰な神経インパルスを受け取っているのが原因である。

固有受容性受容器

固有受容覚（proprioception）と呼ばれる第二の下位系統は，関節の**位置情報**を伝える。運動感覚と固有受容覚が組み合わさって，空間内のどこに自分がいるのかということや，からだのあらゆる部分の速度がわかる。たとえば，目を閉じて交響曲を指揮したり，目で見ることなく鼻の先に指を付けたりすることもできよう——感覚と協調がもたらす特異で有能な技である。

前庭性受容器

前庭下位系統は内耳の半円形管の中に生えた繊毛に由来する。このような管のうち，互いに対して直角に位置しているものが二つある。運動する際（どの方向であれ加速または減速する際），管内の液体が繊毛上を「動き回り」，繊毛を傾ける。各繊毛は受容体に接続しており，受容体は求心性のインパルスを脳幹に送る。この感覚から受ける情報によっ

注2）これは厳密には「伸張受容器」と呼ばれるもの——紡錘内線維という筋肉内の特殊な線維——を介する。

て，重力とあらゆる速度変化（加速と減速）の両方に対する自分の位置がわかる。

内臓性受容器

最も深部の内受容をもたらす第四の下位系統は，内臓および血管に由来する。第6章では，脳幹と大半の内臓を結ぶ迷走神経について述べた。この巨大な神経よりニューロン総数が多いのは脊髄のみである。また**この神経線維の 90% 以上が求心性である**。つまり迷走神経の主機能は，**内臓からの情報を脳に向かって届けること**である。したがって，「本能的直感（はらわたの本能）」，「勘（はらわたの直感）」，ひいては「はらわたの知恵」という表現には，確固たる解剖学的，生理学的根拠がある。内臓感覚は血管内の受容器からも生じる——片頭痛に苦しむ人なら，（強い収縮後の）突然の血管拡張によってひどい痛みが起きることは十分すぎるほどわかるだろう。しかし，ヒトは血管からも，環境に関するその他あらゆる種類の情報を受け取っている。血管がクラゲのようにゆったりと拍動し，温かさと良好さの感覚がからだ中に行き渡ると，ヒトはリラックスし開放的な気分になる。血管と内臓が収縮していると，寒く不安に感じる。

イメージチャンネル

イメージとは，通常は視覚的表象のことであるが，ここではもっと広い意味でとらえ，**体外から感覚記憶として脳に取り込む刺激から生じるあらゆる種類の体外**感覚的な印象を表す。この体外（「特殊」）感覚には，視覚，味覚，嗅覚，聴覚，触覚がある[注3]。通常用いられる専門用

注3）音と接触の感覚は実のところほぼ同じである。内耳には基底膜という粘膜がある。音波によってこの膜が振動し，繊毛型受容器が刺激されて脳にインパルスを送る。皮膚に生えた毛もほぼ同じ機能を持つ。実際，ろう者には，皮膚を通して聞く感覚がいくらかある。

語とは逆に，私は，この体外感覚すべてを一つのカテゴリーとして，イメージという語を用いることにする。実際，SIBAMモデルの「I」は，体外で生じるあらゆる**印象**を等しく意味する場合がある（視覚的，聴覚的，触覚的，嗅覚的印象など）。たとえば，他人がからだに触れた場合，ヒトは触れられているという**体外**印象と，その接触に対する自己の反応という**体内**（内受容性）感覚の両方を体験する。そのため，不適切な接触をされたとき，過去の体験に基づいて反射的に反応しないようにするには，実際の接触印象とこの刺激に対する体内反応を区別する必要がある。

　視覚的印象，すなわち「イメージ」は，視覚障害がない限り，現代人が体外感覚情報にアクセスし貯蔵する，主たる手段である。感覚を司る脳領域の中では，視覚に割り当てられた部分が最も大きい。しかし，あらゆる体外感覚をイメージチャンネルに組み入れたのには，治療上の必要から生じた他の理由がある。トラウマが生じる瞬間，ヒトのあらゆる感覚は，脅威の最も顕著な側面に自動的に集中する。通常は視覚的イメージであるが，音，接触，味あるいは臭いの場合もある。いくつかの組み合わせであることが多いが，上記のすべての感覚的印象が同時に生じることもある。たとえば，アルコール依存症の叔父に性的虐待を受けた女性の場合，顔が何となく似ている男性や，酒臭い息で大声を出しながら千鳥足で歩く男性に会うとパニックを起こすことがある。こういった断片的なスナップショットがトラウマを表象するようになる。別の言い方をすると，侵入的イメージもしくは「刷り込みImprint」となる。私の場合，砕けたガラスと運転していたティーンエイジャーの目のイメージが意識に侵入し続け，常に恐怖と苦痛でいっぱいだった。

　このように埋め込まれてしまった感覚的イメージを再加工する際には，兆候となるイメージの連合を分離するために，「トラウマのスナップショット」に圧縮されたアドレナリンの大量分泌を放散させる過程が必要である。ある重要な治療技術を用いれば，この固定化を「拡張し中

和する」ことができ，断片化を引き起こした脅威に先だってクライアントが持っていたと思われる多感覚体験を回復する助けになる。次に，この「視覚的開口部」を拡張する方法を説明する。夏の日の早朝に美しい丘の中腹を歩いているところを想像してみよう。小道の脇には曲がりくねった小川がさらさらと流れている。優しい風が吹いて，色とりどりの花々が草原で踊っているように見える。一枚の草の葉の上で玉になった朝露の様子にあなたは感動する。日の光が肌を温め，花々の香りに酔わんばかりである。あなたはこういったことすべてにうっとりしている。そのとき，不意に大きなヘビが道に現れる。あなたは立ち止まり，息を止める。ついさっきまで知覚していたものは何もかも消えてしまう……果たしてそうなのか？　そうではない。今起きているのは，あなたの知覚が収縮して，脅威源にのみ集中しているということである。それ以外のことは大半が背景に退き，こころの隙間に身を潜め，決定し行わねばならないことから気がそれないようにする。すなわち，注意をヘビにのみ集中し，ゆっくりと後ずさりすることに集中する。再び安全だと感じると，あなたはその朝の満ち足りた感覚的体験に戻ることができる。クライエントが感覚的印象を拡張することができれば，トラウマによる過覚醒が収まり始め，拡大した知覚領域は脅威前の状態に戻り，自己調整能力が高まる。

　第１章に詳細に記したとおり，私は風景――素晴らしい一日の色，音，香り，暖かさ――を満喫していた。衝突された瞬間，こういった快適なイメージは重要でなくなった。そのとき私の注意は「捕食者」のイメージ――クモの巣のようなフロントガラスのひび，ベージュ色の車のラジエーターグリル，それに目を見開いたティーンエイジャーの怯えた顔――にのみ釘付けになっていた。幸い，私は自分自身で救急処置を行い，衝突前の貴重なひと時の気持ちよい風景や音や匂いを伴った申し分ない一日の始まりに戻ることができたのだった。

行動チャンネル

　セラピストが直接観察できる唯一のチャンネルが行動である。他のチャンネルはどれもクライアントからの報告による。セラピストは，自身の感覚と感情を用いて共鳴することで，クライアントの内面生活に関して多くのことを推測できる。しかしそれらは推測にすぎない。同様に自身の感覚や感情やイメージにアクセスしセラピストに伝えるクライアントそのものに，勝るものはない[注4]。セラピストは，クライアントの行為，非行為または緊張パターンを表す語られない言葉であるボディランゲージを読み取ることによって，クライアントの内的状態を**推測**することができる。たとえば，セラピストは，特定のからだの行動を指摘して，自己の体内で体験していると思われること（感覚）に注目するようクライアントに促すことができる。たとえば，クライアントの左肩がわずかに上がる（行動）のをセラピストが観察した場合，クライアントの注意をこの姿勢調節に向けさせ，クライアントが非対称な緊張パターンの感覚に接触することを可能にする。同じように，この姿勢変化行動を行う際の他の体験チャンネル（イメージ，情動または意味）にアクセスするようクライアントに促すこともできる。このことについては，次章の症例で詳述する。

　行動は，最も意識的な自発的運動から，最も無意識的な不随意パターンまで，さまざまな認識レベル下で生じる。このレベルは，感覚カテゴリーで検討した意識の段階とほぼ同じである。次に，以下の下位系統──身ぶり，情動，姿勢ならびに，自律神経行動，内臓行動および元型的行動──内で生じる行動について簡単に検討しよう。

注4）セラピストが，「自身」の感覚と，クライアントから「拾っている」感覚を区別できるようになるには相当の経験が必要である。精神分析家はこれを**投影性同一化**と呼ぶ場合がある。

身ぶり

　最も意識的な行動は随意的行動である。コミュニケーションしようとする際に，通常，手や腕を用いて行う身ぶりである。この運動は**最も表面的な**レベルの行動である。随意的身ぶりは，「擬似的感情」を他者に伝えるために頻繁に用いられる。政治家が強調や効果のためにわざと身ぶりを強調するのを誰しも見たことがあるだろう。本当の身ぶりを知っていれば，訓練された表現（聴衆に向かって腕を広げる，手を心臓に当てる，など）による**試み**と，実際に感じているものを伝えようとする行為との間に，根本的なつながりの欠如や不一致があることをすぐに見抜くことができる。

　その反面，わざと行う身ぶりであっても，他者と自己の両者に感情を伝えることが可能である。

　たとえば，握りこぶしが発する非言語コミュニケーションは，怒りを強調する脅しまたは，明確な境界設定と恐怖の緩和のいずれかであると解釈できる。よくある身ぶりをここで一緒に実験してみよう。額を手でこすり，どう感じるかに注目しよう。次に首の後ろを叩いてみよう。この二つの身ぶりは何を伝えるだろうか。安心感が増したり減ったりするだろうか。手をねじり合わせているときと，指先同士をとがらせ合っているときとではどうだろうか。どんな違いに気づくだろうか。

情　動

　行動の次レベルは，通常は大半が不随意的であると考えられている表情である。この微細表現は，有名なポール・エクマンが40年以上にわたってその先駆的研究で調査したものである[88]。訓練と忍耐力をもってすれば，顔の全部分にわたる非常に短い（しばしば1秒の何分の1かの）筋緊張の変化を観察するのに必要な技術が身につけられる[注5]。筋

注5）もう一つの学習法はテレビドラマ『ライ・トゥー・ミー』を見ることである。

収縮の特定のパターンは，自己および他者にあらゆる情動の微妙な意味合いを伝える[注6]。表情に関するフィードバックを与えることで，クライアントが部分的にあるいは完全に意識していないと思われる情動に接触する助けになる。

姿　勢

行動カテゴリー中，より自覚が少ない第三のレベルの意識は**姿勢**である。ここで言う姿勢とは，親や教師が「まっすぐ座りなさい」，「猫背にならない」，「肩を引いて」などと自発的な動きを求めて正させるような全身の自発的な姿勢調節ではない。本項の姿勢とは，自発的身ぶりのカテゴリーに入る。現代神経生理学の祖であるチャールズ・シェリントン卿は，「骨格筋によって表現される反射反応の多くは運動性ではなく姿勢に属するものであり，そのため運動ではなくある態度を常に維持することを意味する」と主張している[89]。私は，姿勢とは**内在的運動が開始される基盤となるもの**と付け加えたい。シェリントンの弟子 A. E. ジゼルによれば，「行動に不可欠な運動装置は，行動自体よりも先にうまく確立されている」。ジゼルは，新たに行動，感覚，感情，意味を生成するにあたって姿勢がいかに重要かを強調するためにこう付け加えている。「こころというものが発生する過程は，姿勢行動の始まりにその起源を求められなければならない」[90]。

姿勢の正確な読み取り方を身に着けたセラピストは比較的少ないが，そうしたセラピストでも姿勢に影響されている。誰しも無意識に他者の姿勢を鏡映し，それを**自分自身のからだに生じた感覚として銘記する**。これはおそらくミラーニューロンと姿勢共鳴の働きによるものであろう。自発的な姿勢変化は通常微かなものであるため，観察には多大な訓練を要する。逃走，闘争，凍りつき／怯え，崩壊という前運動および運

注6）コンスタンチン・スタニスラフスキーが教えた演技法の基本である。

動に関する微妙な動きの数々など，生存にかかわる姿勢の場合は特に，否が応でも共鳴してしまう。

　姿勢が身構えて硬直していたり崩壊したりしている場合，何か特定の行為のための準備であったと推測することができる。これは阻止されたものの，筋肉にはまだ遂行プログラムが残っている行為である。この休止状態の感覚運動軌道が妨げられなかったとすれば，もっと成功に近い結果が得られていたであろう——実はまだ遡及的に行うことは可能であるのだが。私は，自分の事故を振り返って，救急車の中に無力に横たわりながら意識していたことを述べた。第一に，頭がフロントガラスに，次いで道路にたたきつけられるのを防ぐために腕が上方への動きを開始するのを，脊椎の微かなねじれを感じることから始まった。

　自発的（内在的）な姿勢を観察することによって，セラピストはクライアントの神経系および心理状態を覗くきわめて重要な窓を得られる。からだは，いつ行為の準備をしているか，厳密にどのような初期的前運動行為が準備されつつあるかをすすんで示してくれる。セラピストが鋭い観察者であれば，セラピストもクライアントも理性では全く予期できなかった身体編成が現れてくるのを目の当たりにする。セラピストは，硬直，引きこもり，逃走のための身構え，からだのよじり，崩壊を示す姿勢に加えて，解放と拡張を示す姿勢に気づくことから始める。ネルソン・マンデラのような人たちが忘れがたいゆったりした姿勢を持つことを思い出す。彼は多大なトラウマを受けたうえに高齢であるにもかかわらず，自然かつ優雅な姿勢を失っていない。また多くの人々が，ダライ・ラマの前でいかに深くリラックスし開放的に感じたかを語っている。巧みなセラピストなら，困難な感覚や情動を体験する際に，知覚した暴力に対して身構えて脊椎がいっそう硬直したり崩壊（感知不能に近い場合もある）したりするクライアントの中に，そのような優雅さとは逆のものを感じ取れる。同じようにして，セラピスト（母親，父親，友人も）は，他者の寛大さや良好さが現れる瞬間的状態を観察し反映する

ことも可能である。

自律神経系の信号（心血管および呼吸系）

　自律神経系が支配する行動のうち目で見てわかるものに，呼吸器系兆候および心血管系兆候がある。早く浅いかつ／または胸上部の呼吸は交感神経が覚醒している状態を示す。非常に浅い（知覚不能なほどの）呼吸は，不動状態，シャットダウン，解離を示すことが多い。深く自由で，息を吐ききり，次の吸気の前に一瞬の間がある呼吸は，リラクセーションおよび平衡状態に落ち着いていることを示す。この種の自発的かつ回復的呼吸は，深呼吸を「しようとしている」状態と容易に区別できる。無理して深呼吸をすると，実際には神経系の不均衡が増し，せいぜい一時的な安堵しか得られないことが多い[91]。

　次の兆候は心血管系のもので，心拍数および一部の血管の内側にある平滑筋の緊張である。すでに記したように，首の頸動脈の拍動を観察し心拍数を計ることができる。多少訓練すれば，セラピストは，心拍数の増減を認識し，その大きさをも推測できるようになる。拍動の強弱から血圧の変化を推測することも可能である。

　セラピストは肌の色の変化に注意することで，血管の緊張を確認することができる。しかし，これには高いレベルの知覚が必要である。緊張が非常に強い場合（血管収縮），例えば，クライアントの指が冷たくなり，白っぽいあるいは青みがかった色になるが，これは――心拍数の増加とともに――交感神経の過覚醒を反映している。一方，血管が弛緩し拡張している，つまり開いている場合，指は生き生きとしたピンクがかった色になる。しかし，毛細血管が突然拡張すると別の変化が起き，特に顔と首が顕著に紅潮する。加えて，セラピストは実際にクライアントのからだから生じる熱波を感じることがある[注7]。

　次の観察点は瞳孔の大きさである。瞳孔が大きく開いている場合は高度な交感神経の覚醒が原因であり，非常に小さい場合は不動状態と解離

を示すと思われる。瞳孔が「ピンホール」大の場合は，薬物使用——通常はアヘン系——を示すこともある。このアヘン系物質は，人体に備わる鎮痛システムによっても放出され[92]，不動系および解離に不可欠なものであることは興味深い[93]。

内臓行動

内臓行動とは消化管の運動性のことであり，その動きが出す音によって実質的に「観察」可能である。腸がゴロゴロ，グルグルいう音を表す素晴らしい擬音語が borborygmus（腹鳴，複数形は borborygmi）である。ある全身的身体療法は，からだのさまざまな部分を優しく触診しながら，こうした広範囲な内臓の音を電子（胎児用）聴診器で聞くことが基本である[94]。

上記のさまざまな行動標識をことごとく追跡する能力のあるセラピストならば，種々の介入のタイミングを効果的に計るのに役立つ重要な情報を得ることができる。たとえば，手が冷たければ通常は恐怖とストレスの兆候であり，温かければリラクセーションを示す。肌の紅潮は怒り，恥および羞恥などの情動を反映する場合がある。あまり知られていないのは，肌の紅潮が，エネルギーの強い放出やさらに生き生きした状態への移動を示す兆候でもありうるということである。このような観察と同様に，順序も**文脈**と併せて理解しなければならない。単独で出現する標識は存在しない。そしてもちろん，クライアントが現在処理している内容も併せて考慮しなければならない。こうすれば，セラピストは自身が観察していること（行動）とクライアントが体験していること（感覚）を関連づける正確な地形図を巧みに読み取ることができる。概して，感覚レベルと行動には一致が認められる。セラピストが，クライア

注7）どの程度が実際の熱放出によるもので，どの程度が身体共鳴の結果であるかははっきりしない。

ントの心拍数や肌の色などの自律神経系変化（行動）についてのフィードバックを与えると，クライアントは通常，心肺や交感神経の覚醒レベルなどの自律神経系感覚を探索することに興味を持つだろう。

元型的行動

行動チャンネルの重要な下位系統の最後に挙げられるのは，深部の「集合的無意識」に由来する元型的な行動である。クライアントの姿勢変化を追跡するうちに，私は，自発的身ぶりとは明らかに異なる微かな手と腕の動きに気づき始めた。この身ぶりは重要な治療上の動きの際にしばしば出現し，喜ばしい予想外の資質や，流れと全体性への移行を示すことが多かった。さらに，私は，この不随意的な身ぶりが，カリフォルニア州立大学バークレー校のゼラバックホールで催されたさまざまな文化公演で見た神舞の身ぶりに似ていることに魅了された。**印相（ムドラー，mudra）**と呼ばれるこの手，指，腕の動きは，人間のさまざまな体験から世界全体に至るまでを表現する全体的かつ包括的なものである。特にアジアでは，手と指の構えは，踊り手や観客との個人的な係わりを超える非常に深く普遍的な意味を伝える[注8]。セラピストがそのような自発的な印相を観察し，立ち止まって時間を取り，クライアントの注意をそこに向けると，クライアントは，自己の「外側の」姿勢が「内側」ではどのように感じられるかを探索する手がかりとなる，もしくは手がかりとして用いることができる。このときクライアントが，つながり，エンパワメント，流れ，良好さ，全体性といった強力な資源（リソース）に満ちた宝箱に出会うのはよくあることだ。この元型的運動は，本能的なものが意識と継ぎ目なく結ばれるという比類ない瞬間に生じると私は考えている。——それは，原始的な脳幹と最も高次の新皮質

注8）京劇の伝説的俳優である梅蘭芳は，どのような役を演じるときでも，数百の特定の手ぶりを用いてその役が持つ言外あるいは言葉の背後にある情緒的趣意を表現した。

機能が統合される瞬間なのである。

　要約すると，セラピストが**直接**認識できる唯一のカテゴリーは行動である。クライアントは——最初はわずかであるが——自己の行動を認識するにつれて，その知覚を観察者の役割へと統合し，行動によって起きる感覚に自ら注意を向けるようになるであろう。思考と結びつけることができれば，衝動や依存を解決する強力な道具となる。

情動チャンネル

　第四のチャンネルの二つの下位タイプは，カテゴリー的情動およびフェルトセンス（感じられた感覚），すなわち感覚に基づいた感情の輪郭である。

情　動

　情動は，ダーウィンが提唱し，さらにポール・エクマンによる膨大な実験研究で精緻化されたカテゴリー的なものがある。この明確化された情動には，恐怖，怒り，悲しみ，喜び，軽蔑がある。繰り返すが，これらはクライアントが内的に体験し，クライアントが意識していなくとも，セラピストが表情や姿勢から推測可能な感情である。

感情の輪郭

　情動のもう一つのレベル——感情の輪郭の銘記——は，ヒトの生活の質や実践にとってカテゴリー的情動よりも重要かもしれない。ユージン・ジェンドリンは，このぼんやりした情動に関して広範な研究を行い，**フェルトセンス**という用語を作った[95]。朝日を浴びながら草の葉に露を見つけたときや，美術館を訪れて美しい絵に囲まれて楽しむときは，カテゴリー的情動を体験していないのが普通である。また，何カ月も顔を見ていない仲の良い友人にばったり会ったとき，恐怖も悲しみも軽蔑も，そして喜びすら感じてはいないかもしれない。輪郭とは，誘

引と回避，「良いこと」と「悪いこと」という，感覚に基づく感情である。ヒトはこういった微妙な差異を一日中，数え切れないほど体験する。カテゴリー的情動をいずれも知覚することなく一日を過ごすことを想像するのはたやすいものの，フェルトセンスの情動を全く感じることのない一日というのを考えてみるとどうだろうか。そんな日があったら，舵もなく方角もわからず海に浮かぶ船のようにさまようことになるだろう。この輪郭が，一日中ヒトを導き，生活の方向と道順を与えてくれるのだ。

意味チャンネル

　意味とは，体験の総体——感覚，イメージ，行動，情動の要素が一体化したもの——に付けるラベルである。意味とは，内的体験を他者や自身に伝えられるように，あらゆる種類の内的体験に手っ取り早く印を付けるのに用いる記述標識のようなものである。ヒトはみな，絶対的な真実であると見なす固定した信念，すなわち意味を持つ。トラウマを受けると，信念が過度に狭く限定したものになる。こうした呪文の結晶の例が，「他人を信じてはいけない」，「世界は危険な場所である」，「食べていけるのに十分なお金を稼げないだろう」，「私はかわいげがない」などである。このような信念は原始的な恐怖に結びついていることが多く，概して否定的，限定的である。

　信じられないかもしれないが，ヒトは生存目的のために否定的信念を持つようにプログラムされているようだ。たとえば，ある場所を歩いていてクマに出会ったら，「ここは危険な場所である」，「次回はあの道を通ってはいけない」という意味を獲得してしまうだろう。若く影響を受けやすい時期にトラウマを受けたり恐怖によって深く条件づけされたりした場合，不幸にもこのような意味が固定観念としてこびりついてしまう。後の人生では，クライアントは，発達していく感覚や感情の全領域

に自由にアクセスすることなく，むしろ，過去のトラウマや早期の条件づけから生じた意味に基づいて結論が引き出される。私はこの種の限定的な予断を早計な認知（premature cognition）と呼んできた。

　SIBAM モデルを用いると，セラピストは，クライアントが意識の最初の四つのチャンネルを克服して**新たな**意味に到達するのを援助することができる。認知の停滞があまりに長く続く場合は，感覚，イメージ，行動，情動の四つのチャンネル（および下位系統）の間を行き来して流れを体験することが可能である。その結果，心身の意識の扉が開き，そこから**新鮮で新しい**意味が出現するであろう。例として，クライアントの「私の配偶者は適切にふるまっていない」，「私はかわいげがない」といった特定の固定化された信念から始めるとしよう。セラピストは，その信念を捨てるよう説得するのではなく，その思考がからだの中に宿る場所を探り，どの部分が緊張し，どの部分が開放されてゆったりしているかに気づき，少しでも虚脱感を感じる場所を突き止めるようクライアントに促すとよい。おそらくもっと重要なのは，感情のない場所にも気づくよう促すことである。よく見られる例（特に性的トラウマを持つクライアントの場合）は，自己の骨盤を全く感じられないという感覚や，骨盤が胴体や脚とつながっていないという感覚である。頭から爪先まで自己のからだを細かく探ってみるよう促すと，骨盤の感覚が欠如して不気味だと言うクライアントがいるかもしれない。当然ながらセラピストは，このような欠如から，クライアントが何を回避しているのかについての手がかりを得られる。

SIBAM の 5 要素を用いる

　SIBAM モデルでは，トラウマ体験か成功体験かどうかにかかわらず，個人の体験の神経生理学的，行動的，身体的側面を扱う。結果が成功であった場合あるいは治療中に修正的体験が生じた場合，SIBAM の

諸要素によって，その場の状況にふさわしい流動的，連続的かつ首尾一貫した反応が形成される。クライエントが解消されないトラウマに苦しむ場合，トラウマがもたらす連想や解離のさまざまな側面は，目下の現実を歪めたものである，固定化した現状不適応パターンの形を取り続ける。

　この固定化の例を挙げる。自然や公園や草原や草の茂る丘が大好きな女性がいる。しかし，刈ったばかりの草の匂いをかぐたびに，吐き気がし不安を感じめまいがする。彼女の信念（M）は，草は回避すべきものだということである。嗅覚イメージおよび視覚イメージ（I）は，彼女の内臓系および前庭系から生じる吐き気とめまいの感覚（S）と関連あるいは結合（カップリング）している。負の結果を伴うこの正のフィードバックは不可解なものである。この現象の一部が彼女の意識から解離している。彼女は，これがなぜ起きるのか思い当たらない。わかるのは草に対して強い嫌悪（M）があることだけである。こころの中で刈られた草を見て匂いをかぎながら自己の感覚とイメージを探索し，彼女は時間をかけて身体感覚を詳細に探る。すると，手首と足を掴まれて空中で振り回されるという新しい感覚が生じる。次いで，彼女が4, 5歳のとき，いじめっ子だった兄が，子どもの頃住んでいた家の前の芝生で彼女を飛行機投げしたという触覚的イメージを得る。

　彼女は恐怖を感じる（古いA）が，身震いして呼吸しながら，もう危険ではないのだということを認識する。平穏なオフィスを見回し，次いでセラピストの作為のない顔の方に頭を向けることによって，彼女は今や自己の位置を見定める（B）。新たに見いだしたこの安全によって自分は無傷であると感じ，少し落ち着く。今はお腹の中で大丈夫だと感じながら（新しいS），自発的な呼吸を体験する（新しいB）。次いで手首回りが多少締め付けられる感じ（古いS）と，手首をぐいと動かして自由にしたい衝動（新しいS）に気づく。今度は，声帯の筋肉を使って「やめて！」と叫び（新しいB）ながら，怒りの波（新しいA）が自己

の中に形成されるのを感じる。彼女は再び落ち着き，暖かい春の日差しの中で刈ったばかりの柔らかな草の上に寝転ぶ触覚的な喜びを感じる（新しい I）。新鮮な草はもはや不快な感覚（古い M）とは結びついていない。手入れされたばかりの緑の草は良いもので，公園は素晴らしい場所であり，「何もかも良好」（新しい M）である。もうこのような状況で吐き気や不安を感じることはない。

　この単純な例から，この生物学的モデルの諸要素が網目のように組み合わさって，固定化または流れを作り出しているかがわかる。実際，ヒトが内側の感覚を感じるときは，イメージが同時にあるいは少し後に現れることが多い。クライアントがあるイメージに苦しむ場合，意識されていない感覚が伴っていると思われる。セラピストの指導によって両方の要素を認識するに至ると，通常は行動，情動または新しい意味が出現する。このプロセスを理解して邪魔しないようにしさえすれば，あとはからだが順を追って働いてくれる。感覚を基盤とする脳幹にはホメオスタシスをもたらす働きがあり，そのためからだに良好な感覚が戻る。したがって，クライアントのからだの行動が現時点の安全な環境の中で意識されれば，阻止された運動は内的に解消されるか，または修正的体験を得るという結果が**自然**に生じる——私やナンシーや上記の女性に起きたように。この解決によってエネルギーの放出が起き，その結果，まっさらな選択肢や意味をもたらす新鮮で新しい情動（A）が生じる。クライアントが行動や感覚に気づくことができなければ，普通，固定化したイメージは，そもそもクライアントを苦しめていた固定化した情動および／または思考へとつながる。固定化した行動が新たな方法で解決しない場合，習慣的情動または（過剰）結合的情動という結果になる。行動は準備的，保護的，防御的適応反応を反映する。このため，クライアントが凍りつきを脱する際に感覚運動的衝動の完結までの道筋をたどるのを援助することが，PTSD という狭く窮屈な牢獄から開放する鍵となる。

治療者としてのセラピストの使命は，クライアントが示すSIBAM要素のうち，どれが古い条件づけされた非効果的パターンで，どれが無意識的に隠されて完全に欠如しているかを見抜くことである。この地図を解読することができれば，過去に由来する習慣的な生理的関連づけのため混乱するクライアントを解放する，身体的道具を提供できる。これによりクライアントは，ありがたいことに，人生がもたらすあらゆる新しい体験に関われるだけの，健康で柔軟かつ動的な状態に回復するのである。

パートⅡ
語り手としてのからだ：意識の底で

われわれはときおり，事実を見いだすためにではなく
事実を隠すために心を使う。この衝立がもっとも
効果的に隠しているものの一つがわれわれ自身の身体，
身体の中身である。この衝立は，命の流れである身体の
内部状態を，部分的に心から排除している。

———アントニオ・ダマシオ
『無意識の脳 自己意識の脳（The Feeling of What Happens）』
田中三彦訳　講談社　p.50

第8章
相談室の中で
事例集

>　　　　　　知識を得るためには，人は学ばなければならない。
>　　　　　しかし知恵を得るためには，人は観なければならない。
>　　　　　　　　　　　　　――マリリン・ヴォス・サヴァント

>　　　　ただじっと見るだけで，たくさんのことがわかるものだよ。
>　　――ヨギ・ベラ（1950年代生まれ），元ニューヨーク・ヤンキース捕手

　身体感覚に精通しているセラピストは，魂（psyche）と精神（soul）の主要な活動について特別なアンテナを持っている。この有利点は，いくら多く話をしたところでかなわない。心理療法が確立されるずっと以前，フランスの哲学者パスカルは次のように述べている。「からだ［訳注：原典翻訳書では心情］は，理性の知らない，それ自身の理性を持っている」。オーストリア人の同じく哲学者であるヴィトゲンシュタインは，「からだはこころの最良の描像だ」と記している。さらに19世紀末頃のオーストラリア人，F. M. アレクサンダーは人間の姿勢について広範な研究を行い，「心理学者たちが語る無意識というのは，からだのことなのだ」と結論づけた。

心理療法においてからだに関する理解が欠けている現状について，分析家ムサド・カーンは次のように嘆いている[96]。「分析的状況で単に言語的な材料や情緒的な反応を扱っている文献に比べ，からだが患者の人となりであると見ることで，その人についてのわれわれの知識や経験が構築されることの意義を論じる文献に，未だ出会ったことがない」。

　身体志向のセラピストは，からだの中から湧き上がってくる感覚を探求するようにクライアントを導きながら，注意深くフィードバックを与えていく。セラピストはセッションの間ずっと，クライアントの姿勢・身ぶり・表情（情動的）・生理的な変化を常に観察し，追求する。そしてこれらの変化をクライアントが意識的に気づけるよう導いていく。クライアントに与えられるフィードバックはセラピストのこうした能力に基づくものである。このやり方は，論理的に理解できないような無意識的な葛藤やトラウマを，クライアントとセラピストの双方に目に見える形で表出させる。フロイトは初期の仕事の中で，この概念をいち早く把握していたようだ。「こころは忘れてしまう。でもからだは忘れない——ありがたいことに」。そう，ありがたいことに，である！　残念ながらフロイトは以後この仮説を捨て去ってしまったようだが，彼の弟子ヴィルヘルム・ライヒは，からだの中にどのようにして葛藤が閉じ込められているかについて，キャリアのすべてを費やし研究を続けた。「診察室というところには，ただ二匹の動物と，その二体のからだがあるだけなのだ」と彼は言った[97]。

　この章では，第5章から第7章で述べた理論について，自験例を用いて具体的に説明しようと思う。セッションのごく初めのうちは，クライアントは自らの無意識的な態度に関するセラピストからのフィードバックを理解できないかもしれない。しかしクライアントは自分の感覚を意識できるようになるにつれ，それらをうまく利用して自分の内側にある資源にアクセスできるようになる。さらに，からだから発せられるごくわずかな手がかりを通して，自分自身を「知る」力を深めることができ

る。最初の事例（ミリアム）では，表現豊かでありながらも隠喩的なからだの言語が用いられている。この事例は比較的直線的に進み，身体志向の基礎的な観察技法がわかりやすく用いられている。この技法は，クライアントの気づきを促し，感覚・感情・知覚・意味がすべて統合されるようクライアントの力を高めていくために用いられている。

ミリアム：決して語られることないからだの言語

　ミリアムは部屋に入ってくると，少しためらうような様子で座り，胸の前で固く腕を組んだ。この姿勢は強い自己防衛の印象を与えるものである。もちろん，人が腕を組むのにはさまざまな理由があるかもしれない。その方が落ち着くのかもしれないし，からだも温かくなるかもしれない。物語を語るのはその場の文脈全体である。ミリアムは落ち着かない様子で，組んだ脚を繰り返し上下に動かしていた。彼女の表情は明らかにこわばっていた。唇は薄く，しっかりと閉じられていた。ミリアムは，結婚生活でも職場でも不満なことだらけで怒りでいっぱいだと話しだした。「しょっちゅう機嫌が悪く」，熟睡できないことがとても多いのだという。腹痛や脚のムズムズ感で目が覚めてしまうのだ。「夜中に誰かが私を蹴飛ばして起こしに来るみたい」と，この侵入的な経験について彼女はブツブツ文句を言うように説明した。かかりつけの医師は「レストレスレッグス症候群」もしくは抑うつ状態ではないかと考え，彼女に抗うつ薬の服用を勧めた。しかし，その前に「話して何とかしたい」と彼女は考えたのだった。

　ミリアムのからだの言語は彼女の苦悩と「抵抗」を反映している。この抵抗にはきちんとした意味がある。それはいかにして彼女が自分自身を守っているかということを身体的に表現しているのだ。ある意味，ミリアムは外からの「攻撃」から身を守っているといえる。彼女は自分で引き受けたくない感覚や感情から主に自分を守っているのである。抵抗

はていねいにそして間接的に扱う必要がある。真正面から直面することは一般的にまったく勧められない。なぜなら直接的に抵抗を「攻撃」してしまうと，むしろ抵抗が激しくなったり，急激に悪化させてしまったりする可能性があるからだ。このように防衛を突然破壊してしまうと，クライアントは圧倒され，混乱し，再トラウマ化を被る恐れがある。

　抵抗を**身体レベル**で観察することで，セッションが進むにつれてクライアントが感覚や感情を親和的に扱う能力を身につけていく様子がわかる。これはすなわち，言語的にも非言語的にも，さまざまな治療的介入の有効性とその介入の程度を査定できるということである。（適切な言葉がけ，ペース配分，鏡映によって）クライアントが十分に安心感を覚え始めると，クライアントは自分が見守られ，尊重されていると感じ始める。そしてクライアントの防衛的な姿勢も自然に少しずつ軽減されていく。

　一方，クライアントが頑張って話しすぎると（例えば，身体的かつ情動的に準備ができている以上に自分のことについて打ち明けようとする場合），抵抗が強まったり，非言語的行動と言語的行動における変化が一致しなくなったりして，クライアントのからだに反映される。しかしながら，セラピストがクライアントの中に芽生える気づきをトラッキングし，クライアントが自らの自己防衛的な身体機制を（無理矢理ではなく，またそれから逃げることなく）自分でトラッキングできるよう支援すると，深いレベルのからだの無意識的なコミュニケーション・システムがセラピストにもクライアントにも語り始めるのだ。

　ところで最初のうちミリアムは，自分が習慣的に腕組みという自己防衛的な姿勢をとっていることを意識していなかったが，それでも腕組みはどちらかといえば自発的なものであった。彼女がより安心し自信がついてくるにつれて，こうした語られることのない物語が，習慣的なものとしてよりもむしろ自然発生的な表現として現れてきた。今まさに湧き起ころうとしている感情に彼女がより深くアクセスできるようになる

と，中心的な問題が表面化してきた。つまり準備が整ったということだ。

　ミリアムは仕事や彼女の夫，ヘンリーとの問題について話し続けていた。こうした問題は数分前に彼女が格闘していたものと同じ問題だが，今は声により活気がある。彼女は，腕を自分のからだの前で少し外側に伸ばすジェスチャーをした。手は手首とほぼ直角で，何かを押しやるかのようだ。私は自分の腕で同様の動きをとった。そうすることで，彼女の動きを「鏡映」し，自身の（引き受けたくない）動作を彼女が感じ信頼できるようにするためである[注1)]。

　私はミリアムの注意を，伸ばしている腕と曲げている手首に向けるように導き，この動作をゆっくり繰り返してみるよう提案した。この動作をするときに腕がどのように感じられるかということに注目してみるよう促した。この動作が内側から身体的にどのように感じられるかという意識を彼女につかんでもらうためである。最初，彼女は少し戸惑っているようだった。数回繰り返した後，彼女は動きを止め，微笑んでこう言った。「何かを押しやっているような感じがします。……いいえ，む

注1) 他者の生存反応に基づく姿勢に，われわれがいかに共鳴するかを説明した第4章のベアトリス・ゲルダーの研究を思い出してほしい。これらの知見はミラーニューロンの研究と関係がある。ミラーニューロンとは，動物が何かの動作をするときと，他の動物が同じ動作をするのを観察しているときの両方で発火するニューロンである。すなわち，観察者自身があたかも同じ動作をしているかのように，ニューロンは他者の行動を鏡映するのである。このようなニューロンは霊長類では直接観察され，前運動皮質および島，帯状回において見られる。このことは，このニューロンが内的な身体状態と情動のコミュニケーションに重要な意味を持つことを示唆している。神経科学者ステファニー・プレストン，オランダの霊長類学者フランス・ドゥ・ヴァールおよび他の神経科学者たちは，次のことをそれぞれ独自に仮定している。すなわち，ミラーニューロン・システムが共感性に中心的に関与していること，鏡映されているのがからだそのものであることから，親密な時間は本来的に非言語的であるというものである。人間の場合，ミラーニューロンに相当する脳の活動は前運動皮質と下頭頂小葉で確認されている。この研究の参考文献は第4章に記してある。

しろ何かをつかんで向こうへ追いやっている……私にはもっと空間が必要，まさにそういう感じです」。彼女は自分の前で腕をさっと両側に広げ，自由に動かせる180度の幅を作ってみせた。彼女は自然に深く息を吐いた。「のどが詰まっている感じはないし，セッションが始まったときに比べてお腹の痛みも感じません」。彼女は腕を伸ばし，また手首を曲げた。今度は腕をぴんと伸ばしたまま数秒間その姿勢を維持した。「同じ問題です……仕事も，夫のことも」。そして彼女は両手を静かに太ももの上に置いた。「私にはできない，どうしてかわからないけれど……これをやる権利が私にはないような気がする……自分の空間を持つ権利が私にはないような感じ」。

私はそれが感情か思考か，どちらからのものかと質問した。彼女は少し間をおき，クスっと笑い，そして答えた。「ああ，まさに，思考だと思います」。彼女は声を出して笑った。

非言語的な身体表現に触れたことで，ミリアムはからだが語ろうとしている物語を自由に探求するために，ヘンリーと仕事についての深い思考に覆われた層よりもさらに深いところに進めるようになった。この運動感覚と固有受容覚の気づきが現れたことで，彼女は内的葛藤の根底にある，**神経筋の様子**に気づき始めた。

からだの経験にしばらくとどまった後，ミリアムはまたからだを緊張させ始めた。私は彼女の頸動脈の拍動を観察し，心拍数の上昇ならびに抑制された早くて浅い呼吸にも注意を向けた。私は今その問題は少し横に置いておこうと彼女に言い，彼女の注意を再びからだに向けた。この提案で少し落ち着きを取り戻し，彼女は目を閉じた。

「さっきよりもしっかりしているように感じます……より自分らしいというか」。

そのしっかりした感じがからだの**どこ**でわかるか気づいてみてくださいと言うと，「わかりません。ただそういうふうに思うだけで」と彼女は答えた。

「必要なだけ時間をかけていいですよ」,「頑張りすぎなくていいですから。からだの内側にとどまっていると, どんなことに気づき始めるでしょうか」と私は言った。

ミリアムは目を閉じた。少し混乱しているようで, そのまま1～2分間ほど何も喋らなかった。「ほとんど両腕と両脚で……それはもっと何か中身がある感じで……それはすごく固くしっかりしていて……**私はそんなふうに感じます**」。

この時点で, ミリアムは私の言葉がけなしに自発的に, ただ目を閉じて, さらに探求を始めた。1～2分後, 彼女のあごがかすかに震えだした。私は彼女が自分でそれに気づくかどうか少し待った。

「変な感じがします」とミリアムは言った。「からだの内側が震えているというか……好きじゃない感じ……何だか内側がおかしな感じがする……自分がおかしくなってしまうような, 自分が自分でないような, 自分でなくなるような」。

私は, 新しい感覚というのは初めのうちは不快なもので違和感を感じることがよくあると説明して彼女を安心させ,「ただ起こるがまま, まかせて……少しの間その感覚がどういうものか考えたり判断したりしないようにしてみてください」と促した。ミリアムは気分が悪くなり, さらに気持ち悪くなってきたと言った。私はそれを理解しながらも,「あとほんの少しだけ長くそこにとどまってみて」とおだやかに, かつしっかりと声をかけ, 少しの間, 両腕と両脚に注意を向けるよう彼女を促した。そこはまさに, 少し前に彼女がからだの中でつながりを感じていた場所である。

「ああ, 震えている感じじゃなくて……本当は強いものに感じます……あごが震えています……そこが震えていると感じるところです……両脚はしっかりしています」。

両腕両脚の感覚も並行してエンパワメントして, 弱さと関係づけられていた「震える」感覚に飲まれることなく体験できるよう彼女を支援し

た。今や彼女の呼吸は深く，連続的で，自然な状態である。肌には温かみのあるピンク色の艶が見られる。これらは社会的交流システムが働き始め，システムが機能し出したことを示している。

　私は，ゆっくり目を開けて周りを見渡してみるよう彼女に言った。「面白いわ」と彼女は言った。「物が前より少しはっきり見えます。色はさっきより明るくて，そして……温かみが増していると思います。実はさっきより少し温かく感じていて，震えは少なくなっていて……というかあまり怖いもののように思わなくなって……今ならまた内側に戻れると思うのですが……そうした方がいいでしょうか？」。

　「お好きなように」と答え，選択という要素がいかに重要かということを承知しながら，次のように私は続けた。「今私が言えるのは，あなたは自分自身で内側に入って行くことができるようになってきた，そして前よりも怖がっておらず，無力な様子でもない，ということです」。

　彼女は一瞬私の方を見たが，すぐ視線を床にそらした。そしてゆっくりと，顔を上げ私の目を見た。彼女の頬に，一粒の涙がこぼれ落ちた。「ええ，その通りです。今はそれほど怖くありません……どういうわけか，少し興奮しているような感じです……ええ，続けたいです……確かに怖いけど，でもできると思います……私はただ助けが必要なのです……あなたの助けが」。彼女の目からは，さらに涙があふれ出た。息がつまるたびに言葉をつかえさせながら，彼女はこう言った。「誰かにお願いをするということは，私には難しいことなのです……感情がいっぱいになって……私には誰かに助けを求めるという経験があまりないのです」。

　この告白を聞いて，私には彼女の社会的交流システムが活動していること，そしてさらに深い探求が可能であることが見て取れた。「もちろん，喜んでお手伝いしますよ」と私は返事をした。どういう助けがいいか何か考えはあるかと彼女に尋ねたところ，今まで私がやっていたことがまさに彼女がして欲しいことなのだと答えた。私はもう少し具体的に

説明を求めた。

「はっきりとはわからないのですが，本当に，あなたがここにいる，私のためにここにいる，という感じと関係があると思うのです。フィードバックをもらうと，私が感じているものと私自身がつながるための助けになって……私は何者かということがわかるような感じで」。

「今そのことを話していると，」——彼女の表情がリラックスしているのを見ながら（私は言った）——「あなたはより深い開放感を感じているように思えますが」。ミリアムは微笑んだ。私は続けてこう言った。「数分前に，誰かに助けを求めた経験をしたことがないと話していたときとは違いますね」。

「ええ」と，彼女はこう付け加えた。「本当に違う感じです，自分のためにどうやってここにいればいいか学ぶのを助けてくれるようあなたにお願いをするのは……こういう感じだと私は自分があなたより弱い存在だとは思わないし，むしろ対等に思えます……これはいい感じです……もしあなたが指示することをやりたくなくても，今ならそれをきちんと言えると思います」。私の言葉がけもなく，ミリアムは両腕両手を再び広げ，180度水平にすっと動かした。「そう，これが私の境界線。私は自分の境界を自分で決めることができる——これはとてもいい感じ……そして私はあなたに私が何を必要としているか，伝えることができる」。

私たちは微笑んだ。ミリアムは目を閉じて，数分間静かに座っていた。単純なことのように思われるかもしれないが，自らで境界を作り維持することができるという，この実際の運動感覚と固有受容覚による経験は，これまでの彼女の世界観の中心となっていた全般的な無力感とは正反対で重要な身体経験をミリアムにもたらしたのだった。彼女の両腕は今，自己防衛的に胸の前で組まれるのではなく，両脚の上でくつろいでいる——さらに開かれた姿勢であり，内側へと向かう意志の現れである。

ミリアムは続けて言った。「まず，また震えを感じ始めて……前よりもずっと強くなって，でもそうしたら自然に落ち着いてきました」。彼女は今，活性化・脱活性化の間を行き来しながら，自己調整をし始めている。「お腹に何か温かいものを感じて，それが波のように広がっていくのを感じます……これはとてもいい感じです……その温かいものが手足にも流れて行くのがわかる感じです……でもそうしていると，またお腹の中がキュッと締めつけられ始めました。少し気分が悪く，吐き気と，ムカムカする感じがし始めました。私は，自分が最初の夫，エヴァンのことを考えていたのに気がつきました。実は，エヴァンが私の方に歩いてくる映像が見えました。彼は私たちが結婚して1カ月で殺されてしまったのです……私は自分がそこからまったく立ち直れていないと思います……起きたことが信じられなかった……ある意味，今でも信じられない……よくエヴァンの夢を見るのです。いつも同じ夢。彼が私のところにやって来て，私は落ち込んでいて。彼に，どうして私のところからいなくなったのか聞くのです。彼は答えず背を向けて，歩いていってしまう。私は飛び起きて叫びたくて，のどはギュッと締まっていて。でもヘンリーには知られたくない。自分がどこかおかしいのではないかと思って，とても恐ろしくて……決してヘンリーを傷つけたくないのです」。

「ミリアム，今からあなたに声に出して言ってほしい言葉があります。その言葉を言うときに，内側で何が起こるかということに気がついてみてほしいのです。でもその言葉は私が考えた言葉で，あなたにとっては何の意味もないものかもしれません。まずは試してみて，からだがどんなふうに反応するかということに注意を向けてみてほしいのです。あんまり深く考えすぎないで，ただやってみてほしい。できそうでしょうか？」私がこう言ったのは，内容が合っているか（間違っているか）にかかわらず，その言葉が身体感覚や感情に及ぼす影響を彼女が観察できるようにするためである。

彼女はうなずいた。「はい，大丈夫です！　できれば，こうした気持ちや夢について何かやってみたいと思います」。

「わかりました。今からその文章を言いましょう。『私はそれが起きたなんて信じない。私はあなたが本当に死んでしまったなんて信じない』」。これは否認の直接的な身体経験を意識に取り入れることで，それを扱えるようにするためである。

ミリアムは息を止め，顔色が悪くなった。心拍数は急速に低下し，おそらく80から60ぐらいになったようだ。このことは，迷走神経の不動・シャットダウン・システムが作動したことを示している。「大丈夫ですか，ミリアム？」と私はたずねた。

「はい……でもお腹の中がムカムカして固いです……冷たくて固い拳のような……また気持ち悪くなってきました……今度はさっきよりひどいです……でも何とかできると思います。無理だと思ったらすぐに言います」。

難しい感覚に自分がどの程度対処できるかを見極められる能力を強化しようとして，私は次のようにたずねた。「その感じはどういうところからわかるでしょうか？　ミリアム，自分で何とかできるという感じというのは」。

「そうですね，さっきと同じで両腕と両脚に感じます。震えていても，今はまだそれを強く感じています」。目を閉じたままで，ミリアムは外から見ていても明らかに震え始めた。

「いいですよ」私はこう励ました。「そのままそれとともにいられるか試してみてください。必要なときにはいつでも目を開けていいですからね。私の足をあなたの足の横に持ってきても大丈夫でしょうか？」。[注2]

注2）これは彼女が内側へ意識を向ける際に，私ともつながり続けることを助けるために行った。また地に足がついた感覚をより感じやすくさせるためでもある。

「はい，お願いします……ああ，この方がいいです」。彼女は震えが強くなり，そして落ち着き，また強くなりそして落ち着くというのを数回繰り返した。ミリアムは深い自発的な呼吸をし，じっとしていた。彼女はとてもおだやかな状態に見えた。彼女の手と顔の色から見て，体温が著しく上昇していることがわかった。額からは汗がにじみ出てきていた。

「気分はどうですか，ミリアム？」

「とても熱いです……からだ中を熱波がかけめぐっているような……こんな感覚は今まで体験したことのないほど強いものです。でも一度だけ昔，……ああ神様！」

「わかりました」私は提案した。「そのままただ静かに座ってみましょう。ただそれが落ち着くままにさせてみましょう」。

ミリアムが静かに泣き始めると，涙が流れ落ちた。「とても深く感じます。以前はこんなふうに感じることはできませんでした。彼が亡くなったときは，ただあまりに大変なことすぎて。今は違います……自分のからだの中に痛みを感じられるし，それでも私はめちゃめちゃになったりはしない……そういえばお腹の痛みは完全になくなりました……今はそこが温かく感じます……柔らかな温かみです」。これは安全の島を結びつけているという例である（第5章ステップ2を参照）。ミリアムが境界を作れるようになったので，両腕と両脚の強さと堅固さの感覚から資源間の結びつきが始まったのだ。さらに内臓の温かさと広がりの感覚を体験したことで，彼女はエンパワメントの感覚と完全なる善良さの感覚をしだいに得るようになったのだった。この資源間の「つながり」によって，彼女は麻痺と無力感という感覚と感情を少しずつ経験できるようになった。この麻痺と無力感の感覚と感情は，彼女のトラウマ的経験の中心であった。この経験を圧倒されてしまうことなく対処できたことで，ある意味で，否認という凍りつきの状態から今現在へと時間が進んだのだった。セッションの次の段階では，ミリアムは怒りと喪失と罪

悪感からなる「未解決の課題」に着手することになった。膠着状態から流動へと変化していく中で，彼女は性的にも覚醒し始めた。

　この時点で私はミリアムに，からだとともに静かに座り，瞑想しているかのように，どのような感覚，感情，映像や言葉が浮かんでくるか，ただ待ってみるように提案した。彼女はさらにじっとして動かなかったが，セッションの初めで見られたような凍りつきの状態とは異なっていた。しかし，少しすると彼女はまた緊張し始めた。

　「うまく映像が浮かびません……なんと言うかそれに近いものはあるのですが，むしろ考えています，私の最初の夫のことを。そしてからだ中に緊張を感じています」。

　「それでは，」私は次のように提案した。「あとほんの少しだけその緊張とともにじっとしてみて，からだの中にどんな感情が起こってくるか気づいてみてはどうでしょうか」。

　彼女は再びこう訴えた。「お腹がすごく張って，破裂しそうです」。

　「それで破裂したらどうなるでしょうか？」と私はたずねた。

　彼女が沈黙すると，大粒の涙が溢れだした。「映像はよくわからないのですが，お腹の中にまた緊張を感じます……どうしたらいいでしょう？」。

　私はその緊張に注意を向けるように言い，そしてお腹を「広げる」ために「ヴー」と声を出してみるよう提案した（第6章参照）。

　「あなたはずっと私の中にいるのね。私は決してあなたから離れられない……どうしてそこにいるの？　わからないわ……ああ」。抑揚のある調子で彼女は話しながら，理由を知りたがっているようだった。数分後，彼女の両脚は再び震え始めた。震えは強くなり広がった——今回は両肩にピクピクした小さな動きも伴っていた。深い自発的な呼吸が起こり，彼女の目から涙があふれ出た。

　ミリアムはためらいがちに両腕を伸ばし，そして素早く引き戻した。ひと呼吸おいて，まるで彼女の最初の夫に話しかけているかのように話

し始めた。「エヴァン，私はあなたのことをまだ引きずっているの。あなたは私のお腹の中にいるわ。私はヘンリーにこころを開こうとしていないの……あなたのことがこころにずっとひっかかっているから」。彼女は泣きながら続けて言った。「私はあなたに腹を立てているのだと思う。こんなことを言うなんて自分でも信じられないけど，あなたが私の元からいなくなってしまったことに怒っているのよ。あなたは私をひとりぼっちにした。あなたが死んでしまったことが嫌でたまらないの」。両手を強く握りしめて，彼女は叫んだ。「大っ嫌い！　あなたなんか大っ嫌い！……私を置いて行かないでよ！……あなたなんか大っ嫌いよ！」。彼女は再び泣き出した。今度はひどく泣きじゃくった。

　彼女が話し始めたとき，私は「ただ静かにそのままにしているとどうなるだろうか」と彼女に提案した。

　「ええ，その通りだと思います……何か手放そうとしているものがあるみたいです」。少しして，ミリアムは静かに泣き出した。彼女の両脚は微かに震えていた。「私はヘンリーにこころを開いたことがなかった。ずっと彼を押しやっていました。私たちがいつもけんかばかりしているのも無理はありませんね。それに彼に求められても，私はいつも彼を避けてばかり……そのことを彼に申しわけなく思います」。

　彼女の両手は再び押し出す動きを見せた。だんだんと動きはゆっくりとなり，手の平が上に向けて開かれた。そして彼女はその手をゆっくりと胸元に運んだ。腕を伸ばし，ためらいながらも胸に抱きしめるかのような仕草だった。

　私は黙っていた。ミリアムは続けた。「私は自分を守ることが必要です……私はとても傷ついていて罪悪感でいっぱいです」。

　「それで今は内側にどんなことに気がつきますか」。彼女をその状態にとどめておこうとして，私は彼女に質問した。

　「あの，実はとてもよい気分です」

　「それはどこからわかるのでしょうか？」

「えっと，自分のからだの中にたくさん空間がある感じがします」
「それをどこで気づきますか？」
「お腹と胸で感じます……頭の中にもより多くの空間ができたような感じがしますが，ほとんどはお腹と胸で本当に広がった感じがします……からだの中でひんやりしたそよ風のようなものを感じます。両脚はとても力強く感じて，そして……口に出すのは恥ずかしいのですが……私の……膣に……温かさとうずく感じがあります……ヘンリーのことを心から求めているみたいです」。彼女は少し間をおいた。

「当時，私はああするしかありませんでした」。彼女は続けて言った。「でも今はそれを手放すときです。私は自分の傷のことを怖がりすぎていた……でも本当に怖かったのは怒りでした。それはまるで，自分が何を感じているかに気づいてしまったら，ヘンリーをひどく傷つけてしまうのではないかと……それは論理的におかしいんですが，実際に私の中でこじれていたのはこういうことだったんです」。さらに加えて，こう言った。「でも，私はもうそれをする必要はないのです」。

ミリアムはゆったりと大きく深呼吸し，にっこり微笑んで言った。「今の呼吸で私はハッとして，うれしくなって，おかしくなりました」。彼女は声を出して笑い，部屋を見回し，そしてゆっくりと私の顔を見た。

彼女は両手で顔を覆った——最初は照れ隠しのためだったが，次にやさしく顔に触れ，はにかみがちに自分の顔をなでた。涙が頬にこぼれ落ちた。

「やり終えたという感じがします……今日のところは」。彼女は言った。「まだ他にもやることがあるのはわかっていますが，今は少しの間，川のそばのお庭で座っていたいと思います。それから少し散歩して……ありがとうございました……また来週お会いしましょう」。

ボニー：忘れられた瞬間

> こころは忘れてしまう。でもからだは違う——ありがたいことに。
> ——ジークムント・フロイト

　ボニーは積極果敢な人ではないが，人のいいなりになるわけでもない。友人や知人のほとんどは，彼女を常識的でバランスのとれた積極的な人物だと見なしている。それゆえ明白な理由もなく彼女が急にひどく卑屈になったり，突然感情を爆発させたりするようになったことを，友人たちもそして彼女自身も非常に驚いていた。彼女の行動が友人たちとの関係に支障をきたすようになった時点で，彼女は何とかしなければと思い始めた。

　1974年にバークレーで行われた私のトレーニングで，模擬セッションに応じてくれる人を募ったところ，ボニーが手を挙げた。この模擬セッションでは症状や行動のワークだけから始めるつもりで，何か切実な出来事について思い出してもらうようなことを意図してはいなかった。私はクライアントの過去の一連の出来事を扱わずにワークをすることがよくある。これはクライアントがボトムアップ処理を迂回して，解釈可能なレベルの概念にまで安易に飛び越えてしまうのを防ぐためである。トレーニング参加者たちの前で彼女が自らの症状についてワークしようと決めたとき，私もボニーもそして他の参加者も，彼女の「物語」を知る者は誰一人いなかった。ボニー自身も彼女の行動の変化と，ある出来事を結びつけて考えてはいなかった。1年半ほど前に起こったその出来事は，今の問題とはとくに関係がないと彼女は考えていたのだった。

　急激な行動変化をうまく示すような，友人との間で起こった最近のエピソードを思い出してもらうようボニーにお願いし，それから私たちは

彼女の身体反応に注意を向けた。ボニーはお腹の中に沈んで行く感覚を述べた。私は彼女の両肩がすくんでいくことに気がつき，それに彼女の注意が向くようにした。その姿勢で今どのようなことに気がつくかとたずねると，彼女はこう返事をした。「自分のことが嫌いになります」。自己嫌悪感の突然の告白にボニー自身もはっと驚いた。そして，**どうして**彼女がそういうふうに感じるのかを分析するのではなく，からだの中の感覚に戻るように私はボニーを導いた[注3]。少しして，彼女は「心臓とこころが時速何百万マイルの早さで競争しているような感じです」と報告した。

それから彼女は背中の「汗ばんでいて，嫌な匂いがして，熱い感覚」に気分を乱され，吐き気を訴えるようになった。ボニーは今，さっきよりもずっとイライラしているように見えた——顔色は悪くなり，ボニーは立ち上がって部屋から出て行きたいという衝動を感じた。少し落ち着かせると，ボニーは続けてその不快感のトラッキングに応じた。この逆向きの流れに従っていると，ボニーは別の感覚に気がついた——右側の腕と肩の後ろの緊張である。ここに注意を向けていると，彼女はひじを後ろに突き出したくなる衝動に気がつき始めた。

ボニーがゆっくりと後ろに腕を押していく際，自分の腕の力を安全に感じてもらうため，私はサポートと抵抗になるよう手を差し出した。数秒間押したところで，彼女のからだはブルブル震えだし，大量の汗が吹き出てきた。また両脚もまるでミシンのペダル踏みをしているかのように上下に動き始めた。続けて腕をゆっくりと後ろに押していると，からだの震えは減少し，ボニーは両脚が強くなっているように感じた。彼女

注3）これは「会話によるセラピー」と身体志向セラピーとの間の重要な違いである。患者に新しい意味づけをさせたり，自らの問題を**理解**しようとさせたりするよりもむしろ，身体療法は「からだの物語」を紐解いて完了させるための場所を作り出す。するとこのプロセスにおいて不可欠な部分である，新しい意味や洞察の発見がクライアント自身から自然に起こってくるのである。

は「したいように，可能なだけ，動く」のを感じていると言った。さらに彼女は，前に行きたいという強い衝動に気がついていると報告した。突然，彼女の前にある映像が浮かんだ——街灯と「彼女を助けてくれた」カップルのイメージだった。「私は逃げました……私は逃げたのです……」。彼女は静かに泣き出した。そのときだった。のどにナイフを突きつけられながら，男の胴体にぴったりと自分がはりついていたことを彼女は思い出した。彼女は続けて言った。「私が降参したと男に思わせるためにです……するとからだが自然に何をしたらいいか教えてくれて，からだが勝手に動いたのです……それで私は逃げることができたのです」。

　こうして，これまでからだがずっと語っていた物語はようやく彼女の口から語られ始めたのだった。1年半ほど前，ボニーはレイプ未遂被害に遭っていた。隣町の友人宅からの帰宅途中，知らない男に路地に連れ込まれ，大人しくしないと殺すと脅されたのだ。何とかしてその場を振り切ったボニーは，明かりのついている通りの角まで走って逃げた。そこに二人の通行人がいて，警察を呼ぶよう叫んでくれた。ボニーは警察官から詳細に聴取された後，友人に付き添われて帰宅した。驚いたことに，彼女は自分がどうやって逃げたか思い出すことができなかった。彼女はただもう，無傷だったことをありがたく思っていた。それ以後，彼女の生活は元に戻ったように思われた。しかし，何かストレスに感じることや葛藤があったりすると，**彼女のからだはまだ，のどにナイフを突きつけられていたときのように反応していた**。

　ボニーは自分が無力で，消極的で，日常的なストレスに対して怒りやすくなっていることに気がついた。しかし，これが実際には彼女の命を救ってくれた，あの短時間の偽の服従の代償であるとまでは気づいていなかった。彼女の「服従」はまんまと犯人を欺き，おかげで野生動物が持つ本能的なエネルギーを瞬間的に作動させ，両腕と両脚を前に押し出して無事に逃げ切ることができたのだ。しかしながら，それらはすべて

とても早いスピードで起きたので，彼女はこれらの経験を統合する機会を失ってしまっていた。原始的なレベルでは彼女は未だ自分が逃げきったことに「気づいて」おらず，彼女の命を救った完璧な二段階戦略にではなく，実際は「服従状態」にのみ共鳴したままなのだ。すなわち運動的および情動的には，彼女の中のある部分はまだ犯人に捕われたままだったのだ。

　事件に関係した動作を処理して完了させると，ボニーは自分の能力とエンパワメントについて，全体的な感覚をつかめていると報告した。彼女は以前の服従的で自己嫌悪感の強い自分から，「（前よりも）もっと自分らしい自分に戻った」と言った。犯人をひじで突き倒すという運動反応を**身体的に**感じること，そして実際に彼女に安全をもたらした両脚の強い力を感じること，これらが可能になって初めてこの新しい自己は生まれたのだ。

　この事例では，トラウマ経験後1年から1年半の間，症状が本格化することがなかった。このため，これらの症状がある突発的な事件の後遺症であるとすぐにはわからなかった。理由は不明であることが多いが，半年以上もしくは1年半や2年以上も経た後に遅れて症状が出現するのは珍しいことではない。また症状は別のトラウマ経験をしたときに初めて明確になることもある。それが数年経った後という場合すらありうる。

　私たちの習慣的な行動や気分のうち，どれだけのものが意識的に気づける範囲の外側にあるのだろうか？　そうした行動や気分が，実際は異なるにもかかわらず，自分自身の一部や自分そのものであるとどれほど長い間思われているのだろうか？　こうした行動は，こころでは長い間忘れられ（合理化され）ているが，からだによって正確に記憶されている出来事への反応なのだ。恐ろしい経験の痕跡ならびにその特効薬と変容のための潜在的な触媒の両方が，私たちのからだの中に存在していることをフロイトは正確に推測していた。これについてはフロイトに感謝しなくてはならない。

シャロン：2001年9月11日

> からだ（心情）は理性の知らない，それ自身の理性を持っている
> ——パスカル

からだの中の「私」を通して

　その朝，いつもと同じようにシャロンはオフィスで電子メールに目を通していた。それはすっきりと晴れわたった，ニューヨークの秋の日だった——誰もが生きる喜びを実感できるような，そんな日だった。雷のような耳をつんざく轟音に驚いて彼女が振り返ると，オフィスの壁が彼女に向かって20フィート（約6メートル）移動してきたのが見えた。シャロンは瞬時に立ち上がって，生きのびるために逃げようとすぐに動くことができた。しかし彼女は，ジェット機の燃料と残骸から発生する息の詰まるような刺激臭が充満した階段を，80階からゆっくりと人の列に従って下りなければならなかった。1時間20分後，ようやく世界貿易センタービル北棟の中二階にたどり着いたとき，南棟が突然崩壊した。爆風でシャロンは空中に吹き飛ばされ，つぶれて血まみれになった死体の上に激しくからだを打ちつけられた。そして死体の上で茫然自失の状態でいたところを非番の警官に発見された。警官はがれきでいっぱいのその場所から逃げるのを助けてくれた。そのためには完全に深い闇を通り抜けなければならなかったのだが。その後彼女は教会の前で座り込んでいる他の生存者数人と遭遇した。そして命が助かったことを互いに感謝しあったのだった。

　この奇跡的な生還劇の後の数週間，彼女は黄色い濃い霧に覆われて，ずっと無気力無感覚状態にあった。シャロンは日中，何に対しても無関心で，生きるのに必要な行為をただこなしているだけだった。そこには情熱や目的や喜びなどはまったく存在しなかった。ほんの1週間前まで

大好きだったクラシック音楽も，今となってはもはや何の興味も湧かなくなってしまった。「じっとして聞いていられない」のだという。たいていの時間，彼女は無感覚の状態だったが，周期的にパニック発作に襲われた。睡眠は彼女の敵となった。夜中に自分自身の叫び声と泣き声で目を覚ました。これまで意欲の高いエグゼクティブだった女性が，人生で初めて自分の将来を描けなくなった。恐怖が彼女の人生を支配するようになってしまったのだ[注4]。

シャロンの恐怖は何か特別なものにだけあるわけではなかった。恐怖を呼び起こすものはどこにでもあるように思われ，「いつでもそこに」あるように思われた——客観的に見て完全に安全で予測可能なときでも世界は恐ろしいものであると感じられた。このため彼女は飛行機に乗ることも，地下鉄に乗ることも，公共の場所に出かけることもできなくなった。彼女は起きていても眠っていても常に警戒していた。シャロンは私がテレビのインタビューに出ているのを見かけ，私の研究所を通じて連絡先を知り，私がそのときちょうどトレーニングを開催していたロサンゼルスまで電車で丸4日かけて会いにきた。2001年12月1日，私たちは以下のようなセッションを行った。

オレンジ色のビジネス・スーツを上品に着こなしたシャロンは，部屋に入って来るなりまっすぐに椅子に向かい，そして腰掛けた。それはまるで私がそこにいることにまったく気がついていないかのようだった。私が自己紹介をしようとしたときに，彼女は平然とした様子でまるで他人事のように恐ろしい出来事について話し始めた。私にはそれはとても不気味に感じられた[注5]。彼女が発する言葉を私がよく聞いていなければ，死そのものやバラバラになった死体に遭遇した自分の体験ではな

注4）人生が短縮した感覚，言葉を失うほどの絶望の感覚は，深刻なトラウマの中心的な性質である。この人は過去の恐ろしい痕跡の中にすっかり閉じ込められてしまっていて，過去とは違う未来を想像することができないのである。

く，職場でのつまらないパーティのことを彼女が話しているように思ったかもしれない。情動が切り離された状態で語られる彼女の話を聞くうちに，私は居心地悪くなり，立ち上がって部屋を出たい気持ちになった。平然とした様子の裏側に隠されているものに，私はとても落ち着かない気分になったのだ。

　こうした私の気分はある手がかりを見つけたことで一変した。シャロンが話しながら行った，両腕と両手をわずかに伸ばすような仕草に目が止まったのだ。それはまるで彼女が何かに捕まろうとして腕を伸ばしているような感じであった。シャロンのからだは別の物語を，こころからは覆い隠されている**物語**を語っているのではないか？　私は彼女に少しの間話すのをやめて，代わりに彼女の両手が私たちに今まさに伝えようとしているメッセージに注意を向けてみるように言った。その動作を**ゆっくり繰り返し**，身体感覚に注意を向け続けることで彼女をそこからそらさないようにしたのだ[注6]。ゆっくりと動かしながら動きに注意を向けていることで，その動きを特別な方法で感じられるようになる。クライアントがこれを行うと，両腕が（もしくはからだの他の部分が）自らの意志で動いているかのように（「腕が私を動かしているみたいです」）感じられることがよくある。腕がそれ自身で動いているという感覚はとても非日常的なものなので，笑いが起こることも多い[注7]。

注5）これは解離の影響である。シャロンはまるで他人に起きた出来事を説明しているようだった。彼女は自分のからだの外側にいて自分を観察していて，彼女自身は今そこにはいないかのようであった。彼女は解離の原因となった，ショックの瞬間に未だとどまっていた。しかし解離のおかげで，想像を絶するような恐怖と戦慄から免れることができたのだった。ハリウッドのヒッチコック映画で描かれるようなトラウマでは，トラウマを受けた人はフラッシュバックに翻弄されるものである。しかし実生活においては，シャットダウンによる無感覚状態の方がより深刻であり，またそれが重篤もしくは慢性的なトラウマによく見られる性質である。こうした人々は「歩く屍」のようになってしまうのである。

注6）感覚の背後にある感情を避けようとして，人は大げさに身ぶりをしてしまうことがよくある。

初めは当惑していたものの，シャロンはこの仕草を「何かをつかんでいる」ようだと説明した。すると彼女のからだに一目でわかる変化が起こった。彼女の顔からは明らかに緊張が減り，固くなっていた両肩も少し緩んだ。不意に，彼女のこころの眼に一瞬，ハドソン川のイメージが浮かんだのだ。それはマンハッタンから川を隔てたところに建つ，彼女のマンションのリビングルームから見える日常的な風景だった。
　しかし次の瞬間にはシャロンはまた落ち着かない様子となった。日々同じ窓から目にするくすぶった煙の噴煙がどれだけ脳裏から離れないか，いかに繰り返し出てくるかという話をし始めたからだ。
　あの日以来，その噴煙はひどくツンとする匂いを放っていて，彼女は鼻腔内に焼けるような感覚を持ち続けていた。このトラウマ的侵入を「再体験」させ続けるのではなく，私は彼女をしっかりとコンテインし，腕の動作の感覚に集中し続けるようおだやかに促した。すると一隻の船が川を進んでいる映像が自然に**浮かんできた**。こうしたことで，無限性，動き，流れという心地よい感覚が彼女にもたらされた。「建物を破壊することはできても，ハドソン川を干上がらせることはできないわ」と彼女はおだやかな口調で言った。そして出来事の恐ろしい詳細について再び話し始めるのではなく，あの「完璧な秋の朝」彼女が仕事に出かけたとき，ハドソン川がいかに美しかったかを説明し（**そして感じ**）た。これには彼女自身も驚いていた。
　このプロセスは，（第7章で述べた）イメージの「輪郭」を前トラウマ的状態にまで広げたという例である。ジェット機による衝撃の直前ま

注7）これは，こうした非常にゆっくりとした（「内因性の」）動きは，注意深く行われると，ガンマ遠心性神経系を作動させるからではないかと私は考えている。この神経系は脳幹，すなわち自律神経系と密接に関わっており，錐体外路運動系と関連がある。一方で，随意運動はアルファ運動神経系に制御されており，自律神経系からは独立している。ガンマ神経系が媒介する動きは，神経系の過度の活性化を「リセット」する働きがあるようだ。

で，それは生き生きとした色と優しい香りに満ちた完璧な日だったのだ。こうした感覚は彼女の意識の片隅にまだ存在していたはずだが，トラウマ的固着の強さにはかなわなかったのだ。断片化したイメージの全容を少しずつ復元することは，トラウマの解消のために不可欠な要素である[注8]。

　シャロンのからだとイメージは，彼女が話す言葉とは明らかに相対する物語を語り始めた。それはまるで，二人のまったく異なる人物による話のようだった。ハドソン川のイメージを保ちつつからだの感覚に意識を向けていると，彼女はかすかな安心感に気づき始めた。そして，あの日仕事に行くことにどれほどワクワクしていたか彼女は思い出した。身ぶりは強くなり，より確信的になった。身ぶりによる身体的感覚に注意を向け続けたことで，遊び心に満ちた好奇心までも刺激し，リラクセーションの感覚が深められた。彼女が片方ずつその手を不思議そうに見ている間，私はホッと一息ついた。このような一見重要には思われないような変化には，実は深い意味がある——遊びごころに満ちた好奇心というのは，明らかにトラウマの「特効薬」なのである。好奇心のある探求と喜びおよびトラウマは神経系の中で共存することができない。なぜなら神経学的にみて，それらは互いに相反するものだからである[注9]。

　（関心と好奇心に関わる）肯定的な身体的感情を体験できる力によって，シャロンは恐怖および無力感とのつながりを維持したままでも，数分前には不可能だったことが可能になった。今や彼女は少し距離を置いて，この困難で不快な**身体**感覚やイメージをそれらに翻弄されることなく「ただ」観察することができるようになったのだ[注10]。それらは言わば，湾の中に閉じ込められていたようなものだったのだ。この二重意識

注8）こうした肯定的で開放的な光景に戻ることは回避ではなく，トラウマ解消における不可欠な部分である。

注9）これは，ノーベル賞受賞の物理学者チャールズ・シェリントン卿による有名な逆制止の原理と類似している。

によって感覚をありのままに感じられるようになった。すなわち，過去の恐怖と無力感の断片や，きっかけや，前兆的な感覚としてではなく，本来的にエネルギーがあり，活気に満ちた，今ここでの感覚として感じられるようになったのだ。両者を区別して感じられるようになったことで，シャロンは再体験することなく恐ろしい出来事の多くの詳細を振り返り，統合することができた。トラウマ的経験を再体験せずに立ち戻るための新しい「作法」は，回復と再統合のプロセスにおいて必ず必要なものである。私はこれを**再交渉**（renegotiation）と呼んでいる。

　人は災厄の前触れとして経験していたありのままの身体感覚，実際は究極的には活力の感覚そのものであるのだが，この身体感覚から情動的および心理的**連想**を切り離す必要がある。こうした生き生きとした情緒を再構築することは効果的なトラウマ治療の核心である。興味深いことに，このことは瞑想やシャーマニズム，ヨガのような古くからある癒しの技法にも見いだされる。

清水の舞台から飛び降りる

　彼女のいたオフィスからわずか10階上のフロアに最初の飛行機が衝突したとき，爆発の恐怖によるショックの波が彼女のからだ中を駆け巡った。このような恐ろしい出来事に対して人間が直ちにとる反応は，静止し，定位し，そして逃げることである。このためには通常，走るための強い衝動が必要とされる。しかしながら，何千もの人々とともに地上80階で足止めされたシャロンは，この原始的な反応を抑制しなければならなかった。逃走したいという強烈な衝動に反して，彼女は「冷静に」，恐怖感でいっぱいの他の多くの人々とともに階段を順番に下りる

注10）これが（苦痛・収縮と喜び・拡張の二つの状態をリズミカルに行き来する）ペンデュレーションの本来の力である（第5章のステップ3を参照）。ペンデュレーションは変容のための秘策には必須の要素である——これがあるおかげで，人は今ここに戻ってくることができるのである。

ことを強いられた。実際は彼女のからだは全速力で逃走するために「アドレナリン満タン」の状態であったのにもかかわらず、だ。シャロンはまた、足止めされている人々の中から誰かが突然パニックを起こし、他の人もつられて殺到してさらなる危険を招きかねないと感じていた。彼女と同様、彼らも強力な逃走の衝動を抑制しなければならなかったのだ。こうして**少しずつからだの反応に気づきながら**、避難時の詳細をゆっくりと振り返っていくと、シャロンはまた別の完全なる恐怖の瞬間に遭遇したことを思い出した。それは70階のドアが施錠されていて通行できないことがわかったことだった。

　このときにはシャロンはすでに、自発的で開放的な身ぶりとハドソン川のイメージにつながることで身体的に心地よさを感じられていたことから、私は彼女が圧倒され再トラウマ化せずに、この非常に強烈な材料にずっと安全に取り組めるだろうと確信していた[注11]。「からだの物語」に従っていると、安全の島（第5章のステップ1〜3を参照）がシャロンの中の、トラウマの嵐で荒れる海に形成され始めた。この自らの内側にある島で経験された安全によって、彼女は高い覚醒レベルにも対処ができ、苦痛を伴うことなくやり過ごすことができたのだった。

　このアセスメントから、私は彼女を爆発の瞬間に戻るよう導き、そして**からだの中で**どのようにその強烈な痕跡に気がつくか、位置を見極めてもらった。この「フェルトセンス」に注意を向けていると、両脚と両腕が興奮しているのとお腹の中とのどに固い「塊」があるという全体的な感覚に気がつき始めた。彼女は何か詰まっている感じがすると言った。ここで私は、この詰まった感覚を解消し変容できるように、「ヴー」音を導入した（第6章参照）。（振動音の助けとともに）不快な身体感覚に注目していると、それらを理解して説明したいという気持ちは減って

注11）神経系にとってある出来事に圧倒されている状態は、内発的に生じる同様の感覚や情動によって圧倒されている状態とほとんど差異がない。

いった。感じていることを解釈しないようにと，私は彼女を注意深く導いた。なぜなら，私は彼女に頭で意味づけをしてほしくなかったからだ。今ここでの新しい知覚を得るためには，**まずは**からだが何を「思って」いるのかを話す必要があるのだ（この「早計な認知」にぴったりの表現が，最近見かけた車のバンパーに貼られたステッカーに書かれていた。「現実。それはあなたが考えているのとはまったく違うものだ！」）。

シャロンは少しの間静かに座っていた。理解したいという強い衝動を抑制していると，彼女は突然「お腹の奥深くから生じたエネルギーの爆発」を体験したと言った。それには色がありますか，と私はたずねた。「はい，赤です，炎のような明るい赤です」。その強烈さに明らかに驚きながらも，彼女はその潜在的な力に対してひるんではいなかった。彼女の体験は（彼女が認識しているところによれば）走りたいという強い衝動に変化し，その感覚は両脚と両腕に集中していた。しかしながら，まさにその走るという「**思考**」によって，彼女はまた「凍りついた」。私は彼女が逃げるという現実的で必要な欲求と「無意識の」こころとの間で行き詰まったものと感じた。それらは閉じ込められた状態から逃げ出すことに結びついていたからだ。非常階段にいたとき，死の危険に曝されていたのにもかかわらず，彼女は逃げたいという強力な衝動を**抑制**してゆっくりと歩かなければならなかった。このジレンマには70階でドアに鍵がかかっていることを発見したときのショックも含まれていた。その後ついに中二階にたどり着いたとき，南棟が崩壊して彼女は空中に激しく放り出された。最後には，死体の上で意識が朦朧とした状態で横たわっている自分という，完全な恐怖が待っていたのだった。

二つの脳

シャロンは脳の二つのまったく異なる中心的部位の間で葛藤していた。脳幹と大脳辺縁系からの生々しく原始的な自己保存の指令は生きのびるために走るよう彼女に命令し，一方で前頭皮質は制止と抑制の指令

を送っていた。すなわち彼女に「合理的に」行動し，順番に従ってゆっくり歩くことを指示していた。私たちのセッションでは，**生存エネルギーを作動させ**「**代謝する**」ためには，身体的生物学的な衝動から，閉じ込められるという恐ろしい**予想を分離（アンカップリング）する**ことがきわめて重要であった。両者を「切り離す」ために，彼女がからだの中で体験しているという強烈な「興奮」に注意を向けて，以前ランニングを楽しんでいた場所にそれを持って行くことをイメージできるかと私はたずねた。彼女は質問に反応してからだを固くさせた。そして「すごく不安な気持ちになります」と言った。次に私はどこでその不安に気づくか，そしてどのようなことに気がつくか（この事例のエピローグを参照）とたずねて彼女を驚かせた。緊張が緩んで，シャロンは次のように口走った。「わかりません。ああ，首と肩と胸が，息ができないように感じます……両脚はとても緊張していて……わかりません，でも脚が何だか……」。

「何だか？」と私は聞いた。

「走りたいみたいです」と彼女は答えた。少し励ますと，彼女はお気に入りの公園の歩道をランニングしている感覚を感じ始めた。数分後，私は彼女の脚が静かに震えていることに気がついた。今何に気がついているかたずねると，彼女はこう答えた。「本当に走っているように感じます。思うままに……そして私はもう不安を感じません」。

「OK，シャロン」と彼女をさえぎって私はこうたずねた。「ところで**どんなことに気がついていますか？**」。

「えっと，本当のところ，とても気持ちがよくて，安心していて……ゾクゾクするのと安心感を感じます。それに呼吸が本当に深く楽になりました。両脚も温かくてリラックスしています」。一粒の涙が彼女の頬を静かに流れた。彼女の顔と手は同じピンク色をしていた。

このようにして，再び閉じ込められ圧倒されてしまうのではないかという心理的および情動的な予感から，逃げようとする強力な**生物学的衝**

動をシャロンは**分離し**始めた。身体的な経験に十分に意識を向けながら，安全な場所で，自由に，走っているという感覚をイメージすることによって，彼女はからだの中に閉じ込められていた，凍りついた行動を**終了**させることができた[注12]。シャロンに走っているところをただイメージさせるだけでは，このような効果は得られなかったはずだ。しかしながら，最初に彼女が閉じ込められたところにアプローチし，恐怖の瞬間に立ち戻り（**接触し**），そしてこのような運動的行為を終了するという（新しい）可能性を体験したことが，治療的に最も重要な部分であった[98]。

非常に高いレベルの身体感覚を，**あるがままに**，怖がったり恐怖を想像したりせずただ気づいているように彼女を導いたことは，実際の身体経験から恐怖とパニックの情動だけでなく破滅的な思考をも切り離すために重要な鍵であった。このプロセスに彼女は2時間を費やした。この間わずかな震えと軽い発汗というサイクルで時折中断しながらも，自然に終了できるようになるまで，それらの感覚に耐えうるだけの力を彼女は少しずつ育んだ。この十分に為し遂げられ成功した行動がある重要な脳の回路を「変換」し，無力な不安ではなく意味のある効果的な行動の可能性を彼女が経験できるようにした，という考えを裏づける証拠があると私は考えている[99]。こうして押し込められていた不安は「温かいエネルギーの波の流れ」に変容した。「生きるか死ぬか」という生存のための莫大なエネルギーは，震えによる放出のサイクルを通じて，生き生きとした心地よい感覚へと変貌したのだった。

からだの中の感覚としてこの安心感（麻痺を引き起こす恐怖と直接的に相対する感覚）を経験した後，シャロンは生きているという感覚を取

注12）これが終了されるまでは，シャロンはまだ非常階段に閉じ込められている自分自身を体験していた。彼女の思考のすべてがこの深く刻まれた信念に関連していた。覚醒度の高い段階で走るという（新しい）**身体的**感覚に気づくことで，シャロンは以前感じていた救いようのない凍りついた身体経験に抵抗できたのだ。

り戻し，本当に助かったのだということ，さらには人生には可能性に満ちあふれた未来があると**実感できる**（felt）現実を取り戻した。彼女はもう，過去の恐怖の中に閉じ込められていると感じることはなかった。それは過去のしかるべき場所へ帰って行ったのだった。そして今ではリンカーン・センターでお気に入りの音楽を聞きにいくために地下鉄にも乗れるようになった。人生に対する新しくてこれまでとは違った意味が，本能的身体的レベルでの新しくこれまでとは違った経験からもたらされたのだった。

これはシャロンのからだが語ったことである。それはアントニオ・ダマシオの次のような文章を思い起こさせる。

われわれはときおり，事実を見いだすためにではなく事実を隠すために心を使う。この衝立がもっとも効果的に隠しているものの一つがわれわれ自身の身体，身体の中身である。この衝立は，命の流れである身体の内部状態を，部分的に心から排除している[100]。

エピローグ

私たちの気分や私たちのからだは水面に流れ込む水のようなものだ。
私たちは［からだの］感覚のエネルギーの内側で，泳ぎを学ぶのだ。

——タルタン・トゥルク

復習すると，自然選択と社会的進化を経て，人類は激しい出来事や喪失とともに生き，前に進み，行き詰まったりトラウマ化したりすることなく，無力感や恐怖という感情を処理できるよう，何千年もかけて変容してきた。しかしながら，困難で非常に恐ろしい感覚や感情を経験したときに私たちがよくやるのは，それらから後ずさりし避けようとすることだ。心理的には，私たちはこうした感情から分離もしくは「解離」する。身体的には，からだは硬直しそれらに対抗すべく緊張する。こころ

はこれらの未知の「悪い」感覚を説明し理解しようと必死になる。ゆえに，私たちは外界の不気味なモノの位置を注意深くつきとめようとせずにはいられなくなる。けれど，もしその感覚に気づいてしまったら，永遠にその感覚に圧倒されてしまうだろうと私たちは信じている。これらの「ひどい」感覚に引きずり込まれるという恐怖から，それらを避けるほうが無難であり究極的には安全であると考えてしまう。人生にはそれについての例が数多くある。例えば，昔の恋人のことを思い出させるようなカフェや特定の歌を避けようとしたり，1年前に衝突事故にあった交差点を避けようとしたりといったことである。

　残念ながら，これは正解ではない。不快な，または痛ましい感覚や感情と戦おうとしたりそれらを隠そうとしたりすると，たいてい事態を悪化させることになる。避ければ避けるほど，それらが健康的な行動や感覚にもたらす影響力は巨大になっていく。気づかれないものはそのまま保持されるかもしくはより強化されて，猛毒で精神をむしばむ感情の層を生み出す。このため防衛，回避，コントロールといった方法で私たちは守りを固めなければならなくなる。これがトラウマにより形成される悪循環である。**閉じ込められた身体感覚**という形態で見捨てられた感情は，私たちの実存の中で大きな陰となっていく。しかしシャロンの事例のように，ある特別な方法で**身体感覚**に注意を向けると，それらは短時間のうちに変容する。そして私たち自身も変容するのだ。

　早計な認知

　シャロンの誤った信念（ほとんどが無意識的なものであった）は，自分の経験を理解し理屈づけようとする努力であり，**どうして**自分がそれほど気持ち悪く感じるかを正当化しやすくするための努力でもあった。これらの「説明」は，驚愕反応を通り越え，継続的なトラウマ反応の基礎（**どうやって**という部分）である抑止された行動を完了させるうえで何の役にも立たない。この段階では精神機能は解決の邪魔になるだけで

ある。このため，私は理解しようとしたくなる気持ちに抵抗するよう導き，その代わりに今ここでからだの中で身体的に感じているものに十分注意を払うように彼女を導いた。「早計な認知」の弊害は，その人が知覚している経験が終了し新しい知覚や意味が生まれ出る前に，介入してしまうことである。

不安の体験は普遍的なものではない

不安な人に何を感じていますかと質問すると，そういう人は皆「不安」ですと言うだろう。だが，「どのようにして自分が不安を感じているとわかりますか？」と，認識論的に質問したら，いくつか違った答えが返ってくるはずである。ある人は「何か悪いことが私に起こるはずとわかっているのです」と言うだろう。また別の人はのどが詰まった感じがあると言うかもしれないし，ある人は胸から心臓が飛び出てきそうだと言うかもしれない。さらに別の人は非常に緊張していると言うかもしれない。それでも別の人は首や肩や腕や脚が緊張していると報告するかもしれないし，別の人は何か行動するために準備をしているようだと感じるかもしれない。一方で別の人は両脚が弱く感じるとか胸がしぼむ感じがすると言うかもしれない。最初の答えを除いて，これらはみな特定かつ多様な**身体的**感覚である。さらに「何か悪いことが自分に起こる」のを恐れていた人が，もしからだをていねいにスキャンするよう指示されていたら，考えの根拠となってその人を不安に駆り立てていた何らかの**ソマティック・身体的**な感覚を見つけていたはずだ。少し練習するだけで，私たちは基盤となる感覚から，情動や思考，信念を分離することが実際にできるようになる。そうすると，恐怖や怒り，無力感といった難しい情動的状態を，それに押し流されたり飲み込まれたりすることなく耐えぬいてやり過ごすことのできる自分の力に驚くだろう。圧倒されてしまうような感情の奥底に赴き，**身体的感覚**に触れると，有機体にはとても重要なことが生じる——「ふるさとに帰ってきた」かのよ

うな流れの感覚が生じるのだ。このことはいくつかの古いスピリチュアルな伝統，とくにチベット仏教のある伝承では中心的な真理となっている[101]。

感覚による変容を促す力

　直接的な感覚経験から起きる変容がどのような力によって促されているかを理解するには，恐怖や怒りや無力感のような，ある種の情動を「解剖」する必要がある（第13章参照）。自分が危険な状態であると（意識的または無意識的に）察知すると，自らを守るために必要なある特別の**防衛姿勢**をからだは起動する。本能的に，かがんで，さっと身をそらし，からだを縮めて緊張させ，闘争か逃走の準備をするのだ。逃走が不可能な場合には，凍りつくか，無力な脱力状態に陥る。これらすべてが**特別な，生来の身体反応**であり，異常事態に適応するために強力なエネルギーが付与されているのである。車の下敷きになったわが子を助けるために，体重120ポンド（約54キロ）の女性が一人で車を持ち上げたりできるのは，このおかげだ。またそれは，追いかけてくるチーターから逃げるためにガゼルが時速70マイル（約113キロ）で駆け抜けるときの力と同じものである。

　これらの生存エネルギーは脳で生成され，**行為への準備性**として，パターン化した筋緊張の状態で具体的に表現される。しかしながらシャロンのように，高いレベルまで活性化されていながらも闘争か逃走といったような一連の行為の**完了**が妨げられると，システムは凍りつくか虚脱状態に陥る。それだけでなく，エネルギーが充填されていた緊張は筋肉に閉じ込められたままになってしまう。その代償としてこうした未使用の，または部分的に使用された筋緊張は，脊髄から視床（感覚の中心的中継点の一つ）へ，それから脳の他の部位（とくに扁桃体）へと神経電位の流れを生成し，危険や脅威が引き続き存在しているという信号を送るのだ。単純に言えば，**筋肉や内臓が危険に反応するために構えると**，

自分は何か恐怖を感じているとこころが教えてくれるということだ。そしてその苦痛の原因を特定できないと，それを探し続けることになる。シャロンが何とかして自らの経験を理解しようともがいていたのがよい例である。このことは，自分は何の危険にも曝されていないと合理的に「わかって」いながら，7月4日［訳注：アメリカの建国記念日］の花火の音におののくベトナム帰還兵にも見られる。他には，交通事故に巻き込まれた後，運転するのが怖くなってしまった人や，家から出ることすら怖がる人などもいる。危険信号がどこから来ているのか自分でもわからないからである。実際，自分が感じているものについて説明できないと，私たちは必ずといっていいほど勝手に，一つかまたはそれ以上の理由を作り出してしまう。しばしば配偶者や，子どもたちや，上司や，隣人（隣近所の人の場合もあれば，隣国の場合もある）のせいにしたり，ただ単にとても運が悪かったことにしたりする。こころは常にオーバードライブ状態にあり，過去の原因を強迫的に探し続け，未来におびえ続ける。常に緊張し警戒して，不安と恐怖と無力感を感じ続ける。**なぜなら**，からだが脳に対して危険信号を送り続けているからである。こころは「賛成」してくれるかもしれないし，してくれないかもしれないが，このような（脳の無意識部分から生じる）赤旗信号は，**からだが一連の動作を終了するまで消滅しないだろう**。人間はこうなるべくして創られているのだ——これが私たちの生物学的な性質であり，私たちの脳とからだにあらかじめ組み込まれているのである。

　このような身体反応はメタファーではない。それらは文字通り，情動的経験を知らせてくれる姿勢である。例えば，首や肩の張りや胃腸のむかつき，のどの詰まりなどは不安の中心的状態である。無力感は文字通り，胸や肩のすぼんだ状態で表され，横隔膜の収縮や，膝や脚の脱力感を伴う。これら「姿勢に表れる態度 postural attitudes」のすべてが行為の可能性を表現している。もし一連の意味のある行為を完了することができたら，すべてはうまくいくはずだ。そうでなければ，姿勢に表れ

る態度はからだという劇場でずっと演じられ続ける。

　シャロンが経験したような恐ろしい感覚が，（震えや寒気のようにして）からだを駆け巡って解消・分離するために必要な時間と注意を与えられないと，その人は不安やその他の否定的情動に常に捕われたままになる。かくして気まぐれな症状へと道筋が定まっていく。首や肩，背中の張りは時間の経過とともに線維筋痛症へ進行する可能性が高い。また未解決のストレスによる身体的表現としてよく見られるものに片頭痛がある。胃腸のむかつきは，よく見られるような過敏性腸症候群やひどい月経前緊張症候群，またけいれん性結腸のような消化器系の問題へと突然変異的に進行してしまうかもしれない。こうした状態は苦しんでいる人のエネルギー資源を枯渇させてしまい，慢性疲労症候群という形に進行する可能性もある。多くの場合このような人たちは複数の症状を抱えた病人となる。救いを求めて医師から医師へとたずね歩くものの，自分たちを苦しめているものに対する解決策をほとんど得ることができないのだ。トラウマは病人を苦しめる多くの症状や「不調」としてとてもうまく変装し，またそうした症状を作り出す。現代の人類がかかる病気の大部分は，未解決のトラウマに原因があると推測してよいのかもしれない。

再交渉

　再交渉という概念は，カタルシス的な「トラウマ的再体験」もしくはフラッディング法などのトラウマ・セラピーによくある形態とは完全に異なるものだ。このようなトラウマ・セラピーはレイプや，自然災害，およびシャロンが経験した9・11世界貿易センタービル事件のような恐ろしい「危機的事象」の後に，現在でも用いられている。最近の研究では，このようなトラウマ・セラピーは多くの場合ほとんど有効ではないだけでなく，再トラウマ被害を引き起こすと言われている[102]。

　さまざまなトラウマ・セラピーの落とし穴の一つは，情動の強烈な除

反応をともなうトラウマ的記憶の再体験を重視してきたことだ。曝露を基本としたこれらのセラピーでは，痛ましいトラウマ的記憶を掘り返し，記憶に結びついた情動，とくに不安や恐怖，怒りや悲嘆といった情動の除反応ができるようにクライアントは促される。このようなカタルシス的アプローチは，虚脱や無力感の感覚を強化することが多く，十分なものとはいえない。

アダム：ホロコースト生存者

　アダムとワークをしたとき，彼は60代半ばで，経済的に成功したビジネスマンだった。妻と家族がいて，多国籍エレクトロニクス企業のオーナーであった。もの静かで思いやりのある人物として，彼は従業員や知り合いからとても好かれていた。とはいえ，アダムには本当に親しい間柄の友人は一人もいなかった。また最近，初孫ができたばかりだった。表面上，彼の人生はうまくいっているように見えた。もの静かで決断力があり，一方で激しさも持ちあわせるこの男性を打ちのめしたのは，当時17歳だった息子の自殺だった。以来，彼は強迫的な自責感と自己嫌悪に陥っていた。

　「パウロは常にどこか変わったところがありました」とアダムは淡々と語った。「何にでもすぐに怯える感受性の強い子どもでした。4歳ぐらいのとき，理由はわからないのですが，真夜中に泣き叫んでよく眼を覚ましていました」。

　10代後半までに，パウロは度々自殺を口走るようになった。「生きているのが辛すぎる」と何度となく繰り返し言っていたという。アダムはパウロのうつ状態がひどいときには，決して一人にさせないよう注意を払っていた。およそ10年間もこのような状況が続き疲れ果てていたものの，アダムは寝る間も惜しんで見守り続けた。しかし息子を救おうとするアダムの懸命の努力もむなしく，パウロは——それ以上苦悩に耐え

ることができず——浴室で首を吊ったのだった。アダムは現場で息子の亡骸を発見した。パウロの自殺によるショックの後，アダムは人生で初めて，前へ進む意欲が湧かない自分に気がついた。悲しみにくれるというよりむしろアダムは何も感じなかった……これは息子を失うずっと前からなじみのある状態であった。しかし今回は，この無感覚状態によって彼は完全に外界から遮断され，機能できなくなった。彼の人生は突然，動きを止めてしまったのだ。

　麻痺性の無力感が数カ月続いた後，アダムは精神科医の診察を予約した。意気消沈したアダムを見かねた家族の友人から，投薬を受けるようにと強く勧められたのだ。アダムの経歴の聞き取りをした精神科医は，アダムの過去の経験が息子の死を悼むことを阻んでいるとし，「複雑性悲嘆」の診断を示唆した。自らの人生の初期が「トラウマ的」であるということ，およびそれが現在の病状と関連しているという考え方にアダムは当惑していたものの，以下のような話を私にしてくれた。

　アダムは生まれながらにして母親のいない子どもだった。母親は出産中に重い心臓発作に襲われ，一人息子である彼の命を救うために緊急帝王切開が行われた。2カ月の早産で彼が生まれようとした，まさにそのときに母親は息をひきとった。彼の父親はロシア軍に徴兵されていたため，アダムは父の兄弟である叔父と叔母にあずけられた。本来なら保護者となるべき叔母は，反対に非常に冷酷で，おそらく精神病を患っており，幾度となく彼を殴った。

　無視と虐待ばかりの凄まじい幼少期を経た後，アダムの人生にはさらなる試練と悲しみの連続が待ち受けていた。4歳のとき，叔父と年上の継姉妹がナチスに捕われ処刑された。その後，彼は，彼がユダヤ人であることを隠そうと助けてくれたキリスト教徒の家族を転々とした。これらの家族によれば，この間，彼は真夜中によく叫んでいたという——まさにパウロが同じ年頃のときそうだったのと同じように。

　9歳のとき，アダムは森に住む逃亡者のグループにあずけられた。

彼は「そこが大好きだった」。なぜなら，その人々は彼を可愛がってくれ，これまでの人生で初めて，彼は自分が必要とされていると感じることができたのだった。彼は私にこう言った。「あの年が私の人生で最良のときでした」。その「森の家族」によって愛され守られていると感じていたにもかかわらず，夜の発作は治まらずむしろ激しさを増すようになった。落ち着かせようとありとあらゆる方法が試されたが，夜驚を止めることはできなかった。目覚めさせることすらできなかったため，発作による泣き声が森の家族を深刻な危険に曝すことになった。それゆえ悲劇的なことに，10歳の誕生日を迎える前にアダムは村に送り返され，孤児として当てもなくうろつくことになったのだった。

ある夜，アダムは警察署に連行され尋問を受けた。教えられていた通りに，彼はクリスチャン・ネームでナチスに名乗った。警察官は嘘をついたら罰せられるぞと彼に言った。そして皆の目前で，警察官は無理矢理彼のパンツを引き下げた。恥かしさを隠すため，9歳のアダムは壁に掛けられていた十字架をじっと見つめていた。この出来事で彼はとても恐ろしくなり，嘘をついたことで捕まえられたら，自分も十字架に張り付けになるのではないかと思うようになった。その後彼は強制収容所へ移送された。「生きて強制収容所へ送られたことは，」彼は言った。「救いでした。少なくとも他のユダヤ人と一緒になれたのですから」。

入所の際，その村出身の囚人の一人がアダムの名前をたずねた。今や同じ民族の人々の中にいることから，アダムは生まれたときからそうだと信じていた自分と両親の名前を答えた。その人は声を上げて言った。「いいや，違う。それはおまえの家族の名前じゃないぞ」。そして彼の生みの両親の名前と，彼らがどのようにして亡くなったかを教えてくれた。アダムはよく知っていたあの残酷な母親が自分の本当の母親ではなかったことを知り，言葉で言い表せないほど安堵した。

強制収容所にいる間，アダムは人が容赦なく殴られたり，拷問されたり，銃撃されたりしているのを目撃した。多くの者が自殺を選び，首を

吊った。収容されている間，このような恐怖や戦慄に対処できるような真の安心も助けとなるものもアダムにはなかった。ほとんどの人にとって，アダムの経験は想像を絶するものである。もし自分がその状況にあったらどんなことになっていただろうかと素直に考えると，その恐ろしい考えにひどく気持ちを乱されるだろう。しかしアダムの人生は少なくとも表面的には，私たちと何ら違わない，今日の標準からすると少しばかり成功した人物であるだけのように見えた。

　生まれながらの孤児であり，想像を絶するほどの残虐行為と苦悩を経験しながらも，アダムはこの耐えがたい苦難から這い上がってきた。19歳のとき，「過去から逃げる」という期待を胸に彼は南アフリカへ移住した。そこで彼は居を構え商売を立ち上げ，経済的に成功し，有力な国際的起業家となった。しかしこの非凡な人間が私のところに紹介されてきたとき，彼はすっかりうちひしがれていた。彼は時折立ち止まり脚を引きずりながら部屋に入ってきた。彼の姿勢や動きは，精神病院の閉鎖病棟で見た患者を思い起こさせた。眼は床をぼんやり見つめ，私がそこに存在していることすら気づいていないかのようだった。どこから始めていいものか，私は見当もつかなかった。一方で，彼がひどいシャットダウン状態だったので，何をしても彼にはとても近づけないように思われた。しかし他方で，もし彼の感情を引き出すことができたとしても，それらが完全に彼を圧倒してしまい，緊張病性の底なしの絶望状態に陥ってしまうのではないかと恐れてもいた。どうやったら傷つけることなくこの男性に近づくことができるだろうか？　自分に与えられた課題の大きさと困難さに私は途方にくれた。

　彼は精神科医に話した長い話を機械的に続けた。彼の語りには感情のかけらも感じられなかった。「どれも全部ずっと前に起きたことです」と彼は少し疲れの混じったため息とともに付け加えた。彼の話を聞きながらも，この恐ろしい話が感情抜きで説明されることに，とても気分悪く感じている自分がいた。しかし，おかしなことではあるが，彼が感情

抜きで話してくれて良かったと思ってもいた。そうすることで私自身がその感情を感じなくても良いからだ。知的には，自分の感情に気づくことと，アダム本人からも私は距離を置いていた。代わりに臨床的な分析に専念していた。恐ろしい経験から彼がどのようにして自ら壁を作ってしのいでいるのか，孤児として生きていたときのように路上をさまようことになったり，精神病院の閉鎖病棟に収容されたりすることなく，彼はどのようにして自分を保っているのだろうか，などと考えていたのだった。

ほんの少し接触を始めてみようと思い，私はアダムに仕事や家族，友達のことについて質問した——肯定的な感情の手がかりや痕跡がわずかでも得られそうなトピックを選んだつもりだった。しかし何も出てこなかった。奇妙なことに，気がついたら私は彼に今日これまでの数時間にあった出来事について話してくれないかとたずねていた。彼は驚きながらも，乗るはずだった飛行機に間に合わず，レンタカーでクリティーバからサンパウロまで200マイル（約322キロ）を必死に運転して私に会いにきたのだと話した。そして，空港近くのレンタカー会社の駐車場で，ゴミの山から拾ってきたもので作った自作の凧を子どもたちが上げているのを見ていたことを思い出した[注13]。感情がほとんど表現されない彼の表情に，私は初めてかすかな光を見いだした。しかし次の瞬間に彼はまた無表情に戻り，からだも諦めたかのように前屈みになった。私は彼に虚脱状態に陥ってほしくなかったので，膝を少し曲げて立ってみるよう言った。立つことには固有受容的で感覚運動的なシステムの活性化と協調が必要とされる。このことは神経系の覚醒系に作用して，アダムの意識を常にオンラインにしておくという効果があった。この介入

注13）ゲットーに住む子どもたちが即席の凧で夢中になって遊んでいる様子が，リオ・デ・ジャネイロを舞台にしてギリシャ神話を焼き直した『黒いオルフェ』という古い映画に描かれている。

は，クライアントを虚脱状態にさせ，シャットダウン反応を活性化し，結果として恥と敗北という屈辱感を恒久化させてしまうような方法とは正反対のものである。彼が膝を緩めて直立している一方で，私はアダムに「内側を見る」ように，そして「子どもたちが即席の凧で遊んでいる様子を見つける」ことのできる場所をどこかからだの中に見いだすように導いた[注14]。最初のうち，アダムはより不安を感じると報告していた（これは交感神経系の過覚醒によるものである）が，続けていると，彼は腹部に温かい小さな円を見いだすことができた。私は彼に「少しの間，その感覚にただ気づいてみましょう」と言った。

アダムは自分の言葉に驚いて，突然，目を開けた。彼は，「これは危ない感じがするぞ」と言ったのだ。

「ええ」と私は同意し，「そうかもしれません。だから一度にほんの少しずつ気づいていくというやり方を身につけることが大切なのです。あなたのからだはもう随分長い間，凍りついていたのです。もうそろそろ解かしてあげてもいい頃ではないでしょうか」と付け加えた。彼の恐怖はもっともであることを私が認め，（凍りつきから解けた）イメージを彼に提供することがとても重要だった。恐怖を鎮静化させて内的体験を探求していくのに，このイメージが助けになるからだ。

アダムは腰掛け，そして部屋を見回した。私は彼に何が見えるか説明してほしいと言った[注15]。このことは，腹部の温かみと，今ここでの外界を彼がどのように感知しているかを結びつける良い機会となった。彼は戸惑っているように見えた。「ああ，さっきはそこの花に気がつかなかった——花が置かれているテーブルのことも」。まるで昏睡状態から目を覚ました人が好奇心いっぱいで表現しているように，彼の表情は覚

注14) ここまで私は，アダムに何かを感じてみるよう求めたくはなかった（欲求不満と失敗に終わるだけだろうから）が，むしろ（「内側に映像を見いだす」というやり方で）探求を始めることに興味を持ってほしかったのだった。
注15) これは図と地の知覚とその存在を拡大するために行われた。

醒へのかすかな光を一瞬見せた。彼は部屋を見回して東洋風の敷物と絵画に気がついた。「色がある，たくさんの色だ」と彼は無邪気に言った。

「それではその色を見ながら，本当にほんの少しでもからだの内側でその色を感じることができるところがないか，探してみてほしいのですが」。注16)

彼は私を困惑した表情で見つめ返し，次の指示を待っていたようだった。しかしその後，彼は目を閉じて内側に入って行った。「お腹がさっきよりも温かく感じます。それにあの円もサイズが大きくなっています」。

少しして，私はまた彼に立ち上がってもらった。「アダム，今からちょっと奇妙に思われるようなことをお願いしようと思います……凧で遊んでいた子どもたちのイメージを思い浮かべてもらおうと思います……地面に着いている足を感じて，両足がどんなふうに自分を支えているか気づいてみてください。それでは今あなたが凧紐を持っているように両腕を感じてみて……そして子どもたちと一緒にそこにいる様子をイメージしてください」。

アダムはとても嬉しそうに次のように答えた。「両腕と腹部に感じます……さらにずっと温かく大きくなっています……色も見えます。明るくて温かい色……まるで凧が雲間で踊っているようです」。

程なくアダムは着席し，部屋を見回した。「好きなだけ時間をかけていいですよ，アダム……ただそのリズムに気づいて……内側と外側の」。注17)

彼の視線は花が置かれているテーブルと絵画の間を行ったり来たりしていた。彼はテーブルに注目し，色と木目が温かいと説明を始めた……

注16) このような新しい内的経験のごく小さな部分を取り出し，外界の知覚へと結びつけることが重要である。これが「今の経験」を生じさせる「図と地」なのである。

注17) 図と地の転換はしばしば，流動性と流れへの一般的な運動である。

彼は一瞬話すのを止め次にこう言った……「内側の温かさの感覚と同じように温かいです」。私が言うまでもなく再び彼は目を閉じ，しばらくそのままでいた後，ゆっくりと目を開けて私の方を向いた。今度は恥ずかしがることもなく，私の目をしっかりと見つめた。このとき初めてアダムの社会的交流システム（第6章参照）が覚醒し，起動したのだ。

　アダムのからだは不安定ながらも活気づき始めていた。意気消沈していた顔は血色良く生き生きとし，前屈みだった姿勢は背筋が伸びてまっすぐになった。アダムはまるで，太陽に向かって伸びようとしている固く巻かれたバナナの新葉のように，ゆっくりと葉を広げながら温かさの中に身を任せているようだった。彼は部屋を不思議そうに眺めていた——まるで今初めて見たかのように。手を見つめ，片方ずつ手指をやさしく握りしめた。次に彼は上腕に手を持っていき，胸の上で両腕を交差させて肩を掴んだ。それはまるで自分で自分を抱きしめ，いたわっているかのようだった。それから，「私は生きています」と彼が言い，私もアダム自身もそれに驚かされた。

　自分の感覚に気づくことができるようになってきたことを実感し，アダムは凧の出来の素晴らしさに子どものように得意げになった。これがアダムにとって，漸進的でリズミカルな学びの始まりであった。今や彼は，魂にある暴力と恐怖の暗い扉を開きすぎることなく，からだそのものに気づき始めた。彼は気づくのにちょうど十分なだけ扉を開くことができた——破壊されることなく，恐ろしい過去のブラック・ホールに飲み込まれたり，パウロに対する強烈な悲嘆と自責の念の暗い影に惑わされたりすることなく，気づくことができるようになったのだ。この，からだに対して注意深く気づいている状態の中でどうにかして，彼は中間地点を見つけていた。一方は完全に圧倒されてあふれ出てしまう状態と，他方は死と隣り合わせの抑うつ状態へのシャットダウンとのちょうど中間の場所である。

　アダムは後に，壊れやすくも耐性のある中間地点での経験のおかげ

で，希望に満ちあふれるという新しい感覚を経験できたと手紙に書いてきた。この場所から，ホロコースト孤児であった自分自身に対して哀れみを感じることができたのだった。「それは始まりでもありました」と彼は言った。「最愛の息子の死を悼むことができ，家族とともに喜びに満ちた楽しみを見つけることができるようになった，始まりです」。

討論点

セッションを振り返り，身動きのできない抑うつ状態からアダムを引き上げ，人生の流れの中へと戻したものは何だったのだろうかと考えた。彼はスラムの子どもたちが夢中になっている様子に同一化することができた——子どもたちの恵まれない運命に勝る熱中に。ゴミの山からかき集めた廃材から即席で作った凧を飛ばしている子どもの無邪気さ，興奮と喜びを，アダムは自分のからだの中に感じることができた。同様に，破滅的で非人間的な過去のゴミの塊からアダムは廃材をかき集めた。今回はその重さに負けてしまうことなく，創造的な解決策を用意した。起立して（彼の虚脱状態とは感覚運動的に相対する動作である），身体的に痛みを接地（グラウンディング）させることで，生きる力を再起動し，イメージの世界で凧上げに参加した。舞い上がるイメージとともに上へそして本物の自由と自発的な遊びの可能性に向けて，引き上げられている自分に気づくことができた。比喩的に言えば，彼自身という寓話に再会したのだ。アダムには聖書のアダムの無邪気さとつながるところがあった——恐ろしい知識という苦い果物の前に，人間の残酷さと邪悪な非人間性という苦みによって彼は舌を焼いていた。この以前は打ちのめされていた男性が，今では悲嘆を始めるのに十分なほど，地に足のついた身体性と回復力を持ちながら，自分を哀れむ気持ちに到達できるようになった。それゆえ，彼は人生に再び流れを取り戻し始めたのだった。私は彼に，息子が浴室で首を吊っているのを見たときのショックに彼を曝したくはなかった（ほぼ間違いなく圧倒されてしまうので）。

このときの私の主要な考えは，ショックで生じたシャットダウン状態から神経系を落ち着かせ，レジリエンスと自己調整力の基礎を築くことだった。ここで読者の方々には次のような考えについてあらためてよく考えてみてほしい。4歳のときに始まったパウロのなだめようのない夜驚のエピソードと首つり自殺という選択は単なる偶然なのだろうか？（アダムの妻が，彼自身も息子と同じように夜中に泣き叫んでいたと報告していたことを思い出してほしい）それともこうした事件は，父親が感じることのできなかった経験と未処理の情動が，何か深いところで世代を超えて再演されたものなのだろうか？　このような可能性はトラウマと人間の精神の謎のうちにある。

　ヤエル・ダニエリ[103]やロバート・リフトン[104]のようなホロコーストを扱った本の著者たちは，恐ろしい虐殺を生き延びた被害者に関して画期的な分析を書き綴っている。アダムの他にも，このような経験をした数人の生存者とのワークで，人間がいかに残虐なことができるかという恐ろしい知識だけでなく，からだがいかにしてこの残酷さの影響を隔離させ，人生を続けることができるかという素晴らしいプロセスにも個人的に立ち会うことができた。それらの負荷を閉じ込めておくことがそれ以上不可能になるような何かが加わるまでの間，からだは微かにそれを保つ。しかしそれでも，奥底でくすぶっている自己の炎は，適切な機会に慎重に調整された支援が与えられれば，奇しくも再燃しうるのである。

エピローグ

　私たちのセッションの後，出産後間もなく亡くなった生みの母親についての情報を求めて，アダムはポーランドのある町を訪れた。墓石はナチスに破壊されていなかった。アダムは墓碑を新しくした。なぜならば，彼のこころが「彼女の存在を知ることができたことに，とても感動した」からだった。

ヴィンス：凍りついた肩

> 二つの相反するプロセスの衝突は，一方が興奮で他方は抑制である場合，それらを同時に処理するのが困難であるか，時間か強度またはその両方が通常とはまったく異なるものであるとき，平衡状態の破壊を引き起こす。
> ——イヴァン・パヴロフ

　心理療法家，「こころの医者」にかかることを渋るのは珍しいことではない。とりわけ消防士にとっては。問題が「明らかに」身体的なものである場合は，とくにそうだ。ヴィンスは凍りついた右肩（四十肩）の治療で理学療法士のところに通っていた。この障害のせいで，彼は消防士として働くことができなくなっていた。治療はうまくいっていなかった。数セッションを経ても，腕を胴体からわずかに動かすのがやっとという状態であった。診察をした整形外科医は彼に手術を勧めていた。腕の動きを自由にするために，全身麻酔下で腕を「整骨する」（激しく引っ張る）手術である。このような手術は痛みを伴うかなりのリハビリテーションが必要であり，手術をしても状態はあまり変わらないことが多い。

　明白な身体的外傷が見当たらないため，理学療法士は難しい治療法を避けることを期待して，私のところへ彼を紹介したのだった。症状は初回日の数カ月前から始まっていた。彼は自宅のガレージで作業をしていて，車に乗せようとセルモーターを持ち上げた。そのとき，彼は腕に「何か刺すような痛み」を感じた。翌日，肩は張っていて痛みがあった。時間が経つにつれ，痛みはより激しくなり，可動域も次第に悪化していき，慢性化した。驚くべきことではないが，ヴィンスは肩の「緊張」は，車の作業のせいであると考えていた。これはまるで，一枚の紙を拾おうとしゃがんだところ，背中のけいれんを引き起こしてしまった

人のようなものである。常識的に考えて，そしてたいていのカイロプタクターやマッサージ療法士の臨床観察からすると，これにはあらかじめ下地があったと言えるだろう——「起こるべきして起こった事故」であると。

　ヴィンスは明らかに「こころの医者」にかかることに困惑していて，私と関わることに気が進まないようだった。このことに気づいたので，私は個人的な質問はしないこと，症状を取り除くための手伝いだけに着目することを彼に説明した。「ええ，」彼は言った。「俺のからだは本当に壊れていますから」。私は，痛くなる**直前**まで腕をどのくらい遠くに動かせるか見せてくれるよう，彼に頼んだ。彼は数インチ動かし，私を見上げて言った。「この有様です」。

　「OK。それでは，もう一度同じように動かしてほしいのですが，今度はもっとゆっくりと，こんな感じで」。私は自分の腕を使って彼に示した。

　「ふん」と彼は自分の腕をちらっと見て返事をした。痛みを感じずにさらに数インチ動かせたことに，彼は明らかに驚いていた。

　「もっとゆっくり，今度は，ヴィンス……今度はどんなことが起きてくるか見てみよう……**よく注意を集中させて**，今，こころを腕に向けてみてほしいのです」。ゆっくりと動かすことで，意識を腕に向けさせることが可能になる。意識の集中なしにただ早く動かすだけでは，防衛的固定パターンを再形成してしまう恐れがある。

　手が震え始め，彼は何か安心できるものを求めるように私を見た。「そうです，ヴィンス，ただそれが起こるままにさせてみよう。それは良いことなのです。あなたの筋肉が手放そうとし始めているのです。腕と震えにこころを集中させて。ただ腕がしたがっているように動かしてみて」。しばらくの間震えは続き，そして止まった。ヴィンスの額は汗でびっしょりになっていた。

　ヴィンスが固く緊張したパターンのギリギリのところまで動かしたこ

とで，筋肉・防衛パターンの中に閉じ込められていた「エネルギー」が解放され始めた。このことには，震え，身震い，発汗そして体温の変化などの，自律神経系の不随意反応が含まれる[注18]。これらは皮質下に基づいたものであるため，こうした反応に対して人は自らコントロールができると感じられない。このことは居心地の良いものではないかもしれない。ここでの私の役割は，コーチや助産師のように，このような「自我異質的な」感覚と親しくなれるようヴィンスを支援することであった。とりわけ，彼は自分でコントロールのできない不随意反応にまったく不慣れだったからだ。

「これは何ですか，どうして起きているのですか？」。ヴィンスは怯えた子どものような声で私に聞いた。

「ヴィンス，今から数分ただ目を閉じて，からだの内側に意識を向けてもらおうと思います。もし必要なときには私はここにいますから」。沈黙の時間が少し流れた後，彼の手と腕が外側に向かって伸び，腕全体と肩と手がさらに激しく震え始めた。「今起きていることは大丈夫ですから」と私は彼を励ました。「ただそれをそのままにさせておいて，からだに意識を向け続けていてください」。

「寒くそして暑く感じます」と，今や45度ぐらいのところまで腕を伸ばし続けながら彼は返事をした。そして突然動きを止めた。それほど遠くまで腕が伸ばせたことに驚いて，目は大きく見開いていた。同時に，彼は動揺しているように思われた。顔色が突然青ざめたのだった。彼は気分が悪いと言い出した。

しかしそこで止めてしまわず，私は身体感覚に彼がとどまれるように導いた。彼の呼吸が早くなった。「ああ神様！　これが何か知っているぞ！」。

注18) ゆっくりと意識を集中させた動きは，神経系のとくに錐体外路・ガンマ遠心性神経系の不随意反応を生じさせると私は考えている。

「素晴らしい」私は遮ってこう言った。「でもあともう少しだけ感覚と一緒にいましょう。それからそのことについて話をしましょう。いいでしょうか？」[注19]。ヴィンスは頷き，のこぎりで丸太をスローモーションで切っているかのように，腕を肩から前後に動かした。このゆっくりとした動作をする中で，ヴィンスは抑制され固定的パターンに閉じ込められていた内側の動きを探索し始めた。彼は今，二つの葛藤する衝動を分離していた。一つは腕を伸ばそうとする衝動，もう一つはゾッとして腕を引こうとする衝動である（彼が唇を片側に引きつけていることと，わずかに後ろへ動かそうしている頭部というヒントから嫌悪感の特徴的なパターンであると思ったのだった）。震えは激しさを増し，そして減少し，それから落ち着いた。彼の目から涙が溢れ出た。彼は自発的な深呼吸をし，からだの前に完全に腕を伸ばした。「全然痛くない！」。このことはこれまで慢性疼痛に関して見いだしてきたことと一致していた。一般的に，基礎となっている固定的パターンがあり，それが解消されると痛みも消失するのだ。

　ヴィンスは目を開けて私を見た。明らかにボトムアップ処理を完全に終了し，彼は今新しい意味づけが可能になっていた。彼は次のような事件について話してくれた。約8カ月前[注20]，彼は妻と買い物に出かけた。スーパーから出てきたとき，大きな衝突音を耳にした。通りの向こう側で一台の車が信号柱に激突していた。持っていた買い物袋をその場に置いて，彼は事故現場へ即座に走った。運転手の女性は，明らかなショック状態でただ茫然と座ったままだった。車のエンジンが動いていたので，彼はスイッチを切ろうと動けなくなっている女性のからだの上

注19) 感覚についての説明を見つけようとすることで一時的な安心を得ようとする欲求を私は阻止した。むしろ凍りついた動作を終了させて新しい意味づけの形成を待つのである。

注20) トラウマ的な出来事と症状が発現する間に，しばしば顕著な時間的遅延が見られる。

から手を伸ばした。火災や爆発を防ぐための標準的な方法であった。スイッチを切ろうとしたちょうどそのときに，助手席の幼い子どもが彼の目に入った。その子の頭はエアバックで切断されていた。そしてヴィンスはどうして肩が凍りついてしまったか私に言った。「その子を見るまでは大丈夫だったのです……そういうことをするのには慣れていますから，危険なことをするのは……でもその男の子を見たとき，自分の中のある部分は腕を引き戻してその場から逃げたがっていたのです……吐き気がして……それでもう一方の自分がただそこに残ってなすべきことをした……ときに，自分がしなければならないことをするのが難しいことがありますね」。「そうですね」私は同意した。「とても大変なことです。それをあなたとあなたの同僚の皆さんは何とかやり続けている……どうもありがとう」。

　「うーん」去り際に彼は付け加えた。「自分のからだに意識を向けて気づくことを勉強しなければならないと思うのです」。ヴィンスはこころとからだが別々の実体ではないこと——自分は一人の全体的な人間であること——を学んだのだった。もっと自分自身について学んでみたいと彼は言い，さらに3回セッションを受けにやって来た。彼はストレスフルで葛藤的な状況にいかにうまく対処するかを学び，言うまでもなく，手術はもう必要なくなった。

　救命活動に関わる必要があるとき，私たちのからだに流れる負荷とアドレナリンは莫大な量となる。ヴィンスが大破した車の乗客を救助しようとしたとき，そこには二つの同時の，しかし相反する生存のための反応があった。一つは女性の命を救うためにはどんなことでもやるというもの。そしてもう一つは，恐怖から退くことである。この強烈な葛藤状態で，ヴィンスの神経系と筋肉は動きがとれなくなり，肩が凍りついた。「**感覚を味わいつくし**」，さらに前に腕を伸ばすことと恐怖から退くことという**葛藤的な衝動を分離する**ために，震えと発汗および吐き気からなる波の中で，大量の生存エネルギー[注21]が衝動に逆らうことなく解

放されたのだった。

パヴロフ博士の記録

　イヴァン・パヴロフ博士は，条件反射に関する膨大な研究で1904年にノーベル生理学・医学賞を受賞している。博士は偶然の出来事による実験的（トラウマ的）衰弱に関する研究を精力的に行った。1924年のレニングラード大洪水によって，地下にあった彼の実験施設は浸水し，檻に入れられていた実験用イヌにまで水が迫った。この事件はイヌたちを非常に怖がらせたものの，身体的には無傷であった。パヴロフが実験を再開したとき，イヌたちがそれまでに獲得していた条件反射を失ってしまっていることに彼は非常に驚いた。パヴロフにとってこのことは明らかな関心事ではあったが，他の一連の観察が彼の探索的研究の将来を変えることになった。身体的には無傷な動物のうち多くの割合のものが，情動的に，行動的に，そして生理学的に衰弱していたのだ。中には檻の隅で畏縮して震えているものや，大人しかった動物が飼育者をどう猛に攻撃したりするようになったこともあった。それに加えて，弱いストレス下で心拍の上下動と，ごく軽い刺激（刺激音や実験者の接近など）に対する完全な驚愕反応などが観察されたのだ。

　「二つの（強烈な）相反するプロセス間の衝突であり，一方が興奮で他方は抑制」というパヴロフの定義に示されているように，洪水によって二つの葛藤的傾向が生じたのだ。他の例では，食べたいという衝動と強い電気ショックを被ることが同時に存在する状況（食べるということとショックが対になっているとき）は，飢えた動物を衰弱状態にさせてしまうという。その場にとどまって食べることと，非常に有害な事象から逃げること，という相反する衝動が存在するときに衰弱がもたらさ

注21）違った状況では，欲求は誰かの命を助けることかもしれないし，もしくは「戦場の霧」のように，蛸壺に閉じ込められたままでいることかもしれない。

るようだ。

　まとめると，ヴィンスの肩の静止に見られたように，二つの強い本能的反応の運動表現は葛藤を生み出し，凍りつきの状態に至らせてしまう。通常は，伸びる筋肉は縮む筋肉と相互に働くものである。しかしながら，トラウマ的状態では主動筋と拮抗筋が互いに相反する動きをしてしまい，凍りつき（不動状態）を生じさせるのである。これによってからだのほとんどの部分において衰弱症状に発展する可能性がある。抑制された（不成功の）反応に閉じ込められたエネルギーは非常に強力なため，しばしば重篤な結果をもたらす強い固定化を引き起こしてしまう。例えば，火災が発生したビルから地面に置かれたトランポリンへと人が飛び降りる際，その人の脚の骨は着地の衝撃のためではなく，**落下中に実際に折れてしまうかもしれない**。なぜなら，伸筋と屈筋が同時に，しかも通常の限界を超えた強度で緊縮するからである。

　戦争や自然災害のときには，自己保存のための本能的衝動は仲間を守るという衝動と衝突することがよくある。第一次世界大戦中，シェル・ショックの出現率は塹壕において非常に高かった。歩兵たちは数日から数週間もの間，文字通り閉じ込められ，爆音とともに弾幕砲火をあびせられていた。本能的に，彼らは夢中で走って逃げるか，砲弾の下にとどまって集団の維持のために戦うか「駆り立てられ」ていた。実際には，愚かにも逃げようと飛び出したために殺害された（もしくは臆病者と考えられて銃殺された）兵士も多かった。第一次世界大戦でシェル・ショック状態に陥った兵士を撮影したわずかな映像が，このように慢性的に押しとどめられたことで，苦痛にもがき，身をよじり，けいれんを起こしている兵士たちの様子を伝えている。自分の命を守るために負傷した仲間を置き去りにすることを選んだ**ために**，どれだけ多くの兵士がトラウマを負い，罪悪感に耐え忍んでいることだろう。いずれにせよ，勇気というのは一般的に考えられているよりもずっと複雑な現象なのである。

子どもの目から見たトラウマ

　これまでずっと大人のワークを行ってきたが，時折，クライアントの子どもに会うよう頼まれることがあった。ほんの短い介入で，ともすれば生涯に渡るひどい衰弱状態になっていたかもしれない事態から，子どもたちがいかにして立ち直るかということに私はしばしば驚嘆させられた。トラウマというくびきから解き放たれたこうした子どもたちは，自信と回復力と喜びを自由に発達させることができるようになった。私には，子どものトラウマに関する予防とソマティックな治療に関する二冊の共著がある。一冊はセラピストや医療従事者，教師に向けて書かれたもので[105]，もう一冊は子どもに対する効果的なこころの応急手当てを親に教えることを主たる目的としたものである[106]。
　このセクションでは，ある出来事に圧倒された三人の子どもたち，アナ，アレックス，そしてサミーのこころを打つ物語を紹介する。彼らのエピソードは，より少ないことはより豊かなこと，という原則をよく現しており，人間の精神が持つ生来の回復力を物語っている。

アナとアレックス：悲劇のピクニック

　8歳になるアナは大きな茶色の瞳をしていた。つぶらな瞳の子どもたちで有名なキーンの絵のモデルになれそうなほどだった。学校の看護師が私のところに彼女を連れてきた。青白い顔色をしてうなだれ，呼吸もかすかな彼女は，まるで近づいてくる自動車のヘッドライトの眩しさに凍りついてしまった子ジカのようだった。弱々しい顔には表情がなく，右腕が肩から今にも外れ落ちてしまいそうな感じでだらりと垂れていた。
　二日前，アナは遠足で海辺に出かけた。彼女と数名のクラスメートが水際で遊んでいたときに，突然大波が来て彼女たちを海へと押し流して

しまった。アナは救助されたが，メアリー（遠足に付き添いボランティアで来ていた母親たちのうちの一人）は，数名の子どもたちを勇敢に救出した後，溺れて亡くなった。アナをはじめ，近所の多くの子どもたちにとってメアリーはもう一人のお母さんのような存在で，彼女の痛ましい死にコミュニティ全体がショックを受けていた。私は看護師に急に何らかの症状（疼痛，頭痛や腹痛，風邪など）を訴える子どもに要注意と伝えておいた。アナはその日の朝，すでに3回も看護師のところを訪れて，右腕と右肩のひどい痛みを訴えていた。

　トラウマケアをしようとする者によくある間違いに，出来事の直後に子どもに気持ちを話させようとすることがある。気持ちを抑圧していることが健康的であるはずはないが，このやり方そのものがトラウマ被害を引き起こしかねない。このような傷つきやすい時期には，子どもは（大人も同様に）簡単に圧倒されてしまうことがある。現在の圧倒的な出来事の余波でそれ以前のトラウマが再燃し，重い秘密，語られない羞恥心，罪悪感や怒りなどに関わる複雑な状況を生み出してしまう。こうした理由から，アナに会う前に，私の同僚が数名の協力的な教師（と看護師）から彼女のこれまでの経緯のいくつかを聞き取り，検討しておいた。このようにして，子どもには意識的には知られていない，または今の壊れやすい状態から引き出すのは危険と思われるような情報を私たちは得ることができたのだった。

　2歳のとき，父親が母親の肩を撃ち抜き，自殺をした現場にアナもいたことを私たちは知った。アナの症状の中にはさらに別の内容が混在していて，それは遠足より前に経験したことから来ていた。メアリーの16歳になる息子ロバートが12歳になるアナの兄をいじめたときに，アナは激しく怒っていたことがあったそうだ。溺れる前に，ロバートに対してアナが悪い思念を抱いていて，当時仕返しを探っていた可能性は大いにあった。このことは，メアリーの死に対してアナが深い罪悪感を持っている可能性を高めた。おそらくは，彼女の死は自分のせいだと

（魔術的思考で）アナが信じている可能性もあった。

　私は女性の看護師に，ケガをしているアナの肩をやさしくていねいにケアするようお願いをした。このことは腕に閉じ込められている，凍りついた「ショックのエネルギー」をアナが保持し，内側の気づきを高めるのに役に立つと思われた。このサポートがあれば，アナは，ゆっくりと（しだいに）打ち解け，元の生活に戻るために助けとなる感情や反応にアクセスできるようになるだろうと思われた。

　「アナ，腕の中はどんな感じがするかな？」と私はやさしくたずねた。

　「すごく痛いわ」と彼女は弱々しい声で答えた。

　彼女の目は下を向いていたが，私は言った。「すごく痛いのかい？」。

　「うん」

　「どこが痛いのかな？　指で教えてくれるかな？」。彼女は上腕のある場所を指してこう言った。「他のところも全部」。彼女の右肩に少し震えがあり，次に軽く息を吐いた。即座に彼女の引きつっていた顔に赤みがさした。

　「いい感じだ，アナ。そうするとちょっと気分が良くなる感じがするかな？」。彼女は頷き，もうひと呼吸した。この軽いリラクセーションの後，彼女はすぐさま固まり，からだを守るかのように腕を引きつけた。私はこのタイミングを見逃さなかった。

　「お母さんはどこをケガしたのだったかな？」。彼女は腕の同じ場所を指差し，震え始めた。私は黙っていた。震えは激しくなり，腕に降りていき，そして首に上がってきた。「そうだよ，アナ。そのまま震えさせておこう。ジェロ［訳注：ゼリー菓子］の入れ物みたいに――それは赤いかな，緑色かな，それとも明るい黄色かな？　自分で震えさせることができるかな？　震えを感じることができるかな？」。

　「黄色よ」。彼女は言った。「お空の太陽みたいな」。彼女は深い呼吸をし，初めて私の方を見た。私は微笑んで頷いた。彼女の目はしばらく

私の目を見つめ，そしてそらした。

「今，腕はどんな感じがするかな？」。

「痛いのが指まで降りてきているわ」。彼女の指が静かに震えていた。私は静かに，やさしく，リズミカルに語りかけた。

「ねえ，アナ……この町の人で，メアリーが死んだのは自分のせいだと，どんな感じにせよ，思わない人はいないと思うんだ」。彼女は一瞬私の方を見た。私は続けて言った。「まあ，もちろんそれは本当のことではないんだけど……でもそういうふうにみんなが感じているんだ……それはみんながメアリーのことをすごく好きだったからなんだよ」。今度は私の方にからだごと向いて，彼女は私を見つめた。彼女の表情から，自分のことだと認識する気持ちが見て取れた。彼女の目を私に釘付けにさせたまま，私は続けた。「僕たちが誰かのことをとても愛しているほど，僕たちはそれが自分たちのせいだと思うことがあるんだよ」。私から顔をゆっくりとそむける前に，彼女の両目の端から二粒の涙がこぼれ落ちた。

「そして，誰かにすごく腹を立てているとき，そういうときにその人に何か悪いことが起きると，それは僕たちがそうなってほしいと願ったからだと思うものなんだ」。アナは私の目をまっすぐに見つめた。私はこう続けた。「それで，アナもわかるだろう？　僕たちが好きだったり嫌いだったりする人に何か悪いことが起きたとき，それは僕たちの思いが原因で起こるわけではないのだよ。ときに，悪いことは起きてしまうものなんだ……そして思いは，その思いがどれだけ大きいものだったとしても，思いは思いにすぎないんだよ」。彼女の視線は理解と感謝の気持ちを帯びていた。私も涙しそうな気持ちになった。今クラスに戻りたい気持ちがするかと私は彼女にたずねた。彼女は頷き，私たち三人をもう一度見つめ，そしてドアから出て行った。彼女の腕は自由に揺れていた——彼女の歩幅のリズムで。

海辺で悲劇を目撃した数人の子どもたち同様，アレックスは睡眠と食欲に問題を起こしていた。彼の父親が，末っ子のアレックスがこの2日間ほとんど物を食べないと言って，私たちのところに連れてきたのだ。

一緒に席に着くと，私は彼にお腹の中を感じられるかどうか聞いてみた。彼はお腹の上にやさしく手を置いて，鼻をひとすすりして，「うん」と言った。

「そこはどんな感じがするかな？」

「こぶみたいに固いよ」

「こぶの中には何かあるかな？」

「うん，黒くて……赤い……好きじゃないよ」

「痛いのかな？」

「うん」

「ねえ，アレックス，それは彼女のことが好きだったから痛いと思うんだ……でも痛いのはずっと続かないよ」

男の子の頬を涙が滝のように流れ落ち，顔や指に色が戻ってきた。その晩，アレックスは夕食を完食したそうだ。メアリーのお葬式で，アレックスは大泣きし，温かな微笑みをうかべ，友達を抱きしめたのだった。

サミー：子どもの遊び

> 1時間会話するよりも1時間遊ぶ方が，
> その人物についてより発見することができる
> ——プラトン

ヴィンスも，彼の治療者も彼のがんこな肩の凍りつきと恐ろしい出来事とを関連づけることができなかったように，子どもの症状や行動上の変化は親や小児科の専門家を困らせる難問を提示することがよくある。このことは，安定して慈愛に満ちた家庭環境を提供している「十分に良

い（good enough）」両親の子どもの場合，とくに当てはまる。ときに子どもの新しい反応は，それがどれほど些細なものであったとしても，謎めいたものとなる。当惑する家族は子どもの行動や症状と，恐怖の原因とを関連づけて考えたりはしないだろう。

　子どもたちは自分のことを表現するために簡単で理解しやすい方法ではなく，むしろ最も苛立たしい方法で傷ついたこころの内側を表現することがよくある。子どもはこれをからだで行う。親にまとわりついたり，癇癪をまき散らしたり，手に負えない行動を取るかもしれない。もしくは，興奮，過活動，悪夢や不眠などに悩まされるかもしれない。より問題となることに，不安を行動化して，ペットや自分よりも年齢の幼い弱い子どもを暴力で傷つけたりすることもある。他には，頭痛や腹痛，夜尿といった形で苦悩を表現したり，耐えがたい不安を何とか処理するために，以前は親しんでいた人物や物を避けるようになったりする子どももいる。親はただ，このような子どもの症状がどうして起こっているのか？と疑問に思うばかりである。

　若さの象徴そのもの——落下や事故，医療処置のような「普通の」出来事——が，未解決のままになったとき，それは子どもが抱える苦悩の隠れた容疑者となる。歩き始めたばかりのサミーのケースがまさしくそうである。

　子どもは本来遊びが好きなので，セラピストや親はうまく導かれたプレイ（遊び）を媒介にして，子どもが恐ろしい瞬間を克服すべく恐怖を乗り越え立ち直るための援助ができる。遊びの中で内側の世界を表現しながら，子どものからだは私たちと直接的にコミュニケートするのである。

　これは2歳半になるサミーの物語である。プレイ・セッションで勝利の結末という修復的経験がもたらされた。ケースを紹介した後，セラピスト，医療専門家，そして親御さんたちへの提言がある。以下の話は，ありふれた落下事故によるケガの縫合のために救急病院を訪れたとこ

ろ，思わぬ事態に発展し，どんなことが起きたかという例である。また，数カ月後，サミーの恐怖の経験が，遊びを通じて自信と喜びという新しい経験にどう変容したかということも示している。

　サミーは祖父母の家で週末を過ごしていた。そこにちょうど私も来客として訪れていた。彼はあり得ないほどわがままで，攻撃的かつ容赦ない態度で新しい環境をコントロールしようとしていた。何をしても彼をなだめることはできなかった。目が覚めるたびに彼はひどく不機嫌になった。眠っているときは，まるで布団とレスリングをしているかのように，布団を投げたりひっくり返したりしていた。この行動は，両親のいない週末を過ごす2歳半の子どもからはまったく予想されないものではなかった——分離不安のある子どもはしばしばそれを表現するものだからだ。しかしながらサミーは，いつも祖父母の家を訪れるのを喜んでいたので，この行動は祖父母にとって極端なものに思われた。

　6カ月前，サミーが高椅子から落ちてあごをケガしたことを彼らは打ち明けた。大量に出血したため，彼は地元の救急医療施設に運ばれた。看護師が体温と血圧を計りに来たとき，サミーが非常に恐がったため看護師はバイタル・サインを記録することができなかった。この傷つきやすい小さな男の子は次に，「小児用パプース」（フラップとヴェルクロの革ひものついた台）に縛り付けられた。胴体と両脚を動かせなくなったため，彼が動かせることができたのは頭と首だけだった——そして当然のことながら，彼はあらん限りの力でそれらを動かしたのだった。彼のあごを縫合するため，医師たちは拘束帯を強め，手で頭を動かないように抑えるという方法でこれに対処した。

　この辛い経験の後，母親と父親はサミーを連れてハンバーガーを食べに行き，それから公園の遊び場へ彼を連れて行った。母親はとてもよく気がつく人で，サミーの怖くて痛かった経験を注意深く見守っていた。そしてすぐに，すべては忘れ去られたように思われた。しかしながら，

この事故の直後から、少年の耐えがたい行動が始まった。サミーの癇癪と周囲をコントロールしようとする行動は、このトラウマで経験した無力感とはたして関係があるだろうか？

両親が戻ってきたとき、この最近の経験がトラウマ的な興奮とまだ関係があるかどうか、探索してみることで意見が一致した。私の宿泊していたキャビンに全員が集まった。両親と祖父母と、そしてサミーが見ている前で、私は彼のクマのプーさんのぬいぐるみを椅子の縁に置き、そこから床に落とした。サミーは金切り声を上げ、ドアに向かって飛び出して歩道橋を抜け、小川に続く小道まで走って逃げた。私たちの疑念は証明された。彼の最近の病院での出来事は無害でもなく忘れ去られてもいなかったのだ。サミーの行動は、このゲームが彼を圧倒してしまう可能性があることを示していた。

サミーの両親が彼を小川から連れ戻してきた。私たちが別のゲームを用意している間、サミーは母親にべったりとくっついていた。プーさんを守るために皆がここにいるからね、と私たちはサミーに説明した。すると再び彼は部屋を飛び出した——しかし今度は次の部屋に行っただけだった。私たちは彼をそこまで追いかけていき、次に何が起こるかを待った。サミーはベッドに走って行き、何かを期待するようなまなざしで私を見ながら、両腕でベッドをたたいた。

「怒っているんだね？」と私は言った。彼は私の質問にそうだと答えるような視線を送った。彼の表情をゴーサインと解釈し、私はブランケットの下にプーさんのぬいぐるみを置き、サミーをベッドに上げて、ぬいぐるみの横に座らせた。

「サミー、プーさんを助けてあげよう！」

私はブランケットの下のプーさんを抱え、皆に助けを求めた。サミーは興味深そうにじっと見ていたが、すぐに立ち上がって母親のところに走って行った。母親の脚に両腕でしっかりしがみつきながら彼は言った、「ママ、僕怖いよ」[注22]。無理をさせることなく、サミーの準備が

できてまたゲームをしたくなるまで私たちは待った。今度は祖母とプーさんが一緒に捕まった。サミーは彼らを救助するのに積極的に参加した。プーさんが救助されたとき，サミーは母親のところに走っていき，これまで以上にきつくしがみついた。彼は恐怖で全身が震え始め，そしてその後，劇的に，興奮と自尊心の感覚とともに胸が広がっていった。

ここで私たちはトラウマの再演から癒しの遊びへの移行を観察することになる。次に彼が母親に抱きついたとき，しがみつきの程度は弱まり，むしろ興奮して飛び跳ねていた。私たちはサミーが再び遊ぶ準備ができるまで待ち続けた。サミーを除く誰もがプーさんとともに救助される役を交代で行った。回を重ねる毎に，ブランケットを引きはがして母親の腕の中という安全地帯へと逃げ込みながら，サミーはより活発さを増していった。

プーさんとブランケットの下に捕まるという役がサミーの番になったとき，彼は非常に動揺し，怖がった。この究極の挑戦を受け入れるようになる前に，彼は何度も母親の腕の中へと走って戻った。勇敢にも，彼はプーさんとブランケットの下にもぐり込み，私はブランケットをやさしく被せた。彼の目が恐怖で大きくなるのを私は見たが，それもほんのわずかな間だけだった。そして彼はプーさんをつかみ，ブランケットを引きはがして母親の腕の中へ飛び込んだ。すすり泣き震えながら，彼は叫んだ。「ママ，ここから出して！　ママ，ここから出してよ！」。驚いた父親がこれはサミーが病院のパプースに拘束されているときにサミーが叫んでいた言葉と同じだと私に教えてくれた。彼がこのことをはっきり覚えていたのは，まだ2歳半の子どもにもかかわらず，このような直接的でうまく表現された要求ができるという息子の能力に非常に驚いた

注22）この安全に関する信頼は，確固たる愛着がなければ起こりえなかったであろう。健康的な絆がない場合，もしくは虐待などがある場合，セラピーはもちろん，はるかに複雑なものとなり，一般的に両親や養育者へのセラピーも必要となる。

からであった。

　この逃走ゲームを私たちはさらに何度か繰り返した。繰り返すたびに，サミーはより力強く，勝利を表現するようになった。母親のもとへ怖がって駆け寄る代わりに，彼は興奮して飛び跳ねた。逃走が成功する度に，私たちは手を打ち，一緒に踊って，歓声を上げた。「やったぞ，サミー，やったぞ！　サミーがプーさんを助けたぞ！」。2歳半のサミーは数カ月前に彼に衝撃を与えた出来事を克服したのだった。トラウマに刺激された攻撃的でひどい怒りの行動は失われた環境をコントロールするために用いられていたが，この「過活動」と回避（医療トラウマに関して改めてワークしたときに出現した）がこの勝利に満ちた遊びの中で変容したのだった。

子どものプレイを指導する際の，解決のための5原則

　以下で，サミーの経験を分析し，そこから，子どものプレイ・セラピーの原則を明らかにし，活用できるようにする。

　1．ゲームのペースは子どもにまかせること

　癒しが起きるためには時間を瞬間，瞬間にゆっくりと落とし込む必要がある。あなたが関わっている子どもが安全を感じられるようにするためには，その子のペースとリズムに従うことである。（子どもの行動を注意深く観察することで）あなたが子どもの立場になってみると，その子とどのように共鳴すればよいかすぐにわかるだろう。私たちがサミーとこれをどのように行ったか，もう一度振り返ってみよう。

　クマのプーさんが椅子から落ちたときに部屋から飛び出すことで，サミーはこの新しい，活性化をもたらすゲームに参加する準備がまだできていないことを雄弁にそして明白に示した。ゲームを続ける前に，サミーは両親によって救助され，慰められ，元いた場所に連れ帰ってもらわなければならなかった。彼に安全を感じてもらうために，私たちは

プーさんを守るために皆がここにいると彼を安心させた。このサポートと励ましを与えることによって，私たちはサミーがゲームで遊ぶことに，**彼のペースとタイミング**で近づいてくれるようにした。

　この励ましの後，サミーは外へ飛び出て行く代わりに寝室へと走って行った。このことは彼の恐怖心が和らぎ，私たちのサポートに対してより信頼を感じられるようになったという明白なサインであった。子どもは遊びを続けたいかどうかということを必ずしも言葉で表現するわけではないので，彼らの行動や反応から手がかりを読み取らなければならない。子どもが選ぶいかなるコミュニケーションの方法も尊重しなくてはならない。一つのエピソードをやり終えることを子どもに決してせかしてはならないし，子どもの意志に反して，また子どもにその能力がないにもかかわらず，より多くのことをさせようと無理強いしてはならない。サミーの場合と同じように，怖がっている様子，息苦しそうな様子，固くなっている，もしくはぼうっとした状態（解離）が見られたら，プロセスのスピードを落としてゆっくり進めることが重要である。あなたが子どもの味方であり，そばについていることで安心させ，ただ静かに我慢強く待っていれば，このような反応はいずれ消失していくものである。一般に，子どもの目と呼吸のパターンによってゲームが再開できるタイミングを知ることができる。

2．不安，恐怖と興奮を区別すること

　トラウマ・プレイの間，ほんの短い間でも不安や恐怖を体験することは，子どもがトラウマを乗り越えることに役に立たない。子どもはたいてい，そうしたことを避ける行動をとるものである。ぜひそうさせてあげよう。同時に，それが回避なのか逃避なのか識別してみよう。

　いつ休憩が必要でどのタイミングで前進するよう導くのが良いかを「読む」スキルを磨くうえで，以下はわかりやすい例である。

　サミーが小川へと走っていったとき，彼は回避行動を表現していた。

彼のトラウマ的反応を解消するために，サミーは感情に流されることよりも自分の行動をコントロールしていることを実感しなければならなかった。子どもでも大人でも，不安や恐怖で圧倒されそうになるときに，回避行動が出現する。一般的に子どもの場合，こうした行動は感情的な苦痛を表現するある種のサイン（泣く，怯えた目，叫ぶ）を伴う。一方で積極的な逃避は楽しい感じがするものである。子どもは小さな勝利に興奮し，しばしば笑顔を見せたり，手をたたいたり，心から笑ったりすることで喜びを表現する。つまり，回避行動とは反応がかなり異なっている。興奮が見られるということは，原因となった経験に付随していた子どもの感情がうまく解放されたという証拠である。これは肯定的で望ましいことであり，必要なことでもある。

　耐えがたい気持ちや感覚を，望ましいものに変化させることでトラウマは変容する。最初にトラウマ的反応を引き起こすことになった活性化と同じレベルの活性化が起こったときにのみ，これが可能になる。

　子どもが興奮しているように思われたら，私たちがサミーと手を叩いて踊ったように励ましを子どもに与え，そのまま続けても大丈夫である。

　しかしながら，もし子どもが怯えて怖がっているように思われた場合は，励ましを与えながらもそれ以上の動きを促してはならない。そのかわり，十分な注意とサポートとともにそこにとどまり，恐怖がある程度やわらぐまでじっと待っていることである。子どもが疲れた様子を見せたら，休憩をとるように。

3．一度に少しずつ

　どんな人に対してもトラウマ的な出来事に再交渉するときには，どれほどゆっくり行っても遅すぎることはない。子どもの場合はとくにそうである。トラウマ的な遊びはそれが定義であると言って良いほど，反復的である。この周期的な性質をうまく活用することだ。**再交渉**とトラウ

マ的プレイ（再演）の重要な違いは，再交渉においては，子どもの反応や行動が克服や解消へと向かう際に変化を伴うということである。次に，サミーのこのような小さな変化に私がどのように気がついたか説明する。

　サミーが玄関から出て行かずに寝室に駆け込んだとき，彼は異なった行動で反応していた。つまり進展があったということだ。何回反復されたとしても，子どもが異なる反応をしている場合——例えば興奮度がわずかに増す，言葉数が増える，自発的な動作が増えるなど——その子どもはトラウマを処理しているところである。子どもの反応が拡張と多様性に向かってではなく，収縮と強迫の方向性へと進んでいるように思われる場合，あなたは子どもが変化するには覚醒度が強すぎるシナリオで出来事に再交渉しようとしている可能性がある。プレイ的な再交渉の試みが裏目に出ていると気づいたときには，呼吸が平穏と自信と自発性を取り戻してくれるまで，自分自身をグラウンディングして，自分の感覚に注意を向けることである。そして，プレイをより小さな要素に分解して，変化の度合いをゆっくりとしたものにする。このことは，子どものペースに従うという先に述べたことと矛盾しているように思われるかもしれない。しかし，子どもの要求に調子を合わせるということは，ときに，子どもが傷つき圧倒された状態に陥らないようにするために，制限を設定することでもある。もし子どもが緊張したり怯えていたりするように見えたら，いくつかの癒しのステップを用いても構わない。例えば，医療トラウマの再交渉を行う際，このように言ってもいいかもしれない。「どうだろう，君が注射をする前に，プーさん（リカちゃん人形，G. I. ジョーなど）が怖がらないようにするにはどうしたらいいと思うかな？」。しばしば，子どもは創造的な解決策を思いついて，**自分がそうして欲しかったことそのものを教えてくれることがある**——すなわち，彼らの実体験で落ち着くために役立ったであろうと思われる，そのとき**欠けていた要素**である。

「毎回のお決まり」と思われることを何回やり通さなければならないだろうかと気をもむ必要はない（私たちは，プーさんとのゲーム遊びをサミーと少なくとも10回は行った）。サミーは彼のトラウマ的反応と非常に早く再交渉することができた。あなたが担当する子どもはもっと時間がかかるかもしれない。必ずしも一日で全部やり終えてしまう必要はない！　子どもの経験を微妙なレベルで内的に再交渉するには，休息と時間が必要とされるものである。完全に解消されていない場合，次のセッションで遊ぶ機会が与えられれば，子どもは同じ段階に必ず戻ることを忘れないでいてほしい。

4. 安全な受け皿（コンテイナー）となること

　生物学があなたの味方をしていることを忘れないでほしい。子どもに対するトラウマ的な出来事の再交渉の際におそらく最も困難で最も重要なことは，物事は必ずうまくいくという信念をあなた自身が持ち続けることである。この感覚はあなた自身の内側からもたらされるものであり，子どもにも投影されるものである。信頼という感覚で子どもを包む，受け皿となるのである。このことはトラウマと再交渉しようとするあなたの試みを子どもが嫌がったときにはとくに困難になる。

　もし子どもが嫌がったら，辛抱強く対応し，安心させてあげてほしい。その子どもの本能的な部分はこの経験を再び処理したがっている。あなたがしなければならないことは，その部分が出現してきても大丈夫と子どもが確信し，安全を感じるようになるのを待つことだけである。子どものトラウマ的反応が変容されうるかどうかを気にしすぎていると，子どもに対して葛藤的なメッセージをうっかり送ってしまっている可能性がある。自分の中に未解決の子ども時代のトラウマがある大人はとくにこの罠に陥りやすい。

5. 子どもが純粋にプレイから利益を得ていないと感じたら，止めること

　優秀で高名な児童心理学者であるレノア・テアは『恐怖に凍てつく叫び――トラウマが子どもに与える影響』[107]の中で，本来の恐怖を再演するようなトラウマ・プレイ「セラピー」を子どもに行うことについて臨床家に警告している。彼女は3歳半のローレンとおもちゃの自動車で遊んだときの反応について記述している。「車が人の上を走っているの」と，ローレンは2台のレーシング・カーを何体かの指人形に向けてぶーんと走らせながら言った。「この尖ったところを人に向けているの。それでみんな怖がっているの。尖ったところはお腹のところに来て，口にも，それから……［彼女は自分のスカートを指した］。お腹が痛いわ。もう遊びたくない」。ローレンは恐怖の身体感覚が突然立ち上ってきたために，そこで止めてしまったのだ。これは典型的な反応である。彼女は何度も同じ遊びに戻るかもしれない。そしてお腹の中の恐怖の感覚で気持ちが悪くなると毎回そこで止まるのだ。なかには，ローレンがトラウマ被害を受けた状況に対して何らかのコントロールを得ようとして遊びを用いていると考えるセラピストもいるかもしれない。確かに，彼女のプレイは大人の恐怖症に日常的に用いられる「曝露」療法に似ているかもしれない。しかし，テアはこのようなプレイは普通あまり成功しないと警告している。たとえそれで子どもの苦痛を和らげることがあったとしても，このプロセスが結果をもたらすまでにはあまりにも時間がかかる。たいてい，プレイは解決策を見いだせないまま強迫的に繰り返されることが多い。トラウマ経験の再演とカタルシス的再体験が大人のトラウマを強化するのと同じように，未解決で反復的なトラウマ的プレイはトラウマの衝撃を強化する。

　サミーの事例で見たように，トラウマ的経験の再処理や再交渉は，トラウマ的なプレイや再演とは根本的に異なるプロセスを意味している。先の例のローレンとは異なり，たいていの子どもは，それぞれ工夫をし

ながら，プレイが誘発するトラウマ的感覚を避けようとする。しかしよく指導されたプレイでは，**サミーは少しずつそして段階的に恐怖を克服することで**，「**感覚を体験しつくす**」ことができた。トラウマ的出来事とプーさんの協力による段階的な再交渉を用いたことで，サミーは勝利者となり英雄となれたのだった。勝利の感覚と英雄感は，たいていの場合，再交渉されたトラウマ的な出来事が成功裏に完了したことを象徴する。活性化を引き起こす可能性のあるシーンを演出した後に，私たちがサミーの指揮に従い，遊びに参加してゲームをうまく仕立て上げたことで，サミーは恐怖を手放すことができた。それには最小限の時間しかかからなかった（30 〜 45 分間）が，修正的な結果を彼に体験してもらうという暗黙の目的に到達することができたのだった。

第9章
ピーターの事故に関する注釈

　最後の事例として，冒頭で取り上げたあの天気の良い美しい日に起きた私の事故に再び戻ろうと思う。第1章で述べたあの恐ろしい事故について，簡潔な分析をはさみながら（**太字部分**），再び説明をしよう。この注釈は単なる見直しではなく，私がPTSDを発症せずに済んだ要因について精査する手段でもある。この事故そのものは——言ってみれば車にはねられ，窓ガラスにたたきつけられ，空中に放り出されて身体的にケガをしたというものであるが——確かにトラウマ的な出来事である。しかしなぜ，私はトラウマを被らなかったのだろうか？

　あの2月の運命の日に，親友バッチの60歳の誕生日をお祝いしに出かけようと楽しい期待に満ちながら歩いていたところ，私は交差点に差し掛かった……次の瞬間，麻痺と無感覚状態で私は路上に横たわり，動くことも呼吸をすることもできなかった。何が起きたかすら理解できなかった。どうして私はここにいるのだろうか？　混乱と信じられない思いが渦巻く霧の中から，一群の人々が私に駆け寄ってきた（**1. 私の例でショックだったことは，文字通り息ができなかったことである。多かれ少なかれ，すべてのトラウマにおいて私たちは呼吸ができなくなる。ショックの瞬間，人は自分に何が起きたか理解できないものである。それは，自分の内側にも外側にも定位ができず呼吸もできない状態だ**）。

人々は立ち止まり、そして仰天した。突然、彼らは円になって私を上から見下ろし、その驚いた目が不自然にねじられた私のからだに釘付けになっていた。なす術もない状態の私の視点からは、彼らが私というケガをした獲物のところに急降下してきた肉食のカラスの群れのように見えた。ゆっくりと私は自分の周りを見回して、真の攻撃者を確認した。昔風の閃光電球で撮影した写真のように、まるで歯のようなフロントグリルと粉々になった窓ガラスで不気味にそこに存在しているベージュ色の車が目に入った（**2. ショック状態では映像はいつもとは違ったものになり、断片化し、最も顕著で恐ろしい特徴にとくに注目がいく**）。扉が突然バタンと開いた。目を大きく見開いたティーンエイジャーが飛び出してきた。彼女は恐怖で放心した目で私を見つめた。おかしなことに、私は自分に何が起きたかわかっていたし、わからなくもあった（**3. トラウマのパラドックスの一つとして、トラウマを受けた人は、分離した知覚・受容を持つことがある。それらは自動操縦状態で静かに活動を行う。またそれらは、目覚めることのできない夢・悪夢の中にも入り込んで行く**）。さまざまな断片が収束し始めるにつれ、それらは恐ろしい現実を伝え始める。私は交差点を渡ろうとしたときにこの車にはねられたに違いない。混乱した不信感の中で、私はかすかな薄明の中へ沈み込んだ。自分が明晰に思考できないことも、この悪夢から目覚められないこともわかっていた。

　一人の男性がそばに駆け寄ってきて、膝をついた。彼は自分が非番の救急救命士だと名乗った。その声がどこから聞こえてくるのか確かめようとしたとき、（**4. これは自動的な、初期の生物学的な定位反応である**）彼は次のように厳しく命令した、「頭を動かさないで」（**5. これで私は二つの矛盾する命令で二重拘束状態に置かれてしまった。一方は定位をしようとする生来の試みと、他方はこの差し迫った本能に従わないようにという命令である。結果、拮抗する衝動の対立が生じ、生物学的な定位衝動の妨げとなった。これは第8章の凍りついた肩の消防士ヴィ**

ンスの事例と同じである）。彼の鋭い声による命令と私のからだが自然にやりたがっていること——それは声の方を向くことであるが——との間の矛盾で私は怯え，ある種の麻痺状態でぼうっとなった。私の意識は奇妙に分離し，奇怪な「自失状態」を経験した。それはまるで私が自分のからだの上に浮かび，事態の展開を見下ろしているようであった（**6. この説明は解離の古典的な表現である。しかしながら，解離にはさまざまな様式があり，そこにはトラウマ後に生じる一連の心理的断片化や身体症状なども含まれる**）。

　彼が荒っぽく私の手首をつかみ脈拍を取ったとき，私は急に我に返った。彼は位置を変え，私の真上に来た。そして無造作に私の頭を両手で抱え，動かないよう拘束した。その突然の行動と，とげとげしく響く命令で私はパニックになった。それらは私をさらに動けない状態にした（**7. この葛藤によって阻害され，行き詰まった状況が深まり，さらなる恐怖を呼び込んで不動反応が強くなる。こうして恐怖で増強された不動が生じる**）。私のぼうっとした，霧がかかったような意識の中を恐怖が広がっていった。もしかしたら，首の骨が折れてしまったのかもしれない，と私は思った（**8. 恐怖と無力感は不動を深め長引かせる**）。私は誰か他の人に注目したいという衝動にかられた（**9. 切迫した状況で人と接触したいという要求はほ乳類的な生存のための本能である——第6章を参照**）。私はただ誰かの温かいまなざしと，しがみつける命綱こそが必要だった。しかし私は怖くて動けなかったし，無力に凍りついているのを感じていた（**10. ショックと不動反応の力によって，助けを求めようとする能力——すなわち比較的最近になって発達した，ほ乳類特有の社会的生存本能を関与させる能力——が減少している**）。

　この善意の援助者は矢継ぎ早に私に質問をした。「お名前は？　今どこにいますか？　どこに行こうとしていましたか？　今日は何月何日ですか？」。しかし私は自分の口とつながることができず，言葉を発することができなかった。私には彼の質問に答えるためのエネルギーさえも

なかった。彼の質問の仕方が私をさらに混乱させ，私は完全にわけがわからなくなってしまった。最終的に，私は何とか言葉を紡いで喋ることができた。私の声は緊張した固いものだった（11. **声も出ない恐怖は不動反応の一部であり，一般的に声を出すことのできるすべての種において見られるものである**）。私は手ぶりと言葉を使って，彼に「どうか少し下がってください」と頼んだ（12. **保護的な境界を形成しながら，侵入に対する効果的な防衛を起動できたのは，これが最初である**）。彼は従った。アスファルトの路上に無様に寝そべっている誰かについて話す中立的な観察者のように，私は頭を動かしてはいけないことを理解していること，そして質問には後で答えることを彼にていねいに説明した（13. **効果的な境界を設けたことでショックが和らげられ，私の脳のコミュニケーション中枢——ブローカ野——が，私の境界をさらに詳細に明確に表現できるよう活動を始めたのだ**）。

思いやりの力

　数分後，一人の女性が遠慮がちにその場に現れ，私のそばに座った。「私は医師です。小児科医です」と彼女は言った。「何かお役に立てることはあるでしょうか？」。

　「ただ私のそばにいてください」と私は答えた。彼女の飾り気のない，優しい表情はとても支えになるように思われたし，おだやかな配慮も感じられた。彼女は私の手を取り，私は彼女の手を握りしめた（14. **彼女が手を差し伸べて身体的な接触が得られたことは定位の資源となり，弱まっていた社会とつながる能力を取り戻す助けとなった。腹側迷走神経系の活性化は——第6章参照——トラウマのブラックホールに吸い込まれることから私を守ってくれたのだ**）。彼女は優しくジェスチャーを返した。私の目が彼女の方を向いていると，涙ぐむのを感じた（15. **目と目のコンタクトは触れることと同じく社会的交流システムに不可欠**

のものである。お互いの神経系の関わり合いが生じている，この生理学的交流は安定化と安心をもたらす）。繊細で，不思議なことにどこかよく知っているような彼女の香水の香りが，私は一人ではないことを教えてくれた。私は彼女の力強い存在感に感情的に抱きとめられていることを感じた（16. 香りを通して私たちは大脳辺縁系──正式には嗅脳と呼ばれる部分──に直接アクセスすることができる。まさしくこれが理由である）。解放の震えの波がからだ中を流れ，私は初めて深い呼吸をした（17. このパワフルな瞬間は生理学的放出と自己調整が可能になった最初の瞬間である）。そして恐怖でガクガクと全身が震えた。目からは今や涙が流れ出していた。こころの中で私には声が聞こえていた。こんなことが私に起きたなんて信じられない。あり得ない。これは今夜バッチの誕生日のために計画していたことなんかではない（18. これは私自身の否認に対する認識である）。私は計り知れない後悔の深い引き波に引き込まれていた（19. この瞬間，私は喪失を認めることで深い感情的な真実と向き合っていた。セラピーではこのことは少しずつ，時間とともに起きてくるものである）。私のからだは震え続けていた。現実が戻ってきた。

　少しして，突然，からだの震えがよりおだやかなものへと変化し始めた。私は涙と悲しみの新たな波を感じた（20. この波による放出によってペンデュレーション──第5章のステップ3で議論した，拡張・収縮──を自然に経験することができ，悲しみと恐怖の感覚を和らげた）。自分が重傷を負っているかもしれないというつらい考えが頭に浮かんだ（21. からだをスキャンしてケガの様子や程度を確かめることは，ケガに対するほ乳類的反応の一部である）。もしかしたら，私は車椅子の必要な身体障害者となり，これからずっと人に頼って生きていかなければならないかもしれない。再び悲しみの深い波が全身を駆け巡った。私は悲しみに飲み込まれるのが怖くなり，女性の目に必死にしがみついていた（22. 一つの資源として私は今，積極的に女性に関わっている）。

落ち着いた呼吸が彼女の香水の香りをもたらしてくれた。彼女がずっとそこに居続けてくれていることが私をつなぎ止めた。圧倒される感じが弱まるにつれ，恐怖も和らぎ，静まり始めた。一抹の希望の光を感じ，そして怒りの波がやってくるのを感じた（23. **怒りは強力な防衛反応である。——それは殺人への衝動でもある！** この衝動に人は恐怖を感じるため，抑圧しようとするのである。小児科医は私がこの怒りを封じ込め，それによって圧倒されないようにすることを手伝ってくれていた）。私のからだはブルブル震え続けていた。氷のような冷たさと熱のような熱さが交互にやってきた（24. **これは強力な放出が継続していることを示している**）。お腹の奥深くから，燃えるように赤い怒りの炎が吹き出してきた。どうやってあのバカなガキは私を交差点ではねることができたんだ？ よそ見をしていたのじゃないか？ ちくしょうめ！（25. **さらなる憤怒——誰かのせいにするという人間の新皮質的な傾向を伴っている**）。

鋭いサイレンの音と赤いチカチカした光がすべてを遮断した。私のお腹は固くなり，目は再び女性の優しいまなざしを探し求めた。手を握り合うと，お腹の緊張が緩んだ。

シャツが破かれているのが聞こえた。私はびっくりして，再び路上に横たわっている自分のからだの上から観察する立場に瞬時に戻った（26. **シャツが破られるという突然の出来事によって，再び解離が生じた**）。制服姿の見知らぬ人々が，私の胸に電極を手際良く装着しているのを私は眺めていた。善意の救急救命士が誰かに脈拍が170だと報告していた。シャツがさらに破かれるのが聞こえた（27. **自分が解離していることに気がついて，私は自分のからだに戻ることができた**）。救急隊が私の首に固定具を滑り込ませ，慎重に私を台へと移すのを見ていた。彼らが私を固定している間，不明瞭な無線連絡が聞こえた。救命士たちは完全救命救急医療機関を要請していた。私の中で警告音が鳴った。私はほんの1マイルのところにある最も近い病院へ搬送してもらえるよう

頼んだが，私のケガでは30マイル以上も離れたラ・ホーヤにある大規模な救急病院へ搬送する必要があるかもしれないと救急隊員は答えた。私は意気消沈した。しかし驚くことに，恐怖はすぐに消失した（**28．情動的覚醒の高まりと減退は，自己調整が深まっている証拠である**）。救急車の中に運ばれるとき，私は初めて目を閉じた。女性の香水のかすかな香りと彼女のおだやかで優しいまなざしがまだ残っていた。そして再び，私は彼女の存在によって抱えられているという心地よい感覚を得ることができた。

救急車の中で目を開けると，アドレナリンがフル充電されたかのように，覚醒が高まるのを感じた（**29．私はここで適切に資源を得ていた──目を閉じてからだの中の過覚醒感覚とともにいられるほどに。女性の香水の残り香が大脳辺縁系とからだを落ち着かせ，私の中で何が起きているのかさらに探求するためのサポートにもなっていた**）。強烈ではあったが，この感覚は私を圧倒するまでには至らなかった。目は周囲を見渡して，見知らぬ不気味な環境を探索したがっていたが，私は意図的に意識を内側に向けた。私はからだに残っている感覚を吟味し始めた（**30．命が危険にさらされているという危機感は消失し，からだにアクセスする能力が増していた**）。積極的に注意を集中させることで，私は意識をからだ全体に広がる強力で不快なざわつきに向けることができた。

この不快な感覚の中で，私は左腕の妙な緊張に気がついた。この気づきを意識の全面に持ってきて，腕の緊張が高まっていくのをトラッキングした。しだいに，**腕が屈曲して上に動こうとしている**ことがわかった（**31．ここで私は身体感覚をトラッキングできるようになった。覚醒の"雑音"とざわめきの中から意志ある緊張を識別できるようになった。この好奇心によって現在の時間的定位を再構築することができた。トラウマと好奇心は相反的な精神生理学的機能があり，共存できないのである**）。この動きへと向かう内側の衝動が起きてくるにつれ，手の

裏側も反転したがった。非常に微かにではあるが，手が顔の左側へと動こうとしているように感じた——衝撃から顔を守ろうとしているかのように（32. このことは不随意の防衛反応の確たる証拠である。不適切だったか未完了のどちらかになってしまった強力で防御的な反応である。自動車のフロントガラスと道路からの猛烈な衝撃によってその遂行が妨げられていた）。突然，私の目の前をベージュ色の車の窓ガラスの映像がちらりと浮かび，そしてさらに，——閃光電球のスナップ写真のように——クモの巣状にひび割れたフロントガラスの向こうにこちらを見ている空虚な目が浮かんだ（33. 脅威の元凶と関連のあるイメージが再出現している）。私は一瞬，フロントガラスに左肩がドシンと音を立ててぶつかり，ガラスを破壊しているのが聞こえた（34. 第7章で討論したSIBAMモデルで説明した感覚の印象やイメージが，衝撃に関する視覚的要素だけでなく聴覚的要素にまで拡張されている）。そして予想もしなかったことに，安心感に包まれる感じが勢いよくやってきた。私は自分のからだに戻ってきたことを感じた。電気的な雑音はなくなっていた。空虚な目と割れたフロントガラスのイメージは消失し，薄れていくように思われた。代わりに，家を出て，顔に温かい日ざしを感じ，今夜バッチに会いに行くという期待と喜びに満ちている自分の姿が思い浮かんだ。外側に焦点を合わせるにつれ，目の緊張も和らげることができた。救急車の中を見回してみると，なぜか違和感や不気味な感じは先ほどのようには感じなかった。むしろはっきりと，そして「柔らかに」見えた。自分がもはや凍りついていないこと，時間が前に進み始めたこと，そして悪夢から覚めつつあるという深くて力強い感覚があった〔35. イメージは広がり続け，視覚的および聴覚的要素を詳細に関連づけることで，さらに深いレベルの完了が起きた。私はここで衝撃の瞬間，t=0へと移行した。私はt-1（衝撃前の瞬間）からt=0（衝撃の瞬間）へ，そしてt+1というt=0の直後の瞬間でありショックの中心から抜け出した時間へと進んだ——図9.1を参照。現実の時間とあの完璧

経験の連続性を再構築すること

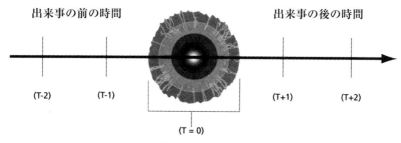

図9.1 この図は，ショックの中心的瞬間に向かい，通過していく動きを示している。これにより不動状態が解消される。

な冬の朝の思い出へと戻り，定位しながら，私は「針の穴」から脱出した]。私はそばに座っていた救急隊員を見つめた。彼女の静けさが私を安心させた（**36. この安心感は，この悪夢から私が目覚めたという感覚，そして救急車の中の女性を含む資源と，サポートの感覚を拡大できるという経験の感覚を強めた**）。

　何マイルかでこぼこした道のりを経たところで，背面上部の背骨から湧き上がってくる別の強い緊張パターンを感じた。右腕が外側に伸びようとしていることに気がついた——そして瞬間的に映像が見えた。黒いアスファルトが私に迫ってきた。手が歩道を打ちつけるのが聞こえ，右手のひらにひりひりと焼けるような感覚を感じた。私はこれを，頭が道路に打ちつけられるのを守ろうと伸ばしている手の知覚と関連づけた。ともすれば致命傷となっていたかもしれないケガから私の壊れやすい脳を守るために，からだは何をすればよいかよくわかっていて，私を裏切らなかったという深い感謝の感覚を得て，非常に安堵した（**37. 私は今や時系列的に出来事を処理し始めていた——t-1 から t+1 へ。そして自分を守ろうとするからだの能力に対して，自信が持てるようになっていた**）。軽く震え続けながら，自分のからだの奥深くから湧き上がってく

る内側の強さとともに温かくピリッとする波を感じていた。

　サイレンが鳴り響く中，救急隊員が血圧と心電図を測定した。バイタルサインについてたずねると，女性の救命救急士はていねいかつプロフェッショナルな言い方で，その情報を提供することはできませんと答えた。私は彼女ともっと接触したい，一人の人間として関わりたいという微かな衝動を感じた。おだやかな口調で，私は彼女に自分が医師であると告げた（半分だけ事実である）。軽い冗談が通じた感じがあった（**38. この種の遊びごころのある社会的つながりは，第６章で述べたように，腹側迷走神経系が働いているときにのみ可能となる**）。彼女は機械を操作し，そして結果が間違っているかもしれないと言った。１，２分後，彼女は私の心拍が74であり，血圧は125/70だと言った。

　「最初に計ったときはどうでしたか？」と私はたずねた。

　「ええっと，あなたの心拍は150でした。私たちが来る前に計測した人の報告では170でした」。

　私は安堵のため息をついた。「ありがとう」と私は言って，こう付け加えた。「神様ありがとうございます。私はPTSDにならずに済みそうです」。

　「どういう意味ですか？」彼女は純粋な好奇心からたずねた。

　「ああ，おそらく私は心的外傷後ストレス障害にならないだろうということです」。彼女はまだ当惑しているようだったので，からだの震えと自己防衛反応がいかにして私の神経系を「リセット」し，からだに再び戻って来られるようにしたかを説明した。

　「このようにして，」私は続けた。「私はもう闘うか逃げるかというモードではないのです」。

　「なるほど」彼女は言った。「だから事故の被害者が時々，私たちと闘っているようなのは――それは彼らがまだ闘うか逃げるかという状態にいるからでしょうか？」。

　「ええ，その通りです」。

「実は,」彼女はさらに言った。「患者を病院に搬送したとき,患者が震えるのを故意に止めているのに気づいていました。きつく拘束したり,ヴァリウム注射をしたりすることもあります。たぶん,それはあまり良くないことなのですね？」。

「ええ,まったく」私の中の「指導者」としての部分が答えた。「束の間の安心を与えることはできるかもしれませんが,そうすることで患者を凍りつかせ動きがとれないままにしてしまうのです」。

彼女は最近,Critical Incident Debriefing（クリティカル・インシデント・デブリーフィング）と呼ばれる「トラウマの応急手当」の講義を受講したと話してくれた。「そこで病院で実際に試してみたのです。事故が起きた後,私たちがそれぞれどのように感じたかを話し合わなければならなかったのです。でも,話すことで私も他の救急士たちも余計に気分が悪くなりました。その後私は眠れませんでした——でもあなたは何が起きたかについて話していませんでした。あなたは私から見ると,ただ震えていただけでした。それで心拍と血圧が下がったのですか？」。

「そうです」。私は彼女に,腕が行っていた微細な自発的防衛反応のおかげでもあると付け加えた。

「思うのですが,」彼女はよく考えて言った。「手術の後よく見うけられるようなからだの震えを,抑制するのではなくそのままにさせておけば,回復はずっと早くなり,おそらく術後の痛みも減少されるのではないでしょうか」。

「その通りです」と私は同意を笑顔で示した（39. **私は大変なときにでも自分の知的能力と私の「予備能力」が保持されていることに安心した**）。

親愛なる読者のみなさん,ここでもう一度,古代中国の易経から格言を引用して終わりにしようと思う。

恐怖と震えが何を意味せんとするか，

人がそのこころで理解したとき，

人は外界から迫り来るいかなる脅威に対しても

自らを防御できるようになる。

―― **易経六十四卦 51**（紀元前およそ 2000 年）

パートⅢ
理性の時代における本能

　　　私たちは他人の瞳に映って
　　初めてこの世に存在していることになる
　　　——ローレン・アイズリー The Immense Journey

　　私たちは特別な動物なのかも知れない，
私たちは特別な特徴を持った特殊な動物なのかも知れないが，
　　　それでも私たちは動物なのだ
　　　　——マッシモ・ピグリウッチ

第10章
私たちだって動物の端くれに過ぎないのである

　トラウマを癒すための私のアプローチは，広く以下の前提に立っている。つまり，その本性において人は本来，本能的であるという前提である。私たちの本質は，ヒト科の動物だということなのである。この動物的な本性のおかげで，私たちはトラウマを受けやすくなるが，それと同時に脅威に曝された後の被害から立ち直るためのたくましい力が増進され，安全に平衡状態へと戻るのである。もっと平たく言うと，本当に私たちの心身を理解するためには，私たちの神経系が，変化が絶えず困難に満ちた環境で進化してきたがゆえに，セラピストはまずは動物の心身について学ばなくてはならないということを，信じているのである。

　私たちは誰なのか？　私たちはどこから来たのか？　私たちはどうやってここにたどり着いたのか？　これらの問いは，神学者や生物学者，無政府主義者や動物学者，さらにUFO研究者や心理学者たちを悩ませてきた疑問の焦点である。これらの専門家たちはそれぞれ，私たちが何から作られているのか，そして，私たちは本当は何者なのかについて多様な観点から仮説を立てている。彼らは皆，まったく違うレンズを通して私たちの人間性を見ている。しかし，それらは必ずしも明らかに相反しているというわけではない。すべての宗教が創造神話をめぐって体系化されている一方で，例えば，ビッグバン理論と聖書の創世記の考

え方の間に激しい論争による断絶があるわけではない。確かに，学校や大学では，物理学や宇宙構造論の代わりに宗教的教義を教えるよう声高に求める活発な異議や主張を耳にすることはない。しかしながら，私たちの文化的な時代精神に潜んでいるほとんど暴力的と言っていい分裂がある。現実を直視しよう。「創造説」や「インテリジェント・デザイン」の支持者たちによる進化論に対する論争は，化石の記録に関する見解の相違ではなく，むしろヒトは基本的に動物であるか否かについての論争なのである。

チャールズ・ダーウィンは，『The Descent of Man』（邦題『人間の進化と性淘汰1』）で，動物界にヒトを解剖学的・生理学的に位置づける一助を担った。これによって彼は今日，キンゼイが半世紀以上前にアメリカ清教徒に対し描写してみせたものを具体化した，恐るべき存在となった。スコープス裁判［訳注：1925年アメリカ・テネシー州の高校で進化論を教えたとして逮捕された生物学教師スコープスに対する裁判。当時テネシー州では聖書の天地創造説に反する理論を学校で教えることが禁じられていた］への後戻り，つまりアメリカ「宗教右派」によるダーウィニズムに対する露骨な攻撃は，ヒトの動物的本性に対する根深い否認と恐怖によるものである。このような否認は，『より高級な人間（理性や道徳）』と『より低級な（性的な）動物』の間の基本的な断絶を反映している。本能的な生へのこの否認は，意外な仲間にも共有されている。多くの現代行動科学者たちである。

動物的本性の拒否は，私たちが（過度に）社会化されてきたがため，理解できるものではある。しかしながら，この否認とその非人間的な末路は，医師であるマックス・プロウマンの著書『Introduction to the Study of Blake』（ウィリアム・ブレイク研究序説）で要約されている。

　私たちの教養において，思い出したり考慮に入れたりすることが最も難しい力は生まれつきの本能である。長い間文明生活をおくってき

たために，ヒトはその原始的な中心部分から隔たってしまった。それは樫の木の小枝の端から，根の最深部までの距離ぐらい遠い。排水口が臭うまでその存在に気づかないほど，生活が洗練されてしまっている。私たちは知性を機械的に用いることにあまりにも自信を持つようになった。そのため，本能が真実や自然な表現を見いだせるかどうかに関わらず，その機能をとるに足らないものだとまで思うようになってしまった。早晩，私たちが本能へ関心を向けていないことに対するしっぺ返しをくらうことになるだろう……そして大きくうろたえることだろう。

　私たちは，本能的な根源と離れれば離れるほど，人生をどんどん悪化させる方向にますます必死になるような種として成長してきた。私たちは本当に活力に満ちた中核から離れることに「成功」してきた。私たちが動物であり，このうえなく人間で**も**あることを，導き伝えるという本能の役割は，次の場面に例示されている。

　ある自然写真家が，野生のゾウが死産した子どもの動かないからだを何度も蹴りつけているという，凄惨な光景を見つめていた。3時間も，この身の毛もよだつ場面の観察と撮影を続けていると，本当に予想もつかないことが起こった。子ゾウが身じろぎしたのである。驚くべきことに，母ゾウは心臓を刺激することで子ゾウを蘇生させたのだった。この奇跡的な仕事は本能によってのみ成し遂げられた。このようなとき，知性はまったく役に立たないだろう。

白鳥の湖

　「より低級な」種においてさえ，ほ乳類を連想させるような複雑な行動を導く，本能の知恵の現れにこころを奪われる。エメラルドに澄んだルツェルン湖［訳注：透明度が高い氷河湖，スイスのルツェルン州にある］

の畔で朝食を食べていると，そのテーブルの横を鴨や白鳥がヒナをつれて「誇らしげに」通り過ぎていく。ほんのわずかでも私のからだの一部がメスの方へ急に動くと，威嚇したり，シューシュー音を立てたりといった攻撃的な反応を引き起こすだろう。いつもは落ち着いていて壮麗な鳥にしては想定外の動きである。鳥たちが平和裡に漂っているところへ，私はちぎったパンくずを注意深く投げてやる。親鳥が一歩下がって注意深く見守りながら，ヒナたちにパン屑をついばませているのを観察するのは好奇心をそそられるものである。ヒナたちがふわふわのお腹を満たしてから，親鳥たちはほんの少しご馳走を口にする。そう，親鳥はヒナたちを守るために外的危険に激しく抵抗するだけでなく，本来は大食漢であるのにもかかわらず，柄にもなくじっと我慢しているようにも思える。親でないときには，この優雅な純白の白鳥たちは，投げ入れられたパン屑を巡って我先にと激しく競い合う，獰猛な獣としての真の姿をあらわにするのである。

ほ乳類の発達において，保護や世話の本能は，大いに拡張され精緻化され，広範囲にわたる養育的行動として発展した。そして，霊長類と**ホモサピエンス**の進化においては，子育ては記念碑的な飛躍を果たした。これは，種々の利他的で互恵的な社会的習性といったパラダイム・シフトを伴っていた。そのため，直接的な身体接触とアイ・コンタクトを通しての結びつきは，交尾をする可能性のあるパートナーに対して，一度に一人へと絞られていった。オスとメスの間のこのような生殖のつながり（誰よりあなたが一番）は，オルガズムが神経化学的な変動を要求することにより強固になる[注1]。その結果として私たちは，機が熟すると愛することを学ぶ長い旅路に足を踏み入れる運命なのである。だからこそ，愛や性欲，喪失が絶えず本質的に絡まり合い，それこそが世界的に

注1) この気持ちのよい，信頼を促進する化学的カスケードにはオキシトシンとエンドルフィンが関係している。

知られている詩や芸術，音楽，散文という営みと化す。

　ヒトは，無条件の親の愛が持つほとんど神業的な力について語ることを躊躇しない。そうでなければ，どうやって私たちが新生児に引きつけられる深い感情や行為を説明することができるだろう？　ヌルヌルしていて，しわしわで乾燥したプルーンのような色のからだで，うんちとおしっこをすることと，血迷ったかのような不快で耳障りな金切り声で泣き叫ぶ以外には何も知らない，あの赤ん坊を？　私たちは赤ん坊を見つめ，赤ちゃん言葉で話しかけ，匂いをかぎ，抱いて揺すってやり，絶望的に滑稽なまでに打ちのめされて恋してしまう。そして，親なら誰でも知っているように，これは試練と果てしない忍耐の日々の始まりにすぎない。進化は，世話と養育に関わる重要な行為を導き，まとまりのあるものとするために，すべての感情の中でも最も人を動かさずにはおれないものを私たちに与えた。ダーウィン的な「愛」の情動と行動は，たぶん一人の子どもをもうけ，18カ月の妊娠を（恐らく，その大きな頭のせいで）9カ月に短縮している種において，赤ちゃんの保護と世話のために進化してきた。これらの発達不全の生物が生き残るために，特別な，拡張された，それゆえ高度に動機づけられた養育行動が必要とされた。このような長期にわたる骨の折れる仕事には，愛だけが必要とされた。それはおそらく，戦場で倒れた仲間のために，自らの命を極限の危険に曝してでも安全な場所へと救出しようと兵士を駆り立てるものと同じ情動である。さらに，愛はつまるところ，集団的な解毒剤，つまりは無意味な殺害と殺戮の趣味を持つ種にとっての救いとなるかもしれない。愛は家族や種族，そしておそらく必要なときには，社会でさえもつなぐ接着剤である。愛はまた，一体感とつながりという最高次の宗教的・霊的感覚を通じて，ヒト科の動物を神聖なものへと結びつける魔法の聖水のようでもある。あのとき，湖畔で私が目撃したものは，ヒナを先にお腹いっぱいにさせるため親鳥にいつもの旺盛な食欲を平然と抑制させた原始的本能プログラムの中に存在する，至上の愛の先駆けだった

のだろうか？

開かれた窓

> 科学は私たちの新しい宗教であり，その聖水には殺菌効果がある
> ——ジョージ・バーナード・ショー

　私たちの動物的な本性への頑固な拒否反応にもかかわらず，20世紀には本能に関する六つの研究にノーベル生理学・医学賞が授与されるという，活気に満ちた時期があった[注2]。一世紀半前にダーウィンは，本能がどれほど繊細で聡明であるかについて強調した。『ノートブックM』（1838）において，ダーウィンは次のように思い巡らしている。「人類の起源は今や証明された。ヒヒを理解するものは，ロック（Locke）よりも形而上学に貢献するだろう」。この件について，ヒトとチンパンジーのゲノムにはわずか1～2％の違いしかないことが最近実証された（他のほ乳類とヒトとの差よりもずっと顕著だというわけではない）。実際，チンパンジーはかなり洗練された数学の課題において大学2年生を上回ることができるが，心理学や自然科学と称されているものは，ヒトがとどのつまりは動物であるという事実を見過ごしたいようだ。

　センス・オブ・ワンダー［訳注：自然に対する畏敬の念のような概念］のような特殊な感覚でさえ，最も近縁の類人猿にも見られるようだ。著名な霊長類学者であるジェーン・グドールは，彼女が長年注意深く研究してきたチンパンジーに原始的な霊的感情があることを示唆している。彼女は，滝と川のある非常に美しい場所でのある群れの行動を描写して

注2）これらの中には，イワン・パブロフ，チャールズ・シェリングトン卿，ニコラース・ティンバーゲン，コンラッド・ローレンツ，カール・フォン・フリッシュ，ロジャー・W・スペリーがいる。

いる。

　「わたしはいつも，その滝に行くたびに圧倒され，そこに霊的なものを感じていた。ときどきチンパンジーもやってきた。かれらは滝に近づくと，滝壺からつづく川床の流れが発する律動的な音にあわせて，ゆっくりとリズミックにからだを動かした。そして大きな石や枝を拾っては，滝に向かってそれを投げつけた。そして垂れ下がるつる植物に飛びつき，水しぶきとつよい風をあびながら，ちぎり折ろうとでもしているかのようにつるを執拗にゆらした。かれらは 10 分以上にわたって，その荘厳な「ダンス」をつづけた。あれはなんなのか？ 畏怖に似たなんらかの感情をあらわしているとはかんがえられないだろうか？　生きもののようにたえず動いているのにひとつの場所にとどまり，たえず変化しているのにおなじようにみえる水の神秘がひきおこす畏怖の感情。もしかしたらそれは，圧倒的な力をもつ大自然の猛威と神秘を崇拝する，原初のアニミズム的な宗教を生み出したヒトが懐いた畏怖の念と同質のものではないか？」(『森の旅人』ジェーン・グドール　角川書店）[108]

　皮肉にも，動物的なルーツに対する創造説論者の拒絶にもかかわらず，宗教的な畏怖はダーウィン説による種の連続性や，私たちの深遠な本能的継承に関するさらなる証拠であるかもしれない。
　真っ当な科学者の多くにとって，ヒトではない霊長類に「宗教的畏怖」があるとすることは，たかだか誇張にすぎないと思われているようである。最悪の場合は，擬人化が極端に過ぎた例と見なされうる。しかしながら，チンパンジーにおける行動や情動を人間の道徳性の進化的な原形として研究する，堅実な実証研究に基づいた伝統がある。アイブル・アイベスフェルトの独創性に富んだ業績『Love and Hate: The Natural History of Behavior Patterns』（邦題『愛と憎しみ——人間の

基本的行動様式とその自然誌』）[109] に始まり，最近，フランス・ドゥ・ヴァールの名著『Our Inner Ape』（邦題『あなたのなかのサル——霊長類学者が明かす「人間らしさ」の起源』）[110] で最も盛り上がりを見せている分野では，サルや類人猿のある種の社会的行動が，仲裁のような高度に洗練された行為を含む，ヒトのさまざまな道徳的行動の先駆けになるものとして説得力のある事例が挙げられている。こうした先駆的行動には，グルーミングの相互性や社会的な順位の維持，暴力の軽減行動が含まれている。大人のチンパンジーが幼いチンパンジーが木に登るのを助けたり，動物園で飼育されているチンパンジー（泳げないことが知られている）が溺れかけているチンパンジーを助けようと無益にも試みて，堀に飛び込んだりするような例で明白に認識できる。このような利他的行動は，消防士が窮地にある家族を助けるために炎に包まれた建物に突入したり，兵士が倒れた僚友を救い出すために最前線へと飛び出したりする様子を思い起こさせる。

　ドゥ・ヴァールの視点は，霊長類社会での攻撃性についての長年に及ぶ観察に基づいている。彼は，二匹のチンパンジーが争った後に，負けた者を他のチンパンジーが慰めるように見えることに気づいた。慰めるという行為には，共感力と高度な水準の自己認識のどちらも必要である。ドゥ・ヴァールはまた，メスのチンパンジーが闘う準備をしているオスの手から石を荒々しく奪い取ってしまい，争う気をそぐか，少なくとも致命的な危害を負わせないようにすることを記述した。このような「和解」の努力は，群れの結束を維持し，それによって外敵に対する脆弱性を減じているのかもしれない。

　人間の道徳性は，正しいか間違っているかとか，正義か悪かという問いの周辺にまとまっている。ドゥ・ヴァールらによると[111]，道徳性は他者への関心と，社会的な規則を理解し尊重することに端を発している。このことは大勢のほ乳類の群れにおいても見られる。このような前道徳的行動がうまく組織化されるためには，情動と社会的機能が相当洗

練されていなければならない．ハーバード大学の進化生物学者マーク・ハウザーは，これらの説を発展させ次のように考えている．すなわち，複雑な感情状態に基づいた道徳のルールを獲得するという機能が，脳には遺伝的メカニズムとして存在するというのである[112]．

　このような確固とした観察をものともせず，社会科学はしばしば，ヒトが動物であるという仮定に対する激しい嫌悪感をあらわにする．最も顕著なのは，本能行動の概念にまつわる用語を消し去っていることである．実際，**本能**という単語は，最近の心理学の文献ではめったにお目にかかれない．むしろ，一掃されて，**動因**や**動機**，**欲求**などという単語に置き換えられている．本能がいまだに動物の行動を説明するのに常に引き合いに出されるのに対して，私たちは多くの人間の行動パターンが（少しは修正可能であるとはいえ），どれほど原始的で，自動的で，普遍的で，予測可能なのかについて，どういうわけか見失っているようである．たとえば，世界貿易センタービルが崩壊したとき，本能に突き動かされた人々は足から血が出るまで走った．人々は，古代のセレンゲティ［訳注：タンザニア北部ケニア国境に近い野生動物の楽園である国立公園］でネコ科の肉食獣に追いかけられた祖先たちのように，自分の命のために走った．そして，職場やコミュニティの安全を探し求めようと人々は再び集まり，ニューヨーク市内へとつながる橋を整然と歩いていったのだった．

　愛する人の死に際して悲嘆に崩れ落ちるとき，私たちは，この喪失に対する生得的反応を他の高度に発達したほ乳類と共有している．ジェーン・グドールが，メスのボスであったフローの死後，オスの子どもが彼女の遺体があった樹の上で断食したことについて記述しているのが好例である[注3]．しかし，悲嘆反応の別の例としてこころに浮かぶのは，週末に短期間留守にしただけというつもりで帰宅した飼い主に対する，ペットの素っ気ない態度である．運転中にキレることや，フェティシズムも，他の本能が良くない形で現れたものである．これらのケースで

は，本能が正常に機能していない。悲嘆，怒り，怖れ，嫌悪，色情，交配，子どもの養育，そして愛でさえも（これらと一緒に生じるすべての**行為のパターン**も同様）人間に共通のものである。これらはすべて，ほ乳類の同様の行動に非常によく似ている。

　ヒトと他の動物種との間の本質的なつながりを明白に示したのはチャールズ・ダーウィンの他に誰もいない。形態と機能の進化を発見したことはさておき，彼はさらに，人類と動物に共有される運動や行為のパターン，情動，表情表出を認識していた。ダーウィンは数々の名著で，ほ乳類の種における情動表出の連続性について書いている。彼は，生理学的・解剖学的構造の類似性だけでなく，種全体にわたる生来の本能行動や情動に衝撃を受けた。ダーウィンは『種の起源』で以下のように書いている。

　　人間と高次の動物は……共通した本能を……持っている。どの種も同じく，意味，直観，感覚，情熱，愛情，情動，そしてもっと複雑な

注3）スコットランドのスターリング大学の心理学者で霊長類研究者でもあるジム・アンダーソンは，最近録画されたチンパンジーの死と他のチンパンジーたちの反応について述べている（BBCニュース，2010年4月26日）。「年老いたメスのチンパンジーの呼吸がゆっくりになり，ついに止まったとき，ほかのチンパンジー達が屈み込んで一心に彼女の顔を覗き込んだ……こんなことは今まで一度も見たことがなかった」。彼らは30秒から40秒の間，遺体をつついたり，やさしくゆすったりした。アンダーソンは，彼らは途方に暮れた様子で，その夜はいつもより何度も目を覚ましていたと報告した。死んだチンパンジーの子どもで成人したメスは，母親の遺体が横たえられた壇の上で眠った。近くで眠っていたが，触れたりいじったりすることはなかった。科学誌 Current Biology の2010年4月27日号でアンダーソンは，これらの観察はチンパンジーの豊かな感情的生活を示唆する，現在進展中の一連の研究の証拠に付け加えられるものだと報告している。「彼らはまさしく死の認識を持っていると言ってよい。私たちは，他の研究から，チンパンジーは他のサル以上に困難に出会った仲間や，攻撃された仲間に対する共感を示す能力があることを認識している。私たちが見たのは慰安行動なのである」。アンダーソンは，チンパンジーたちは明らかに自己という感覚を持ち，また未来と過去に関する何らかの感覚も有していると述べている。

嫉妬や疑惑，対抗心，謝意，寛大さでさえも持っている。彼らはごまかしを実践し，仕返しをする。彼らは時には嘲笑うことも可能で，ユーモアのセンスさえ持ち合わせている。彼らは驚きや好奇心を感じる。彼らは模倣，注意，熟考，選択，記憶，想像，観念の連合，論理と同等の能力を有している……程度の面においてはかなり違ってはいるけども。(『ダーウィン著作集〈1〉人間の進化と性淘汰 (1)』※入手不可) 113)

オスのクジャクがその美しい羽根を誇示する求愛儀式などに見られる本能の普遍性／遍在性に（私たちは）驚かされる。この挑発的な表明はそれが美しければ美しいほど，お目当ての相手を魅了するのに成功する。これら二つの結果は，議論の余地はあるが，同一のものである。ほとんどの求愛儀式は，最初に「ひらひらと羽を動かす」段階から始まり，一連の特有の歩き方がそれに続く。この気取った歩き方は，単にオスの肉体的な勇敢さだけではなく，何かはっきりしないものを表象している。たとえば，ある種の鳥では，メスが魅力的だと思うのは，オスによる特徴的で独特な音色やリズム，声遣いである[注4]。他方，なわばりを守ることは戦闘や殺戮を伴うこともある。実際，群れに属するオスのサルのうち70％は，生涯つがいを作らず，独り身のままで死ぬ。進化は生と死を取り巻いている 114)。もし愛がそこにうまくはまれば，ますます良いのだが。

注4) アッシジの聖フランチェスコ［訳注：動物や植物など自然界のあらゆる生物と心通わせることができたとされるキリスト教の聖人］の伝説のように，デービッド・ローゼンバーグ［訳注：クラリネット奏者で自然主義者］の『Why Birds Sing』とマヤ・アンジェロウの『I Know Why the Caged Bird Sings』（邦題『歌え，翔べない鳥たちよ』）の二冊の本で，鳥の鳴き声に関するこの創造的心髄が書かれている。ローゼンバーグは，なぜ鳥の鳴き声は音楽的に聞こえるのかという問いを立てている。彼は最初にチェロとフルートと鳥の「デュエット」をした後，鳥とクラリネットのライブ・デュエットのシリーズを録音している。

むきだしの本能と技巧に富んだ造形の組み合わせは，人間の求愛儀式にも見られる。しかしながら，動物の行動を無批判に人間に拡張して推論する「動物形態観」には明らかに用心しなくてはならない。とは言え，タンゴやサンバのような巧みに演じられたダンスを見たことがある人なら，いみじくも本能に根ざした求愛儀式を目撃したことがあるだろう。原始的・性的発現のない形式的な動きとして単純に見てしまうと，ステップは生き生きした確かなものではなくなってしまう。同様に重要なのは，予想外で創造的なアドリブとそれに対するパートナーの反応である。この予期せぬ事態への反応が，ダンスを本能的であると同時に芸術的にもする。私はかつて，二匹のサソリの求愛ダンスを見たが，その基本的構造がどれほどタンゴに似ているかということに笑いを禁じ得なかった（バラのプレゼントは小枝に変わるが）。二分割したスクリーンの一方に，情熱的にタンゴを踊るカップルを，もう一方に白熱の求愛儀式をしている二匹のサソリをイメージしてみよう。予想外の，ほとんど信じられないような類似性とともに，ニュアンスと動きのバリエーションという点での違いにも感銘を受けるだろう。世界中の星の数ほどの恋人たちが，今この瞬間にもお互いの目の奥を見つめ合っていることを忘れないようにしよう。喜び，独創性，創造性，完全性といった思いを燃え上がらせながら，一生添い遂げることができるか，本能的な足がかりを確かめ合っているのである。不幸にも，このダンスが失敗したとき，嫉妬に狂った傷心の恋人たちを突き動かすのも本能なのである。

　私たちのほとんどにとって，多くの原始的な衝動は通常，理性的認識から隠されている。だが，集中を高めると，一貫した行動や感覚，感情，思考として現れる古来の本能の住処である，内なるサバンナを認識し始めることができる。これらの原始的な反応や応答は，「物理的に組み込まれた」神経学的メカニズムによって体系的に組織化される。「固定動作パターン」とか「ドメイン固有プログラム」として知られている生理学的プロセスの集合体（それらを解放する刺激，いわゆる生得的解

発機構，IRM）は，長きにわたる進化の過程で受け継いできたものである。**固定**という語は，これらの行動が実際よりもずっと堅固であるかのような響きを持たせてしまうことについて，述べておく必要がある。これはたぶんこれらの反応に相当する「Erbkoordination」という元々のドイツ語の翻訳ミスのせいであり，本来記述的には「遺伝協応」と訳されるべきである。後者は強い遺伝的要素はあるが，十分に定義されておらず，変異しやすいものであることを推察している。

ダーウィンによると[115]，情動は身体的変化と「発端となる」身体運動を伴っている。例えば，彼は激怒に伴う典型的な身体運動を記述している。

> 身体はとっさの行動の用意として直立しているのが普通だが……（中略），歯は食いしばるかまたは歯ぎしりをする。……（中略）……。非常に憤慨して……（中略），あたかもそのもの（立腹させられた相手）を打ちまたは激しく突き除けんとするような動作を禁じうる人は少ない。実際，打とうとする欲望は非常に強烈となることがしばしばあり，ために無生物が撲られまたは地面にたたきつけられる。
> （『人及び動物の表情について』ダーウィン，岩波文庫）[116]

しかしながら，ローレンツは本能的な行動パターンについてのこの見方を修正し，「非常に怒りっぽい人でさえ，もろくて壊れやすいものを打ち壊すのは我慢して，もっと安い陶器を選ぶだろう」と指摘した[117]。情動は特定の行動への**傾向**と，その行動への**準備性**と結びついている。だが，その行動は，制限されたり，和らいだり，変容したりする可能性がある。

本能はその本質において，行動として，すなわち身体的衝動や運動として表現される。進化の初期には，本能的プログラムは行動システムに主に「書き込まれて」いた。本能とはそれゆえ，食物や住処，交配相手

を見つけたり，また自分自身を守ったりするための行動のことであった。これらの反応は学習を必要としない。これらは私たちの生存のための機能にあらかじめ組み込まれている。もっとも基本的な本能の一つは，ぼんやりと現れる大きな影に対する反応であり，もう一つはほ乳類や鳥類，そしてひょっとしたら蛾類でさえも含む，もっとも小さな生き物たちとも共有している，頭上から舞い降り飛びかかってくる目（おそらく猛禽類の目）に対する恐怖である[注5]。議論の余地はあるものの，これは魔除けや儀式，芸術において多くの文化で表現される「邪眼（evil eye）」に対する私たちの恐怖の起源なのかもしれない[118]。これらの内的反応の例に，幼い息子を心配した友人から送られてきたエピソードがある。

　アレクサンダーは，普段はおとなしく，ご機嫌でおだやかな子どもで，生後16カ月，這い這いとつかまり立ちはするが，まだ歩いてはいなかった（彼は18カ月で歩き始めることになる）。彼と父親は友人の家に遊びに行った。ある大人がアレクサンダーを膝に抱っこして，ゴム製かゼラチン製の目玉の袋（ねじると目玉が現れるようなもの）を見せた。アレクサンダーはそのおもちゃが気に入らなかったようで，それを見せられると急にそっぽを向き，顔をしかめた。そのあと，アレクサンダーが床に座っているとき，友人がもう一度そのおもちゃを見せようと，今度は立ったまま上から目玉を押し出した。子どもと飛び出た目玉の間の距離は約4〜5フィート（1.2〜1.5メートル）あった。アレクサンダーは，1秒の何分の一かで180度向きを変え，泣き叫び手足をバタつかせながら逃げた。彼は反対側の壁まで行き，隅っこでうずくまった。二人の大人はその反応にびっくりして，すぐに子どものところへ駆けつけた。父親が彼を腕に抱きあげ，しばらくしてアレクサンダーは落ち着いた。

注5) 蛾の擬態の一つに，自らの羽に目の模様があることに注目。

本能的運動は，猛禽類の「邪眼」に対するアレクサンダーの反応や，他の闘争・逃走反応と同様に，幅広く力強いものかもしれない。あるいは，こころで泣いているときのわずかなあえぎのように，もっととらえにくい可能性もある。

また本能的運動は，赤ちゃんや恋人に向けた優しい小声やささやきを生み出すのどのかすかな動きなどのように，繊細でもありうる。

始めに，言葉の前に，意識があった

> ひとの根源意識（primal consciousness）は知性以前（プレメンタル）のものであり，認識（cognition）とは何ら関係を持たぬものである。動物の場合と変わったことはない。そしてこの知性以前の意識は，われわれの生きているかぎり，意志の強力な根と軀幹である。
> 知性（mind）は最後に咲いた花，行きどまりに過ぎぬ。
> ──D. H. ロレンス，『無意識の幻想』（南雲堂）

まず第一に，なぜ意識は進化したのだろう？　なぜヒトや他の動物たちは，内なる体験のささやき抜きには生きていけないのだろうか？　結局のところ，意識に付随する感情や苦しみのすべてはなぜ必要なのだろうか？　満足いく答えもないまま，ダーウィンの理論に誤りが見いだされる。ヒトと動物の世界に広く見られるいかなる行動や機能も，生存のために必要だから存在しているのではないのだろうか？　この問いに答えるために，まず意識の機能について仮定されていることを単純に調べてみる必要がある。

ダーウィン説での生存競争は，捕食者と獲物との間で繰り広げられる軍拡競争として表されている。成功する捕食の手腕とあざやかな逃げ足の早さは，常に進化し続けているプロセスである。戦闘員たちは，一撃必殺の力や擬態，逃走を強化するさまざまな戦略を（遺伝的選択および

学習を通して）試し，精緻化する。食べる権利と食べられないようにする権利を確実なものにするためである。食物獲得戦争での優位性を維持するのに役立つものはすべて，脳と身体に関する進化の体系に通常は組み込まれるだろう。

　カンブリア紀（5億年以上前）よりも古い化石から，獲物を死に至らしめる凶器としての捕食動物のあごや，敵からの攻撃に対する防御の役割を担う外骨格などがすでに見つかっている[注6]。加えて，この時期の生物たちは，物をつかむのに適した手足や付属肢を持っており，それによって獲物を追跡したり，捕食者から逃れたりしていた。そのため，この時期の典型的機能は，捕食者と獲物の生存競争に関するものとなった。

　続く約2億8千万年もの間，動物たちは物理的な空間や重力に比例して移動を始めた。陸上生物の適応には，さらに複雑な行動レパートリーの追加を必要とした。新奇で予測不可能な環境を進むには，生き物たちに外的な感覚や知覚（視覚，聴覚，触覚，味覚，嗅覚）を編入・統合することが求められた。それにより，障害物や脅威を環境の中に探査することができるようになり，生命にとって基本的で必要不可欠なものを獲得することができた。同時に，本能プログラムは，緊張や位置について信号を送るため，筋肉と関節からの内受容（体内の）フィードバックを必要とした。それにより，もっと正確に，動物たちはどの瞬間にも自分たちがどんな位置にいるかを知ることが可能となった。

　捕食者と獲物の生存競争は，攻撃と回避のどちらも**前もって計画する**能力を要求した。この時期に生息していた動物は，獲物（もしくは忍び寄る捕食者）と自分自身の，二つの動体に関する複雑なニュートン力学の問題を解けなければならなかった。言い換えると，彼らは，不確かで

注6）もちろん，化石記録としては保存されていないが，多数の軟体生物がいたであろう。リチャード・ドーキンス『祖先の物語　ドーキンスの生命史（上）（下）』（小学館）参照。

予測が難しい地表で未来を予期しなくてはならなかったのである。このことを確実にする唯一の方法が，**五つの次元についての気づきを持つこ**とであった。三つは空間で，一つは重力，もう一つは**時間**である。正確に時間を合わせることは，近い過去に起こった出来事を現在の瞬間における出来事と統合することが求められる。そのため未来を推定することは，重要かつ「最適」な，生存のための代表的方略となった。

　千里眼やテレパシーがないため，未来は「想起された」（潜在的な）過去の体験の置換や再結合を通してしか予想されない。自然は，未来を予知するという難問に対して大いなる解決策を見いだしたようだ。その名前は意識である。このようなデバイス（すなわち，メカニズム）が，丁か半かのこの賭博を盛り上げる［訳注：原語は，「四角ゴマ」：サイコロの目によって掛け金を分ける運任せのゲーム］。言い換えると，もし私が**現在の状況**を取り上げ，過去の体験に基づいて（こころとからだの目の中に）それを置いたとしよう。そうすると，かくかくしかじかのことが未来に起こりそうだ，となる。運動を予測したり予期したりする能力は，意識というものの基礎である。意識はその最も基本的なレベルでは戦略であり，動物が行く末（空間や重力，時間において）をもっとよく**予測**できるようにする，単なる進化的発明品である。意識は食べ物，住処，そして脅威のありかに関しての予測を行う。これが，意識の「演ずる」役割なのである。あるいは，意識とはそれ自体が演ずる役割であるとも言える。クルマの運転や，ボートの航行，スキー，テニスをすること，ダンスのような「ゲーム」は意識がないことには起こりえない。そして観念的には，意識は，チェッカーやチェス，文字や単語，数学的な関係などの象徴的論理においてその力を発揮する。この意味で，現代のチンパンジーは意識の用い手としては未熟であると評されるが，イヌ，ネコ，ブタ，ラットは，後の動物になるほど意識の能力がまだ目覚めたばかりであるとされる。しかし（状況変化に対応して）行動を修正できる動物にはすべて，何らかの意識形態が備わっている。

こうして,「こころがあるという状態（mindedness）」は,時間と空間における,高度に組織化された身体活動の遂行から得られるのである[119]。予測的な意識なしに,私たちは冷蔵庫から牛乳パックをつかんで取り出し,サンドウィッチを作って食べることはできないだろう。二次方程式を解いたり,本を書いたりもできないだろう。しかしながら,これらの素晴らしい才能のすべてが進化してきたのは,忍び寄る捕食者に食べられないようにすることや,巧妙に獲物を追跡することに対する,原始的意識の助けがあったからである。たいへんな倹約家で,口数の少ない紳士でもあった,近代神経生理学の父,チャールズ・シェリントン卿は,これを次のように表現した。「**運動行為はこころのゆりかごである**」。

　基本的な生存本能は進化のエンジンであり,その上に意識という楼閣が築かれている。意識はヒト特有のものではないが,意識的気づきは生命体の神経系の複雑さの程度に応じて質的,量的に幅がある。しかし本質的な現象それ自体には違いがない。私は飼いイヌのパウンサー（非常に賢い,ディンゴとオーストラリアン・シェパードの雑種）による,かなり洗練された意識的気づきを示唆する「いたずら」を思い起こす。このパウンサーの例を挙げよう。

　パウンサーは,私とクロスカントリー・スキーに出かけるのが大好きだった。そして,彼が私の横で楽しそうにふわふわの白いこぶを跳んでいく様はまるで雪イルカのようだった。しかし,私がダウンヒル・スキーを選ぶと,彼は駐車場周辺でたまに散歩する以外,大部分の時間をトラックの中で過ごさねばならなかった。ある朝,新雪の絶好のダウンヒル日和に,私は地下室からダウンヒル用のブーツとスキー板を持って上がってきた。パウンサーは,明らかにがっかりした様子で床に寝そべった。しかし,やにわに彼は起き上がり,部屋の外へ突進していったかと思うと,しばらくして地下室から私のクロスカントリー用のスキー靴をしっかりとくわえて戻ってきた。彼は私の眼前で靴を振りまわし,

その様子はまるでその日は別のプランがあるよと私に教えようとしているようだった。彼の言いたいことは誠に明瞭で，私はいたく感動したので，それに応えて予定変更せざるを得なかった。もしパウンサーが完全な言語能力を持っていたとしても，言葉ではあの無邪気な無言の反応ほど明確に意図を伝えられなかっただろう。パウンサーの反応が証明するように，予測可能な意識のやりとりは象徴や抽象概念を必要としない。むしろその基礎となるのは，「正負の」価値と目的的行為である。そうでなければ，どのようにして総じて肯定的結果をもたらすようなところへたどり着けるだろう？

　効果的な攻撃および逃避は，未来の結果を想像する（イメージする）という働きに**過去の体験**を組み込むという基本戦略によって促進される。時間を引き延ばすことは，想像されたオプションの選択を可能にする。ただし，この戦略は生物が完全に**今**にいるときにだけ効果的である。一方，もし未来を過去からのみ眺めるならば，つまり現在への強固なアンカリングがなければ，カントリー・ウエスタン歌手マイケル・マーティン・マーフィーの言葉にあるように，「過去の中に未来は決して存在しない」だろう。言いかえると，あまりにも過去に規定されすぎた未来は，未来でも何でもないのである。この固着は過去に規定され，他にも違う未来があるという感覚が持てない。これはまさしくトラウマで起きることである。もしパウンサーが現在という状況の中で想像することができなかったら，あきらめたまま，いくぶん落ち込んでしまっていたかもしれない。不運にも，動物の友達とは違って，人間はストレス下にあると，過去に釘づけにされる傾向がある。過去の後悔に打ちひしがれ，未来に起こることを恐れたりする。それによって，今とのつながりを失ってさまよう。こうした現在の瞬間に生きることの欠如を，現代病だと呼ぶ人さえいる。これは，私たちが本能的な動物的本性とのつながりを失ったことの副作用のように思える。

世界の中で道を見つけること：目的のための本能

　各々の種にとっての「仕事」とは，非常に複雑な生態系において，自分たちの居場所に適応し，それを維持することである。進化の選別プロセスは，行為に関する複雑な組み合わせによって，最極限状況においてさえも対処できる方法をすべての種に提供してきた。私たちが恐怖に凍りついて，圧倒されたり崩れ落ちたりするか，動けたりその場にとどまっていられたりするかどうかは，ダーウィンとその門人たちによって記述された複雑な本能的行為パターンを操る能力に概ね規定されている。これらの複雑な有機体反応は，社会的協調という文脈での，化学物質，ホルモン，ニューロン，そして筋肉の調和したチームワークによるものである。動物が定位し，コントロールと安全を再確保するために正しい行為を選ぶことができるのは，この複雑な協調のおかげである。これらの込み入ったシステムのすべてが一貫して一緒に働いているとき，世界に「属して」いること，意識が拡張されること，そして人生で起こりうるいかなる困難にも対処できるということをヒトはフェルトセンスで認識するのである。これらのシステムが，スムーズに稼働していないときは，不安定で，元気がなくなってしまう。したがって，ポストモダンな（実際の捕食者が希薄な）環境における文字通りの生存（サバイバル）には拡張された意識はそれほど必要ではないが，精神や自己の健全性の真の意味での生存は，拡張された意識に依存している。

　では，これまでに探ってきた概念のより深い理解を丹念に集めるために，生命の起源に少し立ち戻ってみよう。アメーバのような単細胞生物は，尖ったものでつつかれると縮み，有害物質からは引き下がる。他方，水中の化学的・栄養的勾配に従って，食物のある方に自らを進ませる。その行動の全体性は，**接近と回避**である。栄養源へと向い，有毒刺激からは遠ざかる。その後，細胞がコロニーを形成し，神経網が電

気的に通信するようになるにつれ，運動はより組織化され，「目的的」になった。波打つ海を泳ぐクラゲが見せる，高度に協調した，脈打つようなリズムは，このまとまりのある機能の一例である。最初は魚類，次いでは虫類そしてほ乳類というように，生物がますます分化し複雑になるにつれて，運動系は根本的に洗練され，ほ乳類の発達とともに組織は徐々に，より社会的になった。

　初期のヒト科の祖先は，新奇なもの，危険なもの，その他の危急に対して，他の個体に速やかに警告できる必要がある社会的生物であった。加えて，彼らは階層性を確立したり，うまく欺いたりするために，他者の行動を予測できる必要があった。これらのスキルを磨き上げるのに最上の方法は，自分の内的なプロセスを観察し，それを信頼することであった。サンドラ・ブレイクスリーは『心を読む細胞』の中で神経心理学者のジャコモ・リゾラッティを引用している[120]。

　　「私たちはこの上なく精妙な社会的生物である。私たちの生存は他者の行為や意図，情動を理解することにかかっている。ミラー・ニューロンは，私たちが他者の心を，概念的に推理することなく，直接的な刺激を通してつかむことを可能にする。感じることによって。決して考えることによってではない」

　ますます複雑になり，社会的媒介が必要な世界において，生存を容易にするために，新しいほ乳類的適応が進化した。それが感情状態である。感情は決して中立的ではない。不快から快までの情緒的スペクトラムを示す，いわゆる「快の連続体」に沿って現れる。私たちは**決して**中立的な情動を感じはしない。アメーバがつつかれたら反応して縮む（回避）か，栄養がありそうなものに向かって進む（接近）かのどちらかであるのに対して，より高等な動物はそのような運動を，快適か苦痛であるとして「感じ込む」。外部感覚器官は，物理的な刺激を視覚や聴覚，触覚，

味覚，嗅覚を登録する神経インパルスに変換する。からだ中にある内的感覚器は，たくさんの生理学的・内臓的プロセスをモニターして，快適から不快まで並び替える。内的な感覚を探ることこそが，感情のるつぼになるのだ，とウィリアム・ジェームズはいみじくも伝えている。

ほ乳類の赤ん坊は，砂糖の味が「良い」ことや，強くつねることや腹痛が「悪い」ことを学ぶ必要はない。砂糖の摂取はエネルギー生産に必要で，それゆえ快な誘因であるのに対して，つねることは組織の損傷を引き起こし，痛みを感じるので避けるべきものである。同様に，軽すぎるタッチは不快なむずむず感を引き起こす。というのも，はいまわるものは進化上，過去に有害であったかもしれないからである。悪いこと（回避）と良いこと（接近）についての最も強い感情は，吐き気や腹部の温かさのような内臓的感覚に由来する。

快の感情はまた集団の結束にも重要である。それゆえ生存にとっても重要である。例えば，慈しみや協力といった集団に利益をもたらす行動を表出すると，心地よく感じるという報酬が得られる。私たちはそれが自分の生命を危険に曝すとしても，誰かを助けたり（または，片方の腎臓を誰かに分け与えたりする）するかもしれない。その一方で，誰かの配偶者や所有物をむやみに欲しがったり，誰かの子どもを危険に曝したりすることのように，集団を危険に曝す可能性のあることをすると，私たちは侮辱され，遠ざけられる。これらの感情はとても苦痛をもたらすものであるため，病気や死でさえも引き起こすことがある[121]。実際，研究が示すように，世界中のすべての社会・経済的水準で，最も健康で，肯定的な自愛を経験しているのは，集団への強い所属感を持つ人たちであった。

少なくとも部分的には，感情や情動は，接近と回避の快の感覚を強化するために進化してきた。例えば，少し苦いものを味わったときは，「まずい」という感覚が意識に登録される。しかし，きわめて苦いもの（つまり，毒である可能性が高い）を味わったときは，吐き気に関連し

た感覚とともに，強い嫌悪感を抱きやすい。この情動的なレッド・カード（嫌悪感）のおかげで，以後そのような物質（それと似た味やにおい，みかけのもの）を避けることができる。加えて，その反応を見た集団の他のメンバーは，同じ物質を摂取せず済むようになるだろう。
　（腐敗した死骸のような）毒物を避けるという機会は再三あるわけではなさそうなので，このような情動的な信号反応は，すべての者に強烈な印象を与えるものとなり，生存上の刷り込みとして長い間保持され続ける。だからこそ，お気に入りのレストランでベアネーゼソースのステーキを食べた後に非常に気分が悪くなったら，その後何年にも渡ってそのメニューやそのレストランを避けるようになったりするのだ。ただし，ベジタリアンになるという極端な選択をすれば話は別だが。
　物事を感じ探索することが可能になると，ヒトをその頂点に導いた正確性と全体的な適応性が手に入る。進化の頂点の動物にふさわしい実行機能のようなものを感情に与えるというこの解決策には，重要な欠点がある。ストレスやトラウマがあるときのように情動的感情システムが機能不全に陥ると，この混乱は無数の生理学的・行動的・知覚的サブシステムの隅々にまで影響を及ぼすだろう。このことは，根本的な知覚の誤りを導く。この欠陥が重くなると，危険が存在しないところで危険を感じたり，反対に，実際に危険が目前に迫っているときに危険を察知できなかったりする。機能不全に陥った「感情システム」の別の深刻な例は，近代医学の悩みの種であり続けてきた，ありとあらゆるストレスや自己免疫疾患，「心身症」の存在である。例えば，受診に訪れた人のうち75%から90%，あるいはそれ以上の症状がストレスに関係していると推定されている。幸いなことに，もし，からだから生じる内的な要請／刺激／動機を銘記し応答することを学ぶことができれば，意識的な情動的感情状態の進化は，自ら素晴らしい解決策を提供してくれるはずだ。
　本能的感情プログラムは，目的と方向性を持って計画し前進するうえ

での基礎となるものである。これは，私たちを互いに結びつけるものの基礎構造である。この重要な地図が，トラウマや長引くストレスによって混乱したり，不適合なものになったりすると，私たちは行き場を見失ってしまう。

世界で道を見失うこと：思いがけない発見

　イワン・パブロフは，中央ロシアの小さな村に生まれた。家族は彼が司祭になることを望み，神学校に入学させた。しかしながら，革命的なチャールズ・ダーウィンの著作を読んだ後，彼は神学校を退学し，サンクトペテルブルク大学へ移り，化学と生理学の研究者となった。そして，1879年に博士号を取得した。1904年に，条件づけ反射に関する非凡な研究に対して，ノーベル生理学・医学賞が授与された。パブロフは，方法論的に統制された条件づけ研究で最も有名である。しかし，その厳格に構築された実験室プロトコルは，自然災害という予想外で無統制の実験によって破壊されたが，このおかげでパブロフはトラウマの理解に重要な貢献をすることとなった。ノーベル賞受賞後およそ20年もの間，パブロフはすっかり落ち着いてしまっていたが，あるチャンスの訪れが新しい展望をもたらした。そのチャンスとは，**最初はほとんど気にもとめられていなかった**が，トラウマの生理学と行動の理解に関する，間違いなく唯一の，最も重要な実験的先行例となる発見であった。

　1924年のレニングラードの大洪水は，パブロフの地下実験室に浸水し，唐突に檻の中の実験用のイヌの近くまで迫った。幸いなことに，助手が檻からイヌたちを救いだし，安全な場所まで連れて行った。動物たちは，身体的外傷もなく，外見上はまったく正常であるように見えたが，非常に奇妙な変化が生じていた。まず第一に，これらの恐怖体験をした動物たちは，この出来事の前に学習していた条件づけを，「忘れて」しまったり，逆戻りしたりしてしまったのである。第二に，イヌた

ちの中には，以前は従順な性格だったのに，近づく人は誰にでも攻撃するようになったものがいた一方で，以前は攻撃的な傾向を持っていたイヌたちが檻の中でブルブル震えたり，すくんだりするようになったものがいた。加えて，パブロフは，軽度のストレス下での心拍数の乱降下といった生理的変化や，音色や音，接近する実験者の動きのような，おだやかな刺激に対して，最強度の驚愕反射を観察した。(駄洒落を言うつもりはないが) 新しいキャリア [訳注：ここでは仕事の意。運送船を意味するキャリアと掛けている] に乗り出して，パブロフはイヌに関するこれらの現象を系統的に研究し始めた。1916 年 10 月に 160 〜 180 万人が死亡し，さらに 200 万人が捕虜として拘束されたロシア軍の損失を考慮すると，トラウマによる衰弱やそういった兵士たちへの治療が強く求められていることをパブロフは知っていたに違いなかった。

　パブロフはこの時期，ストレス下にある動物の衰弱についての実験的研究に注目し続けた。彼は，次のような系列を公式化し，イヌたち (おそらく，人間も) が極度のストレスや長引くストレス下で衰弱し，それによって方向性と目的の感覚を失っていく様を記述した。

　最初の段階は，**平衡**段階であり，動物は弱い刺激にも強い刺激にも同じ反応を示す。これは二日間ほど睡眠を剥奪された人間において観察することができる。この種のストレス下では，特に悪意のない質問に対して，激しい怒りを誘うような刺激にさらされたときと同程度のイライラと狼狽の反応を示しうる。他愛ない，家庭内での言い争いのうち，どれだけ多くのものが単なる睡眠不足が原因となって生じているのだろうかと思いめぐらせる人もいるだろう。

　逆説段階，または長引くストレスに対するパブロフの第二の反応において，動物たちは条件づけられた反応の**逆戻り**を示す。何かが脳内で起こり，イヌたちは強い刺激に対するよりも，弱い刺激に対して活発に応答するようになる。これはトラウマを受けない限り，普通には起こらないようなことである。ベトナム帰還兵が，最前線にいるわけでもないの

に，遠くの車が放つバックファイヤーの音で身をかがめるのは，この段階の障害を示している。もう一つの例は，通り過ぎる影一つ一つに激しくおびえながらも，場末の飲み屋に集まってくるレイプ被害者である。

パブロフは，緩和されないストレスに続いて起こる衰弱の記録の第3章と最終章を**超-逆説**段階と名づけ，それを**超限界**段階とも呼んだ。「極限を超えた」状況のこの最終段階で，臨界点に達してしまう。この頂点を超えてしまうと，彼のイヌたちの多くはシャットダウンした。彼らはどんなに時間をかけても，反応しなくなってしまった。パブロフは，このシャットダウンは神経系の過負荷に対する生物学的な防衛であると信じていた（このようにして，イングルや後にポージェスがポリヴェーガル理論の公式化によって検討したのと同様に，パブロフは保存-引きこもりの研究について段階を設定した）。加えて，彼の動物たちが茫然自失の状態から「回復」すると，極端に奇妙で不可解な行動を示した。攻撃的なイヌたちは従順になったのに対して，前述したように，小心なイヌたちは過度に攻撃的になった。同様に，洪水の前にはトレーナーに親愛の情を示していたイヌたちが，今や攻撃的に歯をむき出して唸り声をあげたり，突進したりしようとする様子に直面することになった。他のイヌたちは，前は調教者のことを好きではなかったにもかかわらず，尻尾をちぎれんばかりに振って好意的に歓迎の意を示したのであった。

これらの一変した反直感的行動は，ひどいトラウマを受けた人間の行動に類似している。イラク戦争帰還後，優しかった夫が一転して妻に暴力を振るうようになるのは，この一例と言えるかもしれない。もう一つの例はストックホルム症候群を示す人質が挙げられる。彼らは単に従順であるだけではなく，自分たちを拘束している人物に恋に落ちたかのように振る舞い，救助者が到着しても逃げるのを拒否しさえする。誘拐の被害者が何年も獄中の犯人を定期的に訪問し，ついには結婚してしまうという多数の例がある。クリスチャン・サイエンス・モニター誌の記者

であったジル・キャロルは，イラクでの誘拐体験を明るく語っていたが，その後1，2日経って，トラウマが原因で引きこもっていたことを告白した。そしておそらくは平衡を取り戻し，「やっと生き返った心地だ」と声明を出した。

　加えて，トラウマを受けた人は，パブロフの超限界段階のように，一方では麻痺とシャットダウン状態，もう一方では恐怖や激しい怒りのような情動があふれてくる状態との間を，激しくかつ予測不可能なやり方で行ったり来たりしていると感じている。これらの両極の振り幅はしばしば不規則で気まぐれである。人間のPTSDにおいて，慢性的にこれを患っている人は，しだいに，シャットダウン状態になっていく傾向がある。これは，アレキシサイミア（情動的な気づきの欠損により感情を描写したり詳述したりできない）や抑うつ，身体化といった症状として出現する。

　パブロフは，イヌたちが衰弱をもたらす手に負えない症状に苦しんでいるのを観察し，彼らは適応的な接近・回避反応を生じる能力を喪失したと結論した。つまり彼らは本質的に「目的を見失って」しまったのであると。これらの哀れな生き物たちの窮状を要約して，彼は動物たちが「反射」または**目的のための本能**を喪失してしまったことに気づいた。何をどうすればいいかまったくわからなくなってしまったのである。衰弱の同様の例は自然界でも見られる。ガラパゴス島のガイドが次のような話を生徒の一人に話してくれた。「火山が噴火したとき，動物たちはたびたび生存本能を失い，混乱に陥り，迫り来る溶岩に向かって直進していくものもいた。この中には，他の島へ泳いでいくことができるトドやウミイグアナも含まれていた」。この種の極限の拘禁状態では，野生の動物でさえ激しく混乱した行動をするようである。類希な予見力で，パブロフは自然の本能的メカニズムについても言及していた。そのメカニズムによって，トラウマを受けた生物は生きるための目的と意思を取り戻すことができるのである。特に，接近と回避は彼が**防衛反応と定位**

反応と呼んだものと整合していることを認識していた。彼の定位反応（接近）と防衛反応（回避）に関する研究において，生物と環境との健全な出会いを確立する鍵，すなわち，好奇心と自分自身を防衛し保護する欲求との間の最適なバランス，をパブロフは示してくれた。

　パブロフは，動物が自分たちの置かれた環境において何か目新しいものに曝されたときに，まず動きを静止することを発見した。続いて，瞬間的な音，チラつく影，新奇な香りのする方向に目と頭と首を向ける（または，静止状態や警告反応にある群れの他のメンバーたちの様子に従う）。静止している間，心拍は一瞬減少し，適切に「チューニング」され，感覚的知覚がオープンになる[122]。

　パブロフは，これらの**定位反応**が目新しいものの出所を位置づけ，その意味づけ（つまり，脅威，交配，食べ物，住処のいずれかとなるものか？）にもアクセスするという二つの機能を担うことを発見した。パブロフはこの二重の機能に気づいていたようだ。彼は定位反応の生得的な特徴を chto eta takoe 反射（または単に chto eta takoe）と呼んだ。字義通りに翻訳しようとすると，「それは何だ？」反射となるだろう。しかし，もう少し正確に訳すと，「あれは何だ？」とか「何がここで起こっているんだ？」，または「おいおい，何が起こってるっていうんだ？」に近いものを示している[注7]。このラベルづけは，その反応に固有の驚きと好奇心を強調するものである。この二重の反応（反応＋探索）は，定位行動の主要な特徴である。他の動物たちと同様に，ヒトにおいても予期，驚き，警戒，好奇心が含まれる。

　この章を終えるに際して，パブロフが私たちに教えてくれたことをクライエントへの治療的応用に即して振り返ってみよう。ほぼ毎回のセッションにおいて，（過去に）トラウマを受けた人が不動状態とシャット

注7）最近，私の最初の著書『Waking the Tiger: Healing Trauma（心と身体をつなぐトラウマ・セラピー）』のロシア語翻訳者と話した際，この解釈の正しさが認められた。

ダウンから戻って来る際，部屋やセラピストやその他の人々（グループ・セッションの場合など），さらには今ここに定位するための最初のインパルスを生じることは，生物学的にあらかじめ備わっているようだ。どのようにして私たちが道を見失うかについて示してくれたように，パブロフはまた，帰り道も照らしてくれている。アダム（第8章におけるホロコーストの生存者）とのセッションで起こったこの例をしばし思い出してほしい。スラムの子どもたちが楽しそうに凧揚げをしているイメージが具体的に現れることによって，アダムは重篤なシャットダウン状態から戻ってきて，部屋の中にあるさまざまなものに定位し始めることができ，続いて新たな生き生きとしたやり方で私と関わることができるようになった。その瞬間，新しい可能性を体現化する時間がまだ十分ある人生へと戻って来たのだ。

　したがって，私たちは結局のところ，動物の端くれにすぎないのである。ただ本能的で，感情的で，論理的なだけである。終わりに，この章の幕開けを告げたマッシモ・ピグリウッチの引用を繰り返しておく。それがすべてを簡潔に要約してくれそうだからである。「私たちは特別な動物なのかもしれない。私たちはとても特別な特徴を持った特殊な動物なのかもしれない。しかしそれでも私たちは動物なのである」。

第 11 章
ボトムアップ（下から上へ）
三つの脳と一つのこころ

　重力の法則を理解したからといって，重力から自由になるわけではない……その理解によって他のさまざまなことができるということだ。脳がどのように機能しているか，脳をどのように使うのかが知らされるまで……他者を支配しうることを認識するまで，なんであれ何かが変わる可能性はほとんどなかった。
　　　　　──アンリ・ラボリ（『アメリカの伯父さん』）

　「私に支点を与えよ。そうすれば地球を動かしてみせよう」
　　　　　──アルキメデス

　私たちが脳とからだの作用の産物だということに対して，筋の通った異議を提示できる人はいないだろう。全体像を言い表しているとは言えないかもしれないが，十分に役立つ概論だ。しかしまた，主観的な経験のすべてを脳の解剖学と生理学で正確に説明できるというのも言い過ぎだろう。私たちが感じることや認知することのすべてを，脳が機能する仕組みによって理解できるというのは，ばかげた考えだ。結局のところ，良きにつけ悪しきにつけ，私たちは，脳がからだに及ぼす影響と作用に制約されている，という事実から逃れることはできない。自分自身

を知ることは自分の脳について知ることであり，自分の脳について知ることは自分自身を知ることだ，とも言える。

20世紀初頭にウィリアム・ジェームズが行った先見的で実験的な仕事の後，脳の機能に関する研究に変化が生じた。ジェームズは感情の主観的な経験に焦点を当てたが，それに続く研究では，動物の脳組織に刺激を与えて興奮させ，その際に**観察された**情動行動（怒りや恐れ）とその部位を関連付けるということが行われた。まず，当時（1920〜40年代）の有名な生理学者，ウォルター・B・キャノンが，ウィリアム・バードとともに，からだ（の中の体験）よりも，脳内における情動の制御に焦点を当てた[注1)]。2人の中心的な理論は，ジェームズ・パペッツによってさらに進められた。パペッツは，ニューヨーク州の北部にある小さい町の診療所で独自の研究を行う無名の医師であり，神経解剖学者でもあった。1937年の画期的な論文「情動のメカニズムについての提案」[123)] の中で，パペッツは，脳幹上部の視床を中心に存在する「情動回路」について述べている。視床の周囲に，海馬，視床下部，帯状回を含む核の回路もしくは「縁」があると彼は言った。帯状回は，あとで見るように，情動と理性をつなぐ重要な媒体である。興味深いことに，パペッツは，情動回路に関するこの論文で，扁桃体には触れなかった（現在，扁桃体は，特に新奇のものや脅威に関連する情動の重要な媒体として知られている）。

パペッツは，この回路に「感情の流れ」という耳触りの良い名前を付けた。今日，この領域は，辺縁系あるいは感情脳として知られている。感情脳という説明的な呼び名は，著名な脳科学者，ジョゼフ・ルドゥーが作ったものだ。これら20世紀の脳科学者たちは，もっぱら情動の**表**

注1) キャノンはまた，臓器からのフィードバックは時間がかかりすぎ，さまざまな情動の主要因であるとするには具体性に欠けるだろうと述べ，ジェームズの理論に対して筋の通った批判をしている（これらの問いについては第13章で見ていく）。

現に関心を向け，主体による情動の**体験**を完全に無視したことは，特筆に値する。フロイトの隠喩的な構想と，ジェームズの感覚および感情への内省的な研究は，研究技術と具体的な神経のメカニズムおよび感情表現の行動要素に対する熱狂がうずまく中，その影をひそめた。それでも，（もともとは神経学者であった）フロイトは，少なくとも感情の場所についてはもろ手を挙げて賛成するのではと推測する読者もいるかもしれない。フロイトは，本能（もしくはフロイトの言う「イド」）が，「エゴ」や意図的な意識の範疇から十分に離れた脳の中心部に存在すると信じていた。結局のところ，情動はその中心部に位置していたのだ。しかし，あとで見るように，本能（イド）と理性的な意識（エゴ）との間には直接的なつながりはないかもしれないが，イド（本能）と自己認識の間には，**非常に重要な双方向の水路がある**。

　私たちが持つ最も原初的な本能は，辺縁系の根元に位置している。脳の中でも最も古く，何も余計なものがついていない部分だ。そこでは，とげのついたニューロンの中心部が，脳幹に沿って蛇行している。この古代からのシステムが，内部環境のホメオスタシス（恒常性）を維持し，覚醒状態を調整する機能に役立っている。とげ付きのねじれた導線によって作られたこの乱雑な網に小さい切れ目が一つでも生じると，私たちは回復不能な昏睡状態に陥る。ケネディ大統領が狙撃され，脳幹が損傷したと発表されたとき，私はミシガン大学の学生会館で，ジェームズ・オールド神経生理学研究所の研究アシスタントたちと，テレビのそばに座っていた。キャメロットのアーサー王子とも呼ばれたあの魅力的な大統領に命の終わりが訪れたことを悟り，私たちは涙にくれた。

　神経解剖学者のウォール・ナウタは，脳幹での原初的な覚醒の調整を「内部環境の姿勢」と呼んだ。この含蓄ある説明で，ナウタは，前世紀の近代生理学の父，クロード・ベルナールが遺した先見的な研究の価値と有効性を認め，それをさらに先へ進めたのだ。ベルナールは，あらゆる生命の基本的要件は安定した内部環境の維持であることを示した。細

胞であれ，アメーバであれ，あるいは，ロックスター，用務員，王様，宇宙飛行士，大統領のいずれであれ，絶え間なく変わる外部環境に対して内部の動的な安定性を保たなければ，滅びてしまう。例えば，血液の酸素濃度と pH（酸度）は，きわめてせまい範囲内に保たれていなければ，生命を維持できない。脳幹は，無数の複雑な反射によって，基本的な生命維持に必要なこまかな調節を絶え間なく行う「コントロール・センター」の役割を果たしている。これには，基本的な覚醒状態や活動状態の調節も含まれる。脳幹の網様体賦活系は乱雑で原始的ではあるが，生命維持という役割を**見事**に果たしているのだ。

　異常なほど整然とした6層からなる円柱状の大脳皮質の基底組織と比べると，脳幹は混とんとした下位組織に見える。しかし，脳幹は，この原初的な組織だけで，割り当てられた機能を遂行できるのだ。脳幹は，体内および体外から，迅速かつ効果的に多様な感覚データを収集し，変化が多くせわしない外部環境に対して，内部環境の安定性を保っている。それと同時に，さまざまな感覚チャンネルを収集し，総合して，覚醒状態を全身で増幅する。だからこそ，そばを通り過ぎるトラックの騒音でうたた寝からはっと目覚めたり，昏睡状態の患者に音楽や香りやタッチで刺激を与えて命ある世界によみがえらせる，といったことが起こる。覚醒の調整は，視覚，聴覚，嗅覚，味覚による不特定の共感覚に，多様な感覚チャンネルの特定の機能を加えて行うのが最もうまくいくことを，自然界は見いだしたのだ。

上も下のように

　　知性以前の意識は，われわれの生きているかぎり，意識の強力な根と軀幹である。知性（mind）は最後に咲いた花，行きどまりにすぎぬ。
　　　　　　　　　　――D. H. ロレンス**『精神分析と無意識』**
　　　　　［訳注：実際には『無意識の幻想』からの引用］

入り組んだ6層の大脳皮質からの指令は，「愚鈍な」脳幹の乱雑で無政府主義的なネットワークに対して決然と対峙し優勢をほこっているように見えていたが，それは，ロシア生まれの偉大な神経病理学者，ポール・イワン・ヤコブレフによってくつがえされた。イワン・パブロフの弟子だった彼は，後世に影響を及ぼした1948年の論文で，階級的な（上意下達の）デカルト的な世界観に挑戦し，ちょうど系統発生論が存在論を生み出したように，**内側から外側に，下から上に**，中枢神経系の構造が，つまりますます複雑になる人間の行動が，進化してきたのだと論じた。

　脳幹および視床下部（古皮質）の最も奥にあり，進化的にも最も古い脳の構造が，臓器と血管の自律神経調節を通じて内部状態を調整している。ヤコブレフによれば，この最も原初的なシステムが土台となり，**その上に脳の残りの部分や行動が綿密に構成されていった**。

　次のレベルにある辺縁系（進化と位置の観点から見ると大脳旧皮質または旧ほ乳類脳）は，姿勢，運動，**内臓状態の外への（つまり顔への）表現**に関わるシステムである。この層は，**感情的な**衝動や情動の形をとって現れてくる。最後に，ヤコブレフの図式によると中間システムの派生物として一番外側に発達した新皮質によって，外部環境の制御，知覚，象徴化，言語化，操作が可能になった。

　私たちは，後から発達した精巧で洗練されたシステムこそ自分たち人間の主要な部分なのだと思いがちだが，ヤコブレフは，（ロシアのマトリョーシカ人形のように同心円状に入れ子になった）それらの層は，それぞれ機能的に独立しているわけではないと強調する。それらはむしろ，互いに重なり合い，各部分を統合して，その生命体の行動全体に寄与している。辺縁系と新皮質は，原初的な（内臓の）脳幹から派生し，その機能を精巧にしたものだ。より複雑で高次の大脳皮質の出現は，進化の過程で**洗練されたもの**であり，つまりは，摂取，消化，排出を含む情動と臓器の機能から派生してきたというのが，ヤコブレフの主張であ

る。脳は，食料確保という目的のため，胃から進化してきた小型機械であるとも言える。もちろん，胃とは，脳が機能し生存するために必要なエネルギーと原材料を供給するため，脳によって発明された装置であると言うこともできるだろう。では，どちらが先なのだろう。からだだろうか，脳だろうか。もちろん，どちらの説も等しく真実だ。**生命体は，そのように機能している**。脳は胃を暗示し，胃は脳を表す。両者は，相互依存という民主的な網の中で相互に結びついている。この有機的な見方は，「高次」の脳が消化系など「下位」の身体機能をコントロールするというデカルト的なトップダウンのモデルを覆すものだ。この見方の違いは，単なる言葉遊びではない。むしろ，完全な世界観の違いであり，生命体がどう機能するかについてのまったく異なる見解である。これこそ，ヤコブレフが地図を提供した部分だ。からだと脳が有機的に溶け合っていることをより深く理解するため，現代の脳科学は，この地図をうまく思考に取り入れるべきだろう。

　つまり，（ヤコブレフが言うところの）大脳化に向かう傾向は，進化論の観点から見ると，原始的な内臓機能のニーズの洗練である。思考と感情は，内臓の活動から分離した新しい独立したプロセスではない。私たちは，内臓で感じ，考えている。例えば，消化のプロセスは，まず肉体的な感覚（純粋な空腹）として，次に感情（攻撃としての空腹）として経験され，最後に大脳で洗練され新しい知覚と概念（新しい知識への飢えやその消化として）が取り込まれる。人間の自己中心主義にとってはあまりうれしくない話だが，この進化的（革命的）な「下から上へ」の視点は，神経機構と意識のひな形として，古代からの生存のためのホメオスタシス機能に焦点を当てている。私たちがこれほど夢中になっている，いわゆる高次の思考プロセスは，主人というよりはむしろ従者なのだ。

　機能と意識の土台，ヤコブレフの内臓化の領域は，原初の網様体の中にある。ヤコブレフは何千という脳組織の切片（組織構造）を系統的に

分析し，祖国の偉大な先達，トルストイとドストエフスキーの流儀にならい，詩的なビジョンを生み出した。ヤコブレフは，生涯をかけたきめ細かな調査を，繊細かつ包括的な一文にまとめた。「**網様体の湿地から，美しく罪深い一輪の蘭のように，大脳皮質が生まれいでた**」。思わずためいきがもれる一文だ。

我が巡礼

　初めてヤコブレフの考えに遭遇したとき，私はその仮説の正しさを内臓で感じ取り，胃腸がそれを思い知ってゴロゴロと音を立てた。感情は，興奮して舞い上がった。知的部分では，このすぐれた天才の真髄を消化し，味わいたいと熱望した[注2]。彼に食らいつきたい，まだ生きていてほしい，と願った。私は数日かけて，粘り強く何本も電話をかけて所在を探し，彼が健在であることを確認した。この現代版の叙事詩は，私があがめる他の知的ヒーローたちの所在の発見と彼らとの出会いという形をとっている。1977年，ようやくカリフォルニア大学バークレー校で博士号を取ると，私はストレスに関する自分の論文を，知的メンターであった何人かの学者に送った。そこには，ニコラース・ティンバーゲン，レイモンド・ダート，カール・リヒター，ハンス・セリエ，エルンスト・ゲルホーン，ポール・マクリーン，そしてヤコブレフその人が含まれていた。そして，私は出発した。ヤコブレフの研究室は，（たしか）国立衛生研究所に属する，薄暗い洞窟のような建物の地下にあった。受付で聞いた部屋へ向かっていくと，ほんの少し，ドアが開いていた。中をのぞきこんだとたん，壁一面に連なる棚に脳の瓶詰めがぎっしり並んでいる光景に目を見張った。いたずらっ子のような人物が声をあげ，私をデスクの方へ手招きした。この80代の小柄な人物は，

注2) 心理学では，欲しがることは獲得を意味する。

きわめてあけっぴろげな性格でありながら、静かで落ち着いた物腰をしていた。きらきら光る青い瞳とこころからの熱意を持つヤコブレフは、私にやさしく椅子を勧めてくれた。さらに、私の関心について尋ね、どうしてこんな遠くまで会いに来たのかと興味を示してくれた。

　本能に興味があること、こころとからだの癒し、ストレス、自己調整に関する考えを話すと、ヤコブレフは飛びあがって私の腕をつかみ、棚から棚へと連れ歩いて、脳の基本的な解剖要素を示すさまざまな標本について説明してくれた。それから、自分のデスクへと案内し、顕微鏡で脳組織の薄片を見ながら、論理的かつ叙情的にその拡大された眺めを説明してくれた。ダーウィンも、ほんの百年ほど前に、研究室で同じようにしていたのだろう。私はゾクゾクし、跳びあがって「そうだ！」と叫びたい衝動をこれ以上押し込めておけないのではと思うほどだった。私の考えは間違っていなかった。私たちは本当に、ニューロンにいたるまで、動物の端くれにすぎないのだ。そしてそれは、そんなに悪いことではない。

　卵サラダ・サンドイッチを分け合い、午後1時になったところで、ヤコブレフは入り組んだ地図を描き、40マイル（64キロ）ほど離れたメリーランド州の田舎にある次の訪問先を示してくれた。ヤコブレフは、この仕事を解剖学的な詳細さで行った。最新の注意を払って明るい色鉛筆のセットを使い、きわめて正確に最善のルートと目印を記した。そして、夕方、時間があったら、また同じルートで戻ってくるとよいと勧めてくれた。

　私は時間通りに次の行き先にたどり着いた。ポール・マクリーンは、私を礼儀正しく迎えてくれたが、その前の訪問で受けた惜しみないあふれんばかりの温かさはなかった。それでもマクリーンは、どうしてこんな遠くまで会いに来たのか、というまったく同じ質問をしてきた。私は同じように答えた。マクリーンは、好奇心と父親らしい心配が入り混じったような、当惑した表情で私を見た。「きみ、それはどれもとても

ポール・マクリーンの三位一体脳のモデル

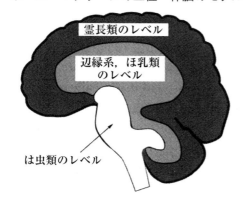

霊長類のレベル：
　思考，意識的な記憶，記号，計画，衝動の抑制
辺縁系，ほ乳類のレベル：
　感情，動機づけ，交流，人間関係
は虫類のレベル：
　感覚，覚醒 - 調整（恒常性），動きの衝動の開始

図 11.1　この図は，は虫類（脳幹）レベル，旧ほ乳類（辺縁系）レベル，霊長類（新皮質）レベルの基本的な機能を示している。

興味深いね」と彼は言った。「しかし，どうやってサポートを得るつもりだい？」。いくぶん気落ちしながらも，私は，マクリーンの 20 年に及ぶ綿密で実験的な研究についてたくさんの質問をした。いまでは脳の三位一体説と呼ばれている研究だ。マクリーンは，ヤコブレフ，ナウタ，パペッツらが提示した神経解剖学的な経路によって示唆される数多くの特定の行動を関連づけた。これら三つの基本的な脳のタイプは構造的にも化学的にも大きな違いがあるが，それぞれが歯車のようにかみ合い，単一の（「三位一体の」）脳として機能する。マクリーンは，私たちの神経構造が最も原始的なものから高度に洗練されたものへと精巧な進化を遂げただけでなく，（ダーウィンも予測していたことかもしれないが）行動もまた進化を遂げたのだということを，ていねいに説明してくれた。その意味するところは，あまりにも深遠だ。どれほど私たちがそれを認めたがらなくても，最も原始的な形態の祖先が，私たちの奥深く潜在的に存在しているのだ（図 11.1 を参照）[124]。

　かの有名な精神分析医，カール・G・ユングは，**心理的個性化**のプロセスを通じて本能的な層の分類を統合する必要性を予見した。ユング

は，個々人は，彼が集合的無意識と呼んだものとの同化を通して全体性に向かう，と考えていた。ユングは，この集合的無意識は抽象的・象徴的な観念ではなく，実在する物理的・生物学的な現実であると考えていた。

> この精神的な生命体は全体として，からだにぴったり対応しており，個々人の違いはありながらも，これこそが，あらゆる本質的な特性において，すべての人間が持っているからだ（とこころ）そのものとなっているのだ。その発達と構造において，無脊椎動物および究極的には原生動物と関係する要素をいまでも保っている。虫や，さらにはアメーバの心理にいたるまで，集合的無意識を一層ずつ「むいていく」ことは，理論的に可能なはずだ[125]。

ユングの師であるジークムント・フロイトも，大きな影響を及ぼした著作『自我とエス』の中で，系統発生的なルーツが暗示するものと格闘している。真正直に確固とした自省をもって，フロイトは，自分のライフワークの基本的な仮定に挑戦した。「話が系統発生ということになると，できれば答えるのをはばかりたくなるようなさまざまな問いが新たに浮上してくる」とフロイトは嘆く。「むろん，回避してどうなるわけでもなく，われわれとしては，もがいても不十分さが露呈するだけのことかもしれないが，ともかく答える試みだけはやってみなければならない」。フロイトは明らかに，系統発生の遺産の観点から，自らの精神分析の基礎全体の基本的な有効性と根拠に異議を唱えていた。フロイトはここで，動物的なルーツへの理解をセラピーのプロセスに組み込む必要性を認識している。だが，どうやって組み込めばよいのだろう。ヤコブレフとマクリーンは，そのための土台を与えてくれる。

ヤコブレフがしたように，マクリーンは，ほ乳類の脳を明確に整理された3層に分け，進化的発生上のは虫類の古皮質時代，旧ほ乳類時代，

新ほ乳類時代とおおまかに対応させた。マクリーンは，この地図をさらに発展させ，脳の三つの領域間の節として視床下部を組み込んだ。これが，脳幹のハンドルを握るドライバーとなり，自律神経系のアウトフローを調節する。W. R. ヘス [126]（1949 年，ポルトガルの神経学者であり駐スペイン大使でもあったエガス・モニスとともに，ノーベル生理学・医学賞を受賞）の初期の研究を利用して，マクリーンとエルンスト・ゲルホーン [127] は，この原始的な豆粒大の器官である視床下部が，代替行動を組織すると論じた。視床下部は，生命体の行動を全体として指示する。これは従来は新皮質が行うとされていた仕事だ。あとで見るように，行動のコントロールは，脳全体にあるさまざまなシステムが共同で行っている。単一の制御室というものは存在しない。脳は，三部（三つの分離した部分）ではなく，各部の包括的な統合性を強調してマクリーンが呼んだように，三位一体なのだ。私たちは，三つの脳（あるいは，魚も持っている水生動物のホメオスタシスの要素も加えれば四つの脳）を持ちながら，「一つのこころ」であるという大仕事を提示されている。私たちを制限し，また解放する課題だ。

三つの脳と一つのこころ

> 戦ってなわばりを守るは虫類，
> 子どもを育て，家族を大切にする初期のほ乳類，
> 象徴化と言語の能力を備えた新皮質，
> これらは地獄の苦しみを増すものだろうか，それとも，
> 輝かしい救済へと導くものだろうか。
> ——ジーン・ヒューストン（『The Possible Human』）

　マクリーンの三位一体脳には，三つに分かれた役割ではなく三位一体の役割を操縦する繊細な舵取りがある。頭を横から見て脳を半分にスライスしたら（正中矢状面），「下位にある精神」という事実を観察でき

る。脳の真正面には、人間の行動と意識という最も複雑な機能を担う前頭前皮質があり、これが頭蓋をぐるりとめぐり、ほぼUターンして、脳幹の最も古い部分である視床下部と辺縁系に親しく寄り添っている。神経科学によると、脳の二つの部分が解剖学的に近い場所にある場合、それらは概して、共同で機能するためにそうなっているのだ。近くにあれば、電気的化学的信号もきちんと伝わりやすくなる。

　脳の最も古い部分と最も洗練された部分にこのような親密な関係があることをデカルトが知ったら、腰が抜けるほど驚いただろう。ここに、動物の祖先からの最も原始的で古い痕跡と「同衾」する（頬を寄せ合う）人間というものの頂点がある。デカルトは、この物理的な取り計らいに対して、何の理屈も見つけられないだろう。もしデカルトが、「一にも二にも立地」に価値を置く不動産に投資していたら、さらに当惑することになったかもしれない。また、脳幹、感情脳、新皮質は、隣人同士としてコミュニケーションをとる共通の言語を見つけなければならない。このような親密な関係を維持するのは、MITにあるクレイグやIBMのスーパー・コンピューターを中国の雑貨屋にある昔ながらのそろばんと接続し、一つの装置として作動させるようなものだ。同様に、トカゲの原始的な脳とアインシュタインの天才的な脳（新皮質）が同居し、ぴったりと調和してコミュニケーションをとらなければならない。だが、本能、感情、理性の間にあるこの共存関係が破壊されると、どうなるのだろう？

　1848年、鉄道会社の職長だったフィネアス・ゲージは、そうした共存関係の暴力的な破綻の初の当事者（きちんとした記録が残っているものとしては）である。ゲージがバーモント州バーリントン近郊のトンネルで発破作業をしているとき、長さ3フィート（約90センチ）の鋭くとがった鉄の突き棒が弾丸のように頭蓋骨に飛んできた。棒は眼窩の近くから入り、脳を貫通して、反対側の頭頂部から抜けていった。驚いたことに、ゲージは、片目を失いながらも、「完全に回復した」。いや、

完全とは言えないかもしれない。知性は正常に機能していたが，損傷によって，性格が根本的に変わったのだ。事故の前，ゲージは，上司からも部下からも好かれていた（理想的な中間管理職だった）。だが，「新しい」ゲージは，「気まぐれで，移り気で，不安定で，彼を知る人の間では口汚い粗野な男と思われていた」。意欲を失ったゲージは仕事を続けることができず，流れ者となり，カーニバルの見世物になったこともあった[注3]。古くからの友人は，「ゲージはもはやゲージでない」とも言った。また，担当医のジョン・ハーロウは，「**ゲージは，知的能力と動物的な性質との間の均衡やバランスを失ってしまった**」と沈痛に語っている。

　時間を140年後のエリオットまで早送りしてみよう。エリオットは，著名な神経学者アントニオ・ダマシオ[128]の患者だ。この気の毒な男性は，プライベートでも職場でも災難つづきで，追い詰められていた。仕事を続けることができず，評判の悪い共同経営者とさまざまな事業を試みて破産し，短い期間に二度の離婚で打ちのめされた。エリオットは，精神科医に助けを求め，ダマシオの紹介で，徹底的な神経精密検査を受ける機会を得た。エリオットは，認知と知性のテストに次々と合格し，標準人格検査でも正常を示す点を取った。道徳の発達度合いを測定するテストでも，高い点を取り，種々の複雑な倫理テストに論理的に応えることもできた。しかし，何かが「正常」でないことは明らかだった。エリオット自身の言葉を借りれば，「これだけのことをしても，まだ自分が何をしたらいいのかわからない」感じがした。あらゆる種類の複雑な知的および道徳的ジレンマを「考え抜く」ことはできたが，適切な選択と行動をすることができなかったのだ。彼の道徳のコンピューターは働いていたが，道徳のコンパスが機能していなかった。

注3）信頼できる回想録としては，M・マクミラン「Restoring Phineas Gage: A 150th Retrospective」(*Journal of the History of the Neurosciences*, 9, 42-62, 2000) がある。

最終的に，ダマシオは，エリオットの欠陥を正確に示しうる巧みなテストを考案し，なぜ彼が悲惨な人生を送っているのかについてヒントを導き出した。これらのテストの一つは，カード・ゲームの形をとり，リスクとリターンの戦略を相手と競い合う。戦略をハイリスク・ハイリターン（全面的な損失の可能性あり）からそこそこのリスクとリターン（最大のリターンあり）へシフトしなければならないとき，エリオットはその移り変わりを学んで維持することができなかった。彼の人生全般の結果と同じように，エリオットの惨憺たる敗北だった。彼は，重要な局面で学ぶことができないのだ。エリオットは自分の決定または行動の結果を感情的に体験できない，とダマシオは推論した。完璧に論理づけをする能力は持っているのに，何か大事なものがかかっているときに，それができなくなる。エリオットは物事を感じ，大切にする能力を失ったのだとダマシオは結論づけた。そのため，評価や価値判断を行い，それらを意味ある結果に統合したり，それに基づいて行動したりすることができない。感情的な舵がないのである。

　ダマシオは，エリオットが現代のフィネアス・ゲージなのではないかという可能性を解き明かした。ハーロウとダマシオの両医師は，1世紀以上の隔たりがあったにもかかわらず，どちらもそれぞれの患者が本能と知性とのバランスをとる能力を失ったと推論した。しかし，ダマシオと妻のハンナは，その可能性を漫然と考えるのではなく，医学に基づく考古学的調査に出発した。二人は，保存されていたゲージの頭蓋骨を見つけた。それは，ハーバード医学校の薄暗い博物館の棚の上で，ホコリにまみれていた。退屈な学究的実験というよりも，ドラマチックな法医学の分析で彩られるサスペンス・ドラマの犯罪調査のような研究で，ダマシオたちは，穴の開いた頭蓋骨を借りて，高度なコンピューター解析にかけることに成功した。すぐれた画像技術を使うことによって，偶然の軌道が脳のどの部分を引き裂き，ゲージを地面に投げとばして彼の人格を永遠に損なったのかを，正確に推測することができた。息を飲むよ

うな期待とともによみがえったゲージの「仮想の脳」は，エリオットの脳で機能不全を起こしていた神経細胞の束と同じ箇所に壊滅的な損傷を被っていた。謎は解けた！　感情の回路と理性の間の脳の経路が切断され，一方では極端に，もう一方では見たところ控えめに起こったものの，当人の機能と精神をひどく損傷し，怠け者に変えてしまっていたのだ。彼らの脳は，各部分をまとまりある全体につなげあわせる重要なコミュニケーション・ネットワークから切断され，三位一体ではなく，三部構成になってしまっていたのだ。

　前頭葉とそれに隣接する辺縁系の間（ゲージの暴力的なロボトミーとエリオットの機能不全に陥ったニューロンの両方に該当する場所）にあるのが，帯状回と呼ばれる折りたたまれた組織だ。ここは，思考と感情の統合にとってきわめて重要な領域である[129]。つまり，原始的で大雑把で未熟で本能的な底部を，最も複雑で洗練され計算能力の高い新皮質の葉と結びつける構造である。帯状回とそれに関連する構造（島など）は，私たちが三つの脳を持ちながらも一つの精神を持つ人間らしい動物となるうえで重要な鍵を握っていると考えられる。

　ゲージもエリオットも，脳の本能的な部分と理性的な部分のつながりが機能していなかった。そのため，どちらの部分も失われてしまった。本能と理性（縦糸と横糸）が脳の魔法の機織り機で折り合わされず，完全な人間として持っているべきものがなくなってしまったのだ。

　ハーロウが描いたゲージの肖像画は，本能の気まぐれに囚われた，「動物的でもあり子どもっぽくもある」男の肖像だ。1879 年，デイヴィッド・フェリアという神経学者がサルの前頭葉を除去し，この疾患に実験による視点を加えた。「（以前のように）関心を示したり，周囲を積極的に探索したり，観察の対象範囲に現れるあらゆるものを好奇心をもって探るということをしなくなり，無感動で，ぼんやりとしているか，うつらうつらとしているようになる」ことをフェリアは発見した[130]。

残念ながら，霊長類に関するフェリアの研究は，ポルトガルの神経学者，エガス・モニスが率いたものではなかった。モニスは後に，人間に対する同様の手術を考案し，これを前頭葉白質切断術と名づけた。この手術の出現によって，「精神外科」というスキャンダラスな分野が誕生した。しかし，これらの「治療法」は，たいてい，「疾患」そのものよりもずっとひどいものだった。この手術によって，多くの回復不可能なゾンビが生み出された。前述したように，モニスは，明らかにエセ科学による身の毛のよだつような奇妙な研究，世界中の何万もの患者たちを「従順」にする研究によって，ノーベル賞を共同受賞した。この手術が最も広く行われた米国では，ウォルター・フリーマン（皮肉なことに，彼の息子は私の大学院の担当教授の一人，ウォルター・B・フリーマン・ジュニアである）が，前頭葉白質ロボトミーという手術を考案した。奇妙なことに，フリーマン（父）によるとこの治療法は，「どの一般医のオフィスでも行えるくらい簡単な」ものだった。彼自身の言葉によれば，その方法とは基本的に，「電気ショックで彼ら（them）をノックアウト」してから，（鉄の突き棒によるフィニアス・ゲージの偶発的なロボトミーを連想させる「医療処置」で）「まぶたのへこみにアイスピックを突き刺し，それ（thing）を脳の前頭葉で左右に振って横に切る……簡単な処置だが，見た目は明らかに不快な処置である」（フリーマンが「彼ら（them）」や「それ（thing）」など奇妙で冷淡な言葉遣いをしていることに注意してほしい。ましてや彼は「手術道具として**アイスピックを選んでいるのだ！**」）。

フェリアのサルたちは好奇心と探究心を失い，ダマシオの患者エリオットは判断力と適切な選択力が永久に破壊されたのに対し，この手術では，フィニアス・ゲージの場合と同様に，「動物的でもあり子どもっぽくもある人」を生み出しうるということは，矛盾があるようにも思われる。残念なことに，その後の流れの中で，何万という患者にロボトミーが施され，フランケンシュタインの群れが生み出された（さらに何

十万という患者がソラジンやハルドール［訳注：どちらも抗精神病薬］を処方され，もうろうとしていた）。人間の中の動物がなければ，また動物の中の人間がなければ，生き生きした関心を持って活動しているヒトと見なすことができる要素は，ほとんどなくなってしまう。興味深いことに，注意欠如・多動性障害（ADHD）と闘っている多くの人や，暴力的な犯罪者の多くには，脳の本能的な部分の低覚醒状態と前頭前野のシャットダウンがともに見られる。この点を考えると，両者に見られる不適応的な行為は，より人間らしさを感じるための自己刺激の試みなのかもしれない。残念ながら，そうした衝動性障害の代償は，その個人にとっても社会にとっても破壊的なものとなりうる。

　一方，感情の爆発に慢性的にみまわれている人々も，同じように人生が制限されうる。人間味はあるかもしれないが（ゲージとエリオットの「からだのっとり」型ゾンビのように），感情の爆発によって，親密な人間関係や仕事上の人間関係を保てなくしてしまう点は同じであるし，当然，一貫した自己意識も損なわれてしまう。トラウマを受けた人は，まさに両方の世界の最悪の部分に囚われた状態にいる。あるときは恐怖や怒りや恥といった侵入的な感情に襲われ，かと思うと，シャットダウンし，感覚に基づく本能的なグラウンディング（接地）から遠ざかり，目的意識を持てなくなり，方向を見いだすことができなくなる。私たちのクライアントや，親戚や，友人，知人も，情緒的発作と昏睡（無感情，あるいはシャットダウン）の間を際限なく，極端に行ったり来たりしている可能性がある。そのために，こころの知性を使うことができないのだ。慢性的なストレスやトラウマの影響に曝されたときに私たちの誰もが自分の中に持つフィニアス・ゲージを表しているとも言えるだろう。

バランスとしての全体性

> 下にあるものは上にあるものに似ており，
> 上にあるものは下にあるものに似ている。
> ──キバリオン

　人間は，単にしゃべる動物というわけではない。言葉を持つ生き物だ。しかし，言葉によって支配されるのか，あるいは解放されるのかというのは，すぐに思い浮かぶ疑問だ。言語をどのように使うか，あるいは濫用するかは，どのように人生を生きるのかということに大きく関わってくる。ご機嫌ななめの赤ん坊には単語そのものはほとんど重要性を持たない。言葉に，**親密にからだをなだめるような**，抱っこしたり揺らしたりするような優しい音，ささやきやあいづちのような音が伴っていなければならない。むずかる赤ん坊を落ち着かせ，うっとりさせる力を言葉に与えるのは，言語によらないトーンやリズムなのだ。子どもが成長すると，実際の言葉と，話し方による落ち着きの両方を理解し始める。

　だが，言葉が子どもにとって癒しと健康の助けになるには，それに身体的な背景が伴っていなければならない。フロリダ州で理不尽な政争の人質とされた，エリアン・ゴンザレスという幼い男の子を覚えておいでだろうか。遠く離れて暮らしていたエリアンのいとこ（マイアミに住むキューバ人亡命者）が，この男の子の生活を気遣ってとの理由で，エリアンの父親（キューバ在住）と親権をめぐって激しく争った。ベルトルト・ブレヒトの戯曲『コーカサスの白墨の輪』のように，彼らは戸惑う6歳の男の子を文字通り引き裂いた。最終的には最高裁の仲裁によって，「反カストロ市民のモデル」としてエリアンをアメリカにとどめようとするジェブ・ブッシュ知事のもくろみは取り下げられ，エリアンは父親のもとに返された。

州兵たちは，プラカードを持って抗議する群衆からエリアンを引き離し，護衛するよう命じられた。そこで，女性の連邦官が親戚たちや怒った群衆からエリアンを奪い取り，しっかりと抱きよせた。すでにおびえて混乱し，洗脳も受けている幼い子どもにとって，見ず知らずの人にいきなり有無を言わせず抱き寄せられるのは，当然ながら，恐怖だった。だが，そこで，目を見張るようなことが起こった。連邦官は，怒りにかられた群衆に奪い返されないようしっかりと，だがやさしくエリアンを抱き，おだやかにスペイン語で語りかけた。「エリアン，いまは怖く思えるかもしれないけど，すぐ大丈夫になるからね。これからパパに会いに連れていってあげるよ……キューバに連れ戻されるわけじゃないの（当面はそのとおりだった）……またボートに乗るわけじゃないよ（エリアンは不安定なボートでマイアミに連れられてきた）。あなたのことを大切に思って，お世話してくれる人たちと一緒なんだよ」。

みなさんも気づかれたかもしれないが，これらの言葉は，エリアンのこれまでのいきさつとつらい状況を知る小児精神科医によって注意深く作られたものだった。少年の不安と恐怖をやわらげることを目的としたもので，実際に効果があった。ただし，連邦官の女性の身ぶりや存在，声のトーンに明らかに表出されているものがなく，その言葉だけだったら，うまくいかなかっただろう。連邦官は，エリアンを守るために必要なだけしっかりと，だが捕まえられているとは感じさせないくらいにゆるく抱きかかえる方法を，本能的に知っていたか，指導を受けたか，あるいはその両方だったのだろう。彼女は，エリアンをきわめてやさしく揺らしながら，短く目を合わせ，落ち着いたやさしい調子で，エリアンのは虫類脳と感情脳と前頭葉に同時に語りかけた。何よりもこの声と抱っこの統一感が，過度のトラウマと子どもの繊細で傷つきやすい精神に傷をつけることを回避するのに役に立ったと思われる。第8章で見たように，方法や形式が違っても，これこそが良質なトラウマ・セラピーの内容なのだ。

何年か前，苦しみを和らげるなぐさめの言葉とともに人間味あるタッチが本能的に使われた例をもう一つ見たことがある。そのとき私は，コペンハーゲンに住む友人，インガー・アガーのアパートにいた。インガーは，旧ユーゴスラビアで大虐殺があったとき欧州連合の心理社会部門のチーフをしており，トラウマや人道上の惨事については詳しかった。そのため，つけっぱなしだったBBCワールド・ニュースで東ティモールの紛争が報道されたとき，私たちはテレビの方を向いて，難民の画像を見た。難民キャンプの中をあてもなく歩き回っている彼らは，明らかに放心し，混乱していた。キャンプの入口には，ふっくらとしたポルトガル人の修道女たちが，白い修道衣をまとって待機していた。

　危機意識を持った修道女たちが，本能的に難民，とりわけ子どもたちを見渡し，「トリアージ（重症度判定）」によって最も混乱しショックを受けた人を見つけ出していることが，インガーにも私にもよくわかった。その放心した人にいちばん近いところにいる修道女が，非侵襲的に，だがすばやく近寄り，腕に抱きかかえる。私たちは頬に涙をつたわせながら，修道女たちがそれぞれをやさしく抱きかかえ，揺らしている様子を見ていた。彼女たちは，何かを耳元でささやいているようだった。おそらく，連邦官がエリアンに言ったのと同じようなことを話しているのだろう。だが，その画像とはまったく対照的に，BBCのコメンテーターは，「この不運な魂についた傷は，生涯，消えないでしょう」と宣言していた。彼らがトラウマ的な経験の終身刑を受けたとでも言うかのように。彼は，修道女たちや，慈愛に満ちた彼女たちの善良さに包まれるという幸運に恵まれた難民たちがボディ・ランゲージで生き生きと示しているものを見落としていたのだ。

　この印象的な場面は，緊張を解いて，ショックから抜け出し，活力を取り戻し，回復の旅路に出発して不運に立ち向かう手助けをするために必要なものを示している。私の関わっている非営利団体「Foundation for Human Enrichment（人間の豊かさのための基金）」では，東南ア

ジアの壊滅的な津波やアメリカのハリケーン「カトリーナ」や「リタ」の後に，ボランティアが集まった。そこでの活動は，より緊急度の高い個人的な対応である[131]。繰り返しになるが，人々がショックと恐怖から抜け出し，自己感覚を保ち，大変な損失に対処するプロセスを開始するための助けとなったのは，最も即応的で直接的なからだのコンタクトと，その場で語られる最もシンプルな言葉とを織り合わせたものだった。

これらのどの例でも，脳幹のは虫類的で律動的なニーズ，感情のつながりを求める辺縁系のニーズ，一貫したおだやかな言葉が落ち着いていくのを聞きたいという新皮質のニーズがすべて満たされている。いま感じているものが何であれ，それは過ぎ去るということが，私たちを安心させる。

これとは逆の顕著な例が，2006年に起きた悲惨なイスラエル対ヒズボラの戦争だ。爆撃を受けたベイルートのビルから，バラバラになった何十もの女性や子どもの遺体が運び出される映像を世界中の人々が目にした。テレビ画面に映像が映し出された後，アメリカ国務長官コンドリーザ・ライスは，思いやりと悲しみの言葉ではなく，機械的に法律用語で声明を述べ，すでに悲惨な報道をいっそうひどいものにした。こうした視覚と聴覚のイメージは，金属製のクギとなり，帯状回を引き裂いて三位一体脳（だったもの）を分断し，フィニアス・ゲージを思わせる相矛盾した断片に変えてしまう。やさしい親身な言葉を送り，すでに送られはじめた支援や希望について知らせることもできたのに，なんと残念なことか。

前章までは，本能がどう現れるかについてのみ述べてきた。この章では，本能という道しるべを無視することをやめ，ようやく，しかるべき扱いをすることができた。

パートIV
体現化，感情，スピリチュアリティ：善良さの回復

私の信念は，知性よりも賢い血と肉の中にある。
からだの無意識において，生命はふつふつと煮え立つ。
そのようにして，私たちは自分が生きていることを認識できる。
魂の深いところで，宇宙の鮮明な広がりのどこかに触れて
生きていることを。

――D. H. ローレンス

第 12 章
体現化された自己

「身体は，存在という大海の岸辺である」
——イスラム神秘主義の格言

　私がティーンエイジャーの車にはねられた事故の瞬間に話を戻そう。事故は，恐ろしく，取り返しのつかない結果にもなりえた。だが実際には，変容が起こった。激しい恐怖と混乱と解離にみまわれながらも，PTSD の恐ろしい影響は免れたのだ。長く続くトラウマ症状に陥ることから私を救ったものは何だろう？　それは，本書の全編を通じて記してきた方法で用いられている，**体現化**（embodiment）と**気づき**（awareness）という双子の姉妹だ。この資源は，ストレスを調整しトラウマを癒すうえで重要な役割を果たすだけでなく，個々人が豊かさを増し自己を発見するための主要なツールにもなる。ここでの私の仕事は，このことをさらに学ぶために自分のからだを真剣にとらえるようみなさんに勧めることだ。とはいえ，ひどく「ネガティブ」な感情または不快な感情を変容させ，良きものと喜びを真に体現することがどのようなものなのかを経験するための頼もしい協力者として気楽に考えてほしい。

この慈悲深い双子の姉妹は，トラウマの予防と癒しにとってきわめて重要だ。体現化された気づきとはどんなものなのか，どのような感じがするのかを見ていこう。私たちは普段，瞬間ごとに無数に起こる体内の感覚に意識を向けるなどということはしないものの，そうした経験については，日常会話でよく口にしている。例えば，難しい問題を「咀嚼したり」，「飲み込んだり消化したり」できないことがある，「吐き気をもよおす」人がいる，といった表現がある。そしてもちろん，ほとんどの人が，「胸騒ぎ」を感じたことがある。膨張感や，締め付けられる感じや，「お尻がきゅっとしまる」感じに気づくこともあるし，それには感情的な意味づけがある。「口を閉ざし」たり「口が軽く」なったりすることもあるだろう。あるいは，お腹や胸が開く感じや，「興奮して息をのむ」こともあるだろう。これらは，筋肉や内臓からの痛切なメッセージだ。
　人間の経験はすべて体現化されている。つまり，「からだ」を与えられている。私たちの思考は，感覚と感情にガイドされている。では，自分が怒っているとき，私たちは**どのようにして**それを知るのだろう？あるいは，うれしいときは，**どのようにして**それを知るのだろう？　たいていの人は，頭で考えた因果関係を感情にあてはめがちだ。例えば，私がそれ（怒りや悲しみなど）を感じているのは，あの人がこんなことをした（こんなことを言った，あれをするのを忘れた）**からだ**，と。だが，今ここで自分のからだの中に何が起こっているのかに集中できるようになると，「胃のあたりが固い」とか「胸が大きく感じる。胸がリラックスして開いている」などと言うようになる。これらの肉体的な合図は，いま何を感じているかだけでなく，苦しい感覚や感情を改善するために何をしたらいいのかということを教えてくれる。また，自分は生きており，現実のものなのだということも，教えてくれる。
　私たちの人生に影響を与えてきたすべての経験（母親の胎内にいた頃からの），すべてのストレス，傷，トラウマ，そして，安心，喜び，優

しさ，善良さの感覚など，あらゆることがからだの形に変化を与える。これらの変化は，固く組まれた腕，固い背骨，前に出た肩，へこんだ胸などのように明らかな場合もあれば，左右の肩の微妙な違い，ほんのささいな片側へのねじれ，胴体に対して小さく見える腕や脚，後ろに倒れた骨盤，冷えや温かさを示す不均等な肌の色など，微妙な場合もある。こうしたものが，現在の自分の基盤を形成する。そして，将来の自分の出発点となる。

　私たちは，視覚，音，タッチ，匂い，味などの外的感覚器官を通じて世界から情報を取り入れる。ほとんどの人は，主に最初の二つに頼っている。だが，私たちは，すべての感覚から重要な情報を受け取っているのだ。外的感覚からの情報に勝るとも劣らないほど重要なのが，**内的感覚器官**からの広大な情報の流れだ。この情報は，筋肉，関節，重力受容器，内臓から受け取られる（第 7 章の SIBAM の説明を参照）。実際，この**内受容覚**の情報がなければ，目も見えず耳も聞こえない人よりもずっと途方にくれることになるだろう[注1]。からだの内側からの情報がなければ，私たちは，地面を歩くことも，自分の感情や望みを知ることもできない。他者との関係は，からだの内側からと外側からの感覚データの相互交換に完全に依拠している。見つめ，触れ，話し，感覚の共鳴を通じて，自分自身と相手を知っていく。このプロセスが**同調**すると，感覚全体で，相互の信頼と滋養が感じられる。身体感覚を通じて感覚を感じることにアクセスしなければ，人生は平板で味気ないものになるだろう。最も原始的な欲求から芸術的な気高い創造まで，私たちの生活は身体面でも感情面でも，体現化に依拠している。本書はほとんどの部分を理論と説明に割いているが，この章では，読者のみなさんを短い気づ

注1) まれなケースだが，内部感覚神経が機能しない神経学的疾患が報告されている。不運な患者たちは，ほとんど移動することができない。目を閉じればすぐに倒れてしまうだろう。

きの体験に誘いたいと思う。このような「中断」を差し挟むのは，みなさんに，本書の内容に参加し，積極的に関わることで，からだが生まれながらにして持っている，感じ，癒し，知る能力のエッセンスと直接つながってほしいと思うからだ。

基本的な気づきとの出会い

　右の手の平を見てみよう。目で観察する。こぶしを握ってみよう。その手の動きを見て，握り終わったところを目で確認する。手を開いて，また見る。今度は目を閉じ，ゆっくりと手を収縮させてこぶしを握る。それからもう一度，開く。目を閉じたまま手を握ったり閉じたりする動作を繰り返し，全神経をそこに集中させよう。一見，単純な動きだが，感覚に注意を向けつづけることで，どのように気づきが変化するかを確認しよう。

　このささやかなエクササイズは，陳腐に思えるかもしれない。だが，周囲の状況や自分自身の思考と（行動についての）イメージに惑わされることなくからだへの気づきを持つことは，非常に骨の折れる仕事だ。しかし，豊かな見返りをもたらすものでもある。私たちは，自分自身の思考に同調するあまり，その思考と現実とを混同しがちだ。私たちは思考そのものであると信じているのだ。このエクササイズを行うことで，自分のからだについての視覚的なイメージと実際の「内受容覚」の経験との基本的な差異を検知できるようになる。からだへの気づきは，ネガティブな感情や信念体系から距離を置き，良い感情や信念体系にコンタクトする助けになる。自分が思考とイメージだけの存在ではないと気づくことで，私たちは，生き，参加し，知覚し，体現する生き物として充足への旅に出発するのだ。

はじめに

　次に，体現化と気づきについて人類がどのような経験をしてきたかをざっと見てみよう。もちろん推測によらざるをえないわけだが，体現化と気づきという二つの重要な概念が，長い歳月の間にどう理解され，発展してきたかを，よりわかりやすく示したいと思う。

　人間は，身を守り，狩りをし，襲われないようにするため，生物学的に力強い**運動システム**を発達させてきた。この自動的（本能的）な行動システム（からだが身を守るために行うこと）は，ヘビやトラに出会ったときに素早く反応するために作られている。つまり，考える間もなく即座に反応（逃走，闘争，凍りつき）するために。私たちの祖先にとっては，身体的な準備を整えておくことが，基本的な生存要件だった。毎日，あらゆる瞬間において，「今ここ」にいなければならなかったわけだ。祖先たちは，ほんのわずかな新しい匂いの分子や，遠くで木の枝が立てる音に対し，即座に意味ある反応をする準備を整えていた。つまり，直観に従って反応しなければならなかった。そうした強力な感覚の助けがなければ，狩猟採集民族が生き延びてその様子を後世に伝えてくれることはなかっただろう。その本能的な反応に彼らがどの程度，自分で気づいていたかは明らかではないが。

　本能とは，もともと，やむにやまれぬ**行動**である。からだが行う動きであり，そうした行動に備えるための姿勢の調整だ。そのため，行動のガイドとなる身体感覚は，本能的な自己を直接知るための手段となる。道具と記号の出現と，それに続く初期の言語によって，私たちの祖先は互いにコミュニケーションをとり，どの行動パターンがうまくいき，どれがうまくいかなかったかを伝え合えるようになり，集団行動を洗練させていった。その結果，芸術やダンス，物語を享受し，その過程で内省的な自己への気づきを獲得し，培い，発達させていったのかもしれな

い。洞窟壁画などの考古学的資料では，体現化された意識の進化の物語が，自己を知る中で花開き，抽象画で表現され，最終的には文字で記された様子を見てとれる。

　集団生活をするようになると，生き延びるため常に周囲に警戒する必要性は弱まっていった。身体感覚に対する気づきは，より社会的な要素を帯びていった。現在では，社会的な知性とかこころの知性と呼ばれているものだ。生存は，緊急的な闘争，逃走，凍りつきによるものだけではなくなり，社会が複雑になるにつれて，集団の中で自分の位置を見つける精神面の能力がより必要になっていった。微細なボディランゲージや表情やしぐさ（言葉にならないからだの言語）を読み取ることは，衝動をコントロールすることにとってかわられた。それによって，私たちの祖先は，より精神的な枠組みへと向かうことになった。

　17世紀半ばに訪れた，いわゆる理性の時代によって，合理性がさらに重んじられるようになった。この合理性の働きと言われるものによって，体現化の欠如が常態化していった。本能や身体的欲求（セックスなど）をすぐ行動に移すことは，恥とされたり，悪いことと見なされるようになった。教会の支配的な権力が，こころとからだの深まる分離をさらに強めていった。最終的には，合理性の支配がデカルトの「我思う，ゆえに我あり」という，近代を象徴する一文に凝縮されていった。その後は，良かれ悪しかれ，ご存知のとおりだ。

　しかし，すっかり鳴りを潜めているとはいえ，私たちのやむにやまれぬ本能はとぐろを巻いたまま発火のときを待ち，からだとこころが再び一致して調和のとれた効果的な行動をとるべきときに備えている。例えば，荒野で身動きがとれなくなると，捕食，防御，避難の本能にスイッチが入る。そうでなければ，確実に命を落とすだろう。さらに，すべての知力が動員され，この身体的な本能に情報を提供する。小枝が折れる音，新しい匂い，さっと動く影などによって，私たちは警戒心を高め，準備を整える。棒や葉や泥は，そうした要素から身を守る貴重な素材と

なる。死が迫っているときにあれこれと考えるのは意味がない。からだを今ここに集中させることが重要なのだ。

　だが，ほとんどの場合，この興味を引く，生存に関わる本能は，あまり役に立たないように思われる。それどころか，日常生活においては多くの場合，害になる。私たちは，本能の噴出を抑えるために多大なエネルギーを費やしている。例えば，上司が，自分よりも経験の浅いライバルを先に昇進させた場合，私たちは（実際の脅威を**感じて**）瞬間的に爆発し，それを感じる間もないうちに，殺意のこもった怒りを再びからだに引っ込めてしまう。しかし，そうした強い衝動をいくつも抑え込んでいくうちに，そのツケが，背中の痛みや頭痛，高血圧，心臓病，消化器疾患などの形で現れてくる。

　今日では，自分の身を守るために基本的な本能を実際に発動する必要はほとんどない。それよりも，こころとからだの健康は，本能にすぐに反応することなく慎重にアクセスすることによって保たれる。古代の設計図はそのまま残っているため，私たちはその遺産として，生存をかけた本能が完全に使われているときに**だけ本当に生きていることを実感す****る**。だが，ここが問題なのだが，現代の生活では，そのような生々しく力強い本能を表出させる機会はほとんどない。そして，何かあったときに闘争・逃走反応に飲み込まれることは，私たちが属している社会の中では不適切とされる。そのため，行動を起こしても起こさなくても愚か者ということになるのだ。

　生きていることを本能として実感できないために，私たちは，ある種の渇望とともに取り残されている。そうした衝動は，通常，基本的な二つの本能，すなわち自己の生存（脅威）に関する本能と種の生存（生殖）に関わる本能を中心に起こってくる。さらに，それらの本能を発動する「実際の」状況が見つからない場合には，そうした状況を作り出したりもする。例えば，不適切で危険なセックスをしたり，足首にひもをくくりつけてバンジー・ジャンプをしたりといったことだ。そうした応

急処置では，私たちの切望は満たされない。ほとんどの場合，思考は，本能的な衝動のわずかばかりの代用品にしかならない。私たちは，思考に多くのエネルギーを注いでいるばかりでなく，思考を現実と混同することがよくある。デカルトがそうだったように私たちも，自分＝思考**である**と誤解してしまっている。残念ながら，思考は，生き生きとした経験に対するわずかな代用品でしかない。思考は，感情から切り離されると，こころを蝕むような反すう，幻想，妄想，過度の心配となっていく。そのような固執は，実は驚くべきことではない。というのも，古い時代には，不確かな状況に直面したとき，危険があるかもしれないと偏執的なほど心配する方が，適応するうえで重大な利点だったかもしれないからだ。しかし現代では，それは，批判的で悲観的な「超自我」の適用となる。一方，明確な身体感覚や感情から情報を受け取っていれば，気掛かりは消え，創造力と目的意識が強化される。

　詩人，ディビッド・バドビルは，自身の詩「今のなかにあるこの輝かしい瞬間（This Shining Moment in the Now）」[132]の中で，バーモントにある自宅の庭で作業しながら，この非常に人間的なありように対して語っている。

　　私が毎日，一日中，からだ全体の存在となり，頭を使わずにいれば，私がからだで，すっかり完全に，鳥やシカや空や風や木々とともにこの世界にいれば……今のなかにあるこの輝かしい瞬間には，頭でくどくど考えるべきことなどない。

　また別の種類の庭では，若い女性が性についてのセミナーで，次のように表現している。「いちばん大切なことは，夫といるときに，自分の頭ではなくからだの中にいることだ，と感じます」。詩人バドビルは，規則的な肉体労働を通じて精神の圧制からの安堵を見いだした。都市に住む人の多くは，こころをなだめるためにジョギングをする。だが，そ

うした休息は，たいていは一時しのぎで，早晩，過剰になり，不快な感覚や感情を避けるための方法になっていく。

　私たちは皆，未解決の問題を，消化しないまま何度も吐き戻してはくどくどと考えつづける。それが解決に役立つかどうかにかかわらず，そうしてしまう。ネガティブな思考を繰り返すことによる「不必要な苦しみ」は，瞑想，仏教，道教など精神修養の実践者にはよく知られている。認知行動療法はこうした苦しみに対処する方法として生み出された。これらの修養や教えや療法は，共通の解決策を示している。強迫的な思考がからだに毒をまき散らしはじめる前にその圧制を打ち破る，というものだ。しかし，不安なこころをなだめようとするアプローチは，持続的に自分のからだに戻ることを助けるアプローチほどには，簡単でも効果的でもないだろう。詩人バドビルは，目的のある活動にからだをしっかり使ったときにようやくこころが休息できることを発見した。自分のからだに浸りきることによって，生きているという核心的で瞬間的な経験に直接出会うことができる。強迫的な懸念や後悔ではなく，「今のなかにある輝かしい瞬間」への認識と感謝という経験に対して自分を開くのだ。

　辛抱強い私たちの祖先にとって，生き延びるために努力することは選択の余地のないことだった。そのため，彼らは常に敏感な状態にあり，次々にやってくる脅威をやり過ごし，防衛本能を常にオンにしていた。私たちも同じ本能の支配を受け，脅威に対峙したときの反射的な反応を背負うが，必ずしもそれに基づいて行動することはなく，この強力な感覚と衝動を認識し，距離をおいて観察し，それになじむ機会を持っている。原始的な野生の衝動を意識的にコンテインし熟考することで，私たちは活力を得て，自分のニーズや希望を生き生きと追い求めることに集中できる。これは，内省的な自己への気づきの基本である。自動的に本能に反応（または本能を抑制）するのでなく，五感による気づきを使って，マインドフルに探究することができる。**体現化**（ここでは，この用

語を現代の体験との関連で使っている）**とは，本能にガイドされながら，それと同時にそのガイドを認識する機会を持つということだ。**この自己への気づきを得るには，自分の感覚と感情を認識し，トラッキング（追跡）する必要がある。本能を無視したり強制的に従わされたりするのではなく，自分の中のあるがままの本能の姿を明らかにするのだ。

　人生で起こる諸々の現実によって，くどくどとした考えに囚われず今に生きることは，一筋縄ではいかない課題である。体現化できれば，この瞬間の豊かな風景の中でより長く過ごすことができる。悪いことが起こりうるし，実際に起きてしまう世の中に生きていても，目に見えない危険がじりじりと近づいてきていても，今に生きることは可能なのだ。完全に今にいることができれば，思いもよらないたくさんの喜び，驚き，叡智とともに成長することができる。

　「体現化」とは，絶えずしゃべりつづける「サルのこころ」の専制に対する，個人的・進化論的解決策である。逆説的ではあるが，これにより，本能と理性が合流し，喜ばしい関与および流れとして融合することが可能になる[注2]。**体現化とは，自由なエネルギーや躍動感が私たちのからだを脈動するときに，気づきという手段を使い，その周りの身体感覚を感じる能力を得ることだ。**ここで，こころとからだ，思考と感情，精神と魂が一体となり，分かちがたい経験のまとまりとして融合するのだ。体現化を通じて，私たちは独特の方法で，最も奥深いところにある原始的な本能に触れ，それを経験できるようになる。というのも，本能が，意識という昼の光の中に入ってくるからだ。それはまるで，初めて自分自身を知るかのような体験だ。それは，人生に活力，フロー，色彩，色合い，創造性を与えてくれる。

注2）私は，個人的には，西洋における体現化の時代は，エジプト時代の後期とギリシャ時代のキクラデス文化の初期がピークだったという印象を持っている（芸術についてのごくわずかな知識によるものだが）。

桂冠詩人，T. S. エリオットは，叙事詩『四つの四重奏』の中の四番目にあたる「リトル・ギディング」の中で，そうした進化する意識のパラドックスを垣間見ているようだ。

われらは探検を已めることなし，
すべてわれらの探検の終わりは
われらの出発の地に至ること，
しかもその地を初めて知るのだ。

（『四つの四重奏』T. S. エリオット作　岩崎宗治訳　岩波文庫）

体現化と創造性

　アルバート・アインシュタインはイメージで思考した，ということはよく知られている。アインシュタインの理論や彼独自のたとえは，この処理能力を反映している。例えば，エレベーターや電車が互いにすれ違う画像は，私たちの相対性理論の理解に消えることなく刻み込まれている。アインシュタインが思考に自分のからだも使っていたことは，それほど知られていない。自伝の中で彼は，偉大な発見のいくつかが，まずはからだのチリチリ感や震えやその他の生き生きした身体感覚として現れたことを明かしている。彼自身にさえ神秘的だったそのプロセスにおいて，身体感覚がイメージと洞察を伝え，偉大な発見へとアインシュタインを導いたのだ。

　数十年後，アインシュタインの脳が医学調査のために解剖され，研究されたとき，際立った特徴は，頭頂葉の大きさと構造だけだった。頭頂葉は，空間と時間における定位のためにからだからの情報が統合される領域である[注3]。この偉大な人物については，もう一つ示唆に富む話がある。科学における次の大発見は何になるだろうかとリポーターに質問されたとき，アインシュタインは一瞬，考えたのち，こう応えた。

「宇宙が友好的だという証明でしょう」。私が思うに、アインシュタインは、人生から痛みや苦しみがなくなるということを意味したのではなく、宇宙は、言ってみれば、遊びごころがあり、素晴らしく、魅力に満ちているということを言いたかったのだ。アインシュタインのからだの内なる宇宙は、そのように喜びに満ちたものだった。チベットのラマ僧であるツァン・ガワン博士は、「からだはマンダラである。内側を見れば、啓示の源が無尽蔵にある」と説いた。

私は、アインシュタインが完全な体現化のお手本だという印象を読者に与えようとしているわけではない。それはもちろん違う。だが、この特定の意味において、アインシュタインはそうだったと思う。そして（おそらく）この同調によって、彼は常識にとらわれないものの考え方ができたのだ。明らかに、これは天才の証である。知的な大発見に関わることとからだの感覚に結びつくことは、相矛盾する経験ではない。それどころか、人間という動物にとって、これこそが、「全体性」というものなのかもしれない。哲学者ニーチェは次のように述べている。「私は全くの肉体であり、それ以外のものではない。魂とは肉体における何かを表すただの言葉にすぎない」。アメリカの偉大な詩人、ラルフ・ワルド・エマーソンは、次のようにまとめている。「自分の後ろにあるもの、そして自分の前にあるものは些細なものである。**自分の内部にあるものに比べれば**」。

より心理学的な流れでは、ユージン・ジェンドリンが次のように述べている。「状況と言う身体的な生き物へのドアは、きわめて普通のか

注3）頭頂葉は、機能的に二つの領域に分けられる。一つは感覚と知覚に関わる領域であり、もう一つは主に視覚系の感覚入力の統合に関わる領域である。第一の機能は、からだの内外からやってくる感覚情報を統合し、単一の知覚表象を形成する。第二の機能は、周囲の世界を表す空間座標系を構築する。頭頂葉を損傷すると、ボディ・イメージや空間関係の異常などの著しい欠損を示すことがよくある（Kandel, J., Schwartz, J., Jessell,T.『Principles of Neural Science』第3版, New York, Elsevier, 1991）。

らだのちょうど中心にある」，「ただし，この『普通』はまた『たぐいまれなきもの』でもある」。チベット仏教のクムニェ行法では，次のように教えている。「からだの外側の空間は広大ではあるが有限だ。それに対し，からだの内側の空間は無限である」。このことを本当に理解すると，驚きと喜びが湧いてきて，それが密教における悟りをもたらす[133]。これは，「東洋」だけの考えではない。ハーバード医学校精神科のダニエル・ブラウン博士は，「フォーカシングは，精神修行の大切な基本となる，ある種の身体内部の気づきを培うのに役立つ」と述べている。R. D. レインは，「内部の世界がなければ，外側は意味を失う。外側がなければ，内側は実質を失う」と付言している。

　私たちは皆人生のどこかで，「（腹の）虫の知らせ」を体験したことがある。「論理」的に意味が通じなくても，「論理」に反していても，ただ「正しいとわかる」ことがある。内臓の本能に従わないと，酷い目に遭うことも往々にしてある。この種の予知能力は，「直感」と呼ばれている。私は，直感とは，本能的なからだの反応が，思考や内的概念や知覚と完全に結合したところから生じると信じている。このホリスティック（全体的）な「思考」が作用する仕組みは，まだ謎のままである（憶測はあふれているが）。ホメオパシー医ラジャン・サンカラン博士は，次のように証言している。「感覚とは，こころとからだの接合点であり，身体的な現象と精神的な現象が同じ言語で語る場所であり，これら二つの領域の境界線が消え，存在全体にとって何が真実かが実際に知覚されるところである」。これこそが，深い直感の本質である。

　本能は，ボトムアップの処理の一例だ。デカルトの「我思う，ゆえに我あり」に示されているトップダウンの処理方法とは対照的だ。下から上への処理方法は，私たちの基本的な世界認識を変えるうえで，トップダウンの処理方法よりも強力である。なぜなら，人間はまず何よりも，**動く生き物**だからである。第二に，私たちは，観察し，認識し，思考するこころを用い，働かせているからだ。人間は存在するがゆえに思考す

るのであり,思考するがゆえに存在するのではない。ビールをもう一杯いかがかとパブでたずねられたとき,デカルトは,「(ほしいとは)思わない」と答えた。だからと言って,デカルトは消滅しただろうか? デカルトの定理は,ボトムアップの処理方法を反映させて,次のように改訂するとよいかもしれない。「我知覚する,我行動する,我感じる,我認知する,我内省する,我思う,我推論する,ゆえに,我あると我は知る」。

心理的な変化が起こるのは主に洞察力や理解,あるいは行動修正によると,これまで推測されてきた。しかし,精神機能の研究はトラウマ後の患者の変容を助けるうえで限られた効果しか持っていないことを明らかにした。患者たちは,長年にわたって苦しい症状に悩まされることが多かった。永続的な変化は,主に心理的なトップダウンの処理(合理的な思考や認知や規律ある行動の選択から始める)ではなく,主にボトムアップの処理(身体的・生理学的な感覚にフォーカスすることを学び,持続的に知覚,認識,判断に発展させていく)によって起こる。変容は,トップダウンとボトムアップの処理の相互関係の中で起こるのだ。感覚ある生物として,私たちは,本能と理性の間で必要不可欠なバランスをとる潜在力を有している。その合流点から,生命力,流れ,つながり,自己決定が生まれてくる。

トラウマと体現化の欠如

トラウマを受けた人には,「体現化の欠如」や「内臓化の欠如」が起こる。身体感覚に圧倒されるか,あるいは身体感覚の大部分がシャットダウンするかのいずれかだ。どちらの場合にしても,さまざまな感覚を区別することや,適切な行動を判断することができなくなる。感覚が制限され,混乱する。圧倒されている場合は,微妙なニュアンスを認識することができなくなり,ほとんどの場面で過剰反応するようになる。

シャットダウンしている場合は，無感覚になり，無気力な状態から抜け出せなくなる。この習慣的な無気力状態によって，実際に脅威に曝されたときでも反応が弱く，そのため何度も被害を受けやすくなる。さらに，痛みにせよ何にせよ，何かを感じるために自分自身を傷つけることもありうる。1965年に公開された胸にせまる映画『質屋』でロッド・スタイガーが演じたソル・ナザーマンは，ホロコーストを生き延びたユダヤ人で，感情が薄く，偏見があったにもかかわらず，使用人の黒人少年に愛情を持つようになっていった。最後のシーンで少年が殺されると，ソルは，請求書をまとめてあった鋭い伝票刺しを自分の手に突き刺した。何でもいいから，何かを感じたかったのだ[注4]。

　感覚が小さくなると，感情の細かなひだが消え去ってしまう。それが，言葉にならないトラウマの地獄だ。他人と親密な関係を築いたり，自分が生き生きと活動する生物であることを感じたりするうえで，そうした機微はきわめて重要だ。悲しむべきことに，これは，激しいトラウマ体験を持つ，体現化が欠如した人に限ったことではない。ほとんどの西洋人は，それほど劇的にではないにしても，やはり内的な感覚のコンパスから切り離され，損なわれている。対照的に，さまざまな東洋の精神的伝統では，「より基本的な本能」が，排除すべきものとしてではなく，変容するための力と見なされてきた。ヴィパッサナー瞑想に関する本に，ゴールは「基本的本能の精神を浄化し，人間としての真に精神的な特質である普遍的な友好，親切，謙遜，愛，平静などを表しはじめること」にある，という一節がある[134]。思うに，著者の意味するところは，からだを放棄するのではなく，本能を「洗練」させることから精神的な変容が起こってくる，ということなのだろう。体現化の本質は，本能を拒絶することにではなく，本能を十全に味わい，それと同時に，根

注4）逆説的だが，一部の「自傷行為者」たちが知っているように，自傷行為でも苦痛を弱めるエンドルフィンが放出される。

源的な生のエネルギーを利用して，徐々に微妙な質的体験を促進していくことにある。「ヨブ記」には，「私は，私の肉から神を見るのだから」とある。

　自分のからだの内部を深く感じられなくなればなるほど，私たちは過度の外部刺激を切望する。くすぐったいような刺激，過剰ながんばり，ドラッグ，感覚の過負荷を求めていく。最近では，度を越した特殊効果やたくさんの車の激突シーンがない映画を見つけるのも難しい。私たちは文化的に，生命としてのからだが持つ繊細さを感じる能力を無視し，暴力や恐怖，爆発的でからだを震わせるような騒音の終わりない集中砲火に慣れてしまっている。魅力ある会話や感情の機微を表す映画は，衰退している。私たちは，切り離され，支離滅裂で，意味のない映像や感傷的な言葉をごちゃまぜにしたものに，絶え間なく爆撃されている。静かに内省する自分のための時間が不足しているのだ。代わりに，そうした貴重な自由時間は，現実の人との関わりの代用としてのオンラインでのチャットや，仮想空間にアバターを創り出すことや，携帯電話でテレビを見ることに費やされる。私は，楽しい時間を過ごすことに反対しているのではないし，技術の進歩を評価していないわけでもない。ただ，メディアは，無感覚という私たちの悲惨な状態を反映しているだけでなく，過剰な刺激への中毒にかなり貢献している。

　体現化ができていないほど，基本的な本能（生存とセクシュアリティ）は歪んでくる。生存本能が歪むと，恐れや怒り，不安にかられる。体現化のないセクシュアリティと自己調整力の欠如は，どうしようもなくむなしいポルノの世界や，拒食症や過食症などの疾患を生み出す。精神力動的な要因や社会的要因，メディアの要因（「理想的」なからだを持つモデルたちの修正入り画像の集中砲火）が複雑に絡んではいるものの，体現化の欠如は，多くの摂食障害を促進し，助長している。そうした疾患はポルノと同じように，存在に関わる器官を，感覚と感情を持つ生きたからだから疎外する。体現化の欠如した男性にとって，女

性のからだのイメージは，喜びとして経験されるのではなく，単なる性的刺激になってしまう。駆り立てられるような欲求を起こすだけで，楽しいたわむれや喜び，身をゆだねること，深い感謝を感じることが少ない。そのため，体現化の欠如した男性（彼らは性質として視覚的な傾向がある）は，女性の拒食症の一因となっている。「理想的」な女性のからだに対して，体現化の欠如した偽りの欲求を持っているからだ。女性のからだは，他者の目にも自分の目にもモノとして映るようになる。ボディ・イメージと引き換えに自らの身体感覚を犠牲にした若い女性は，感覚を断ち切ってしまう豊胸手術や拒食症によるスーパー「スリム」な状態を追い求めるようになりやすい。拒食症では，からだの感覚を感じることをせず，生命を維持したり子どもを産んだりすることもほとんどできなくなるようなボディ・イメージ，アフリカのビアフラ共和国で見られたような，奇怪で，文化的に強化されたボディ・イメージに引きつけられる。無茶食いして吐く（過食症など）といったような強迫的な衝動は，身体感覚をコントロールしようとする無益な試みだ。混乱し圧倒されるか，シャットダウンして麻痺状態になってしまう。過食症患者のなかには，セックスをすると吐きたくなる，吐くことは自分にとってオルガズムを得るのと似ている，と報告する人もいる。さらに，過食症は，からだではない何か，その人のからだの中や外に押し付けられた何かを，からだから取り除こうとする無益な試みでもある。男性の場合は，自分自身のセクシュアリティを身近に感じられない体現化の欠如のむなしさを，ポルノで埋めている。

　体現化の欠如としての強迫症は，他にもたくさんある。例えば，仕事やセックス，ドラッグ，アルコール，強迫性過食への中毒などだ。どれも，からだを抑圧したり，麻痺させたり，コントロールしたりする方法だ。あるいは，皮肉なことだが，からだを感じるための間違った試みとして行われる場合もある。しかし，からだの体験をしっかり受け入れなければ，抜け殻になってしまう。頭で考えた自分というナルシスト的な

イメージが残るだけだ。それでは，自分自身を十全に感じることはできないし，途切れのない体験の流れから形成される豊かさを感じることができない。ポルノと摂食障害は，一方は体現化の欠如，もう一方はからだをモノ扱いしていることから，同じコインの両側と言える。生きている存在としてからだを体験する機会が少ないほど，よりモノ化していくのだ。自分のものにできていないほど，自分自身の中核となる感覚に関わるものすべてから離れていく。

　スポーツ・ジム通いもそれに似ている。たくさんの人々が筋肉隆々としたからだになろうとロボットのように並んでウェイト・トレーニングをしているが，その動作への内的な感覚や気づきはほとんどない。心臓血管系の健康を保ったり筋力を鍛えたりすることの利点については，多くのことが言われている。しかし，持久力や身体力学を超えるものがあるのだ。それは，私たちがするあらゆる動きの中で，そしてあらゆる動きを前もって表す感覚の中で，認識し，培われる運動感覚である。これが，動きを**意図すること**と，**動きそのものになること**との違いである。

　海外から地元のYMCAに戻ったとき，ほとんどのスポーツ・ジムの前にも真新しい薄型テレビがあるのを見て驚いた。ここに来る人たちはあたかも少し立ち寄って服をクリーニングに出すかのようにからだを預け，マシンでエクササイズ済みのからだを引き取っていくかのようだ。ドイツ語には，物理的なからだを意味する「Körper」という言葉と，生かされている（生きている）からだを意味する「Leib」という言葉がそれぞれある。単に物理的・解剖学的な（「corpse（死体）」にも似た）「Körper」に比べ，「Leib」という言葉は，ずっと深い発生学的な意味合いを表している。

　社会全体として，私たちは理性と自分自身についてのストーリーを追い求め，それによって，生きること，感じること，からだを知ることをかなりの部分，放棄してきた。私たちの日々の活動の大部分は，この思い込みに基づいて行われている。合理的な精神という巨大な力がなけれ

ば，コンピューターや飛行機，携帯電話，ビデオ・ゲームなどは存在しなかっただろう。自転車や時計だってそうだ。だが，私たちは，湖水に映る自分の姿に恋したナルキッソスのように，自分自身の思考，自己重要感，理想化したセルフ・イメージにこころを奪われている。私たちは，自分自身の青白い影に恋しているのだろうか？ ナルキッソスは自分の姿にうっとりと見とれ，自然の中での自分の居場所を失った。知覚できるからだにアクセスしていなければ，自然は管理や支配の対象として外側にあるものになる。体現化していなければ，自然の一部となることはできず，自然に包まれたつつましやかな居場所を感謝の念を持って見いだすこともない。ダーウィンの後は，フロイトが，人間は自然の一部であると主張した最初の近代（心理学）の思想家の一人となった。その自然は，本能や衝動の形をとって私たちの中に存在している。「精神は忘れるかもしれないが，**ありがたいことにからだは忘れない**」とフロイトは述べている。現在，ヨガやダンスのクラスに参加したりボディ・ワークを受けたりする人の数が激増していることは，奥深くに潜む満たされない切望の再生を示唆している。私たちはついに，自分のからだの語られない声を思い出し，耳を傾けようとしているのだろうか？

　私たちは，内的経験から引きはがされ，からだを物体として，客観的で生物学的な集合体として見るようになった。しかし，高名な物理学者エルヴィン・シュレーディンガーは，秀逸なエッセイ『生命とは何か』の中で，化学的な要素に還元することによって生命を説明することはできないと結論づけた。有機体としての人体は，部品やばねや歯車や軸を組み合わせれば機能する時計などとは違う。シュレーディンガーによれば，生命は，逆説的なことに，物理学の法則に反することなく，物理学を超えていくのだ。シュレーディンガーは，それがどのように起こりうるかを推測し，後に自己組織化システムと呼ばれることになるフィールドを予想した。しかし，ノーベル賞を獲得した物理学者の説明によらなくとも，無邪気な子どもたちが楽しそうに遊んでいるのを見たり，草の

葉を飾る朝露を目にしたりしただけで，生命とは単なる化学と物理の足し算ではないということはわかる。だが，**どうして**私たちにはそれがわかるのだろう？　それは，そう**感じる**からだ。生き生きとして，五感で感じて，流れがあって，認知できるからだの中に実際に生きているというのがどんなものなのかを，私たちは感じるのだ。

「自分が生きているってどうやってわかる？」と尋ねられると，ほとんどの人は，「ええと，それは……」と考えはじめる。だが，それでは答えることはできない。自分が生きていることを**知る**には，私たちの深いところにある，身体感覚に埋め込まれた生き生きとした身体的な現実を，直接的な経験を通じて**感じる**能力を使わなければならない。つまり，それこそが体現化である。

気づき

体現化の双子の姉妹としての気づきは，見過ごすことは難しいものの，知らず知らずに無視してしまう，離れた岩に鎮座する 800 ポンド（約 363 キロ）のゴリラのようなものだ。多くの気まぐれな元型と同じように，このプリマドンナの存在は混乱を呼ぶ。膨大でありながらとらえどころがないがために。気づきの君は，じっと座って待っているのに，捕まえようとすると逃げてしまう。

独立した自己，固定された自己，あるいは単一の自己を示すことは誰にもできない。哲学者デイヴィッド・ヒュームは，「私が『自分自身』と呼ぶものに最も深く入り込んでいるときは，熱さや冷たさ，光や影，愛や憎しみ，痛みや喜びなど，常に何かしらの知覚に遭遇する。知覚なしに『自分自身』を捉えることは決してできないし，知覚なしに何かを観察することも決してできない」[135]と書いている。実存主義の哲学者サルトルも，（誤った）知覚の誤謬であるとしても，「私たちは自己の存在に対する信念を強いられている」と沈思し，降参したことだろう。逆

説的だが，私たちが自己を認識できる唯一の方法は，その時々のさまざまな状況において，一瞬一瞬の出来事を自分のからだとこころでマインドフルに気づく方法を学ぶことだ。それとは無関係なものや不変のものを私たちが経験することは決してない。したがって，自我や自己というようなものは存在しない。それらは偽りの作り物にすぎない。ほとんどの人の直感に反するようだが，これは，経験を積んだ瞑想者たちにとっては当然の「知識」である。

気づき（意識のようなもの）は，相対的な概念だ。例えば，動物は，部分的な気づきを持っているのかもしれないし，無意識的な気づきを持っているのかもしれないし，出来事に対してはっきりした気づきを持っているかもしれない。しかし，多くの生物学者や心理学者は，動物に気づきがあるとすることに難色を示し，気づき（awareness）と**自己への気づき**（self-awareness）を区別して，後者は人間だけにあるものとしている。自己への気づきとは，自分が存在すること，自分の感情と思考を持ち（他の人とは異なる）個人として存在していることをはっきり理解していることだ。しかし，最近の調査では，チンパンジーや，ゾウにさえ自己への気づきと似たようなものが見られている。私もまた，気づきを，上端にあるいわゆる自己認識と連続して発生するものと見る一人である。

気づきとは，人間界にあるものであれ動物界にあるものであれ，内臓感覚などの内部状態から発しうるものだ。あるいは，外部の事象を通じ知覚によって生じるものだ。気づきは，原材料を提供する。（人間もふくめて）動物はそこからクオリア［訳注：主観的な体験を伴った質感。ある色を見ていて，何色と認識はしているが，他者が同じ色を見ていたとして，主観的にその色を体験しているかは知る術がない。その自分に主観的に体験されている色の質感がクオリアである］や，自分の経験についての主観的な意味づけを作り出す。

空腹になったり，性的興奮を感じたり，のどが渇いたり，疲れたり，

うれしくなったり，悲しくなったり，苦痛を感じたり，平安を感じたりしたとき，自分自身でそれがわかるのは，内部環境への気づきがあるからだ。この気づきによって，内部の状態に対処するための行動も促進される。不快感や不安定感，決意や意思に気づいていることで，それらのニーズを満たそうと試みることができる。例えば，耐えがたい空腹を感じると，食べ物を探そうとする。雨にぬれはじめると，雨宿りできるところを探す。性的な準備が整うと，相手を探し，求愛し，子をなす。気づきとは，簡単に言うと，有機体のニーズを満たし「自己調整」を復元するために内部環境と外部環境をその**瞬間ごと**に感じることから生じるのだ。

　残念ながら，ほとんどの人が，さまざまな理由で，気づきの能力を見誤る。その能力を無視することは，人生のごく初期の段階で始まる。赤ちゃんのころ，基本的なニーズはすべて保護者の世話で満たされる。おっぱいやミルクをもらったり，抱っこされたり，揺らされたり，あやされたり，おむつを替えてもらったり，暑かったり，寒かったりしたときに。そうした根源的なニーズはすべて，「他者」によって満たされなければならない。そうしてもらえないと，抗議し，やがて叫びはじめ，泣き，手足をばたばたさせる。さらに，ニーズがタイミングよく一貫したやり方で満たされないことが続くと，不快感が耐えられないほどに強まり，赤ん坊の最終的なオプションとしてシャットダウンが起こる。これが，赤ん坊に残された唯一の方策らしきものである。そして成長し，成熟するにつれ，親からの罰を恐れて能動的に本能的な衝動や欲求，感情を抑圧することを学ぶ。私たちは暗黙のうちに親のわずかな非難や不快感を感じとり，その否認に背をそむけ，現れはじめた気づきをさらにシャットダウンさせる。大好きなペットが車にひかれるところを見た子どものショックや悲しみ，恐れ，怒りを消すために新しい「代わりの」子イヌを買うことをすぐに提案すると，親は子どもに，その感情はたいしたものではないと伝えているばかりでなく，そもそもそうした感情は

存在さえしないのだと教えることになる。私たち大人の気づきの能力がこれほど鈍くなり、衰えてしまっていることは驚くべきことだろうか？

気づきと内観

　気づきと内観（introspection）は、しばしば同じ意味で使われるが、まったく異なるものだ。簡単に言うと、**気づきとは、感覚であれ、感情であれ、知覚であれ、思考であれ、行動であれ、この瞬間に生じていることを、自発的、創造的、中立的に経験することだ**。それに対し、**内観は、意識的に注意を向け、評価し、コントロールすることであり、往々にして、それによって価値判断を下す**。多くの場合、内観は有益なものである（そして多くの対話療法の本質である）が、そもそも干渉的なものであり、私たちを「今ここ」から遠く引き離すものだ。ソクラテスは、吟味されない人生は生きる価値がないだろうと述べた。しかし、内観による吟味は、病理的で、反芻、抑制、自意識、過度の自己批判につながる可能性がある。

　気づきとは、赤々とした燃えさしが内なる燃焼の光を発しているのを見るようなものだろう。一方、内観は、懐中電灯など外部の光源によって照らされているものを見るようなものだ。気づきによって、人は、自分の生命のエネルギーが拍動し光り輝くのを直接的に体験する。内観では、自分の生命の中身を映したものしか見えない。思考と気づきを混同し同一視してしまうことが、こんなにも多く不必要な苦しみの根源となっているのだ[136]。洞察は重要なことであるが、それが神経症を治したりトラウマを癒したりすることは滅多にない。それどころか、症状を悪化させることが往々にしてある。結局のところ、人や場所や物事に反応してしまう理由がわかっても、**そのこと自体が助けになるわけではない**のだ。それがかえって害になる可能性さえある。例えば、恋人に触れられたときにどっと冷や汗をかくというのは、それだけで十分に苦しいことだ。だが、その理由がわかった後でも、同じ反応を繰り返し経験す

れば，さらに混乱が深まる。起こっている症状は過去の出来事がきっかけになっているに過ぎないとわかったとしても，その招かれざる侵入に繰り返し耐えなければならないとしたら，挫折，恥，無力感などの打撃的な感情が深まるばかりだ。

一方，「シンプル」な気づきは，困惑と恐れによる物理的な身体感覚にしっかりと耐えながら，慢性的な感情的・身体的症状を魔法のように予防あるいは解消できるようだ。深く集中した気づきによって，私は，感情的な傷を負わずに事故を生き延びることができた。また，第13章で紹介する若い侍は，それによって感情の地獄のただなかで平安を見いだすことができた。しかし実際には，気づきという強力なシンプルさを経験することは，とくに最初はそれほど簡単ではないかもしれないと言っておくべきだろう。

気づきのエッセンスに触れることを学習中のある若い男性がこの試練について述べている。

　　気づきを深めるのは困難だ。両親が自分を十分に愛してくれなかったから困難なのではなく，困難だから困難なのだ。個人的な問題に帰する必要はない。
　　僕は何年もかけて自分の過去を掘り起こし，残骸を分類し，目録を作った。しかし，本当の自分，自分の中の本質的な真実の部分は，どれほど自分の洞察力が鋭くても，理解することはできない。僕は内観を気づきと混同していたが，この二つは違うものだ。自分自身に関する世界有数の専門家になることは，完全に今にいることとは何の関係もない[137]。

瞑想を始めた人が，自分自身の騒々しい精神活動に驚き，悩むことはよくある。思考や感覚，感情，恐れ，欲望は，執拗に自分のしっぽを追うイヌのように，互いを無秩序に追いまわす。だが，瞑想の実践を積ん

だ人は，気づきの中である程度の安定を得ると，落ち着きのない精神を手なづけはじめる。めまぐるしい思考と感情の絶え間ない渦に飲み込まれないでいる時間が長くなっていく。騒々しさに代わって，瞬間ごとの経験に対する高尚な知的好奇心が養われてくる。それぞれの瞬間の「様子」と，さまざまな思考や感覚，感情，状況に対する**自分の反応**を探りはじめる。「自分ではない」ものという不可思議でとてつもなく大きいものに落ち着く。瞑想者の言葉では，「人は今ここにいなければならない。現在に生きるために過去をもう一度始めることが必ずしも役立つわけではない」。

完全に今ここにいることへの最大の障壁の一つは，意図的な行為を単なる一つのやり方としてではなく「最終決定」として受け取ってしまい，自然に起こることを取り入れないでいることだ。成長と発展のためには，どのような生物もそれを支える環境と密な接点を持つ必要がある。だが私たちは，文化的な条件づけと，過去の恐ろしい出来事や嫌悪感をもよおす出来事が原因で，この有機的な流れをブロックすることを学んでいる。

おそらく，からだに注意を払うべき最も明確な理由は，さまざまな身体的，感情的，心理的な症状を解消するためにすぐ使える道具だからだ。しかし，そのような「治癒」は，従来の意味における治療ではない。単なる症状の緩和ではなく，むしろ，できれば扱いたくないと感じている違和感のある部分，そこから自分を切り離し，見たり触れたりできないところに置くことをあるとき「選択」した部分へと，降りていくことだ。その部分は，「非・経験」の世界の中に隠されている。

不在のからだ，存在するからだ

台所に入って行くと，テーブルに置かれたボウルの中に「完璧」なリンゴがある。その色，形，大きさを見ると，手を伸ばしてつかみたくな

る。実際にそうすると，しっかりとした重み，かぐわしい香り，なめらかな手触りに気づく。もう唾液が口の中にたまりはじめ，おなかがグーッと音を立てる。リンゴを口に運び，あごを開けて，力強く噛む。噛み始めると，唾液腺から唾液がだらだらと流れてくる。甘酸っぱい味はほとんどオルガズムのようだ。さらに咀嚼する。りんごは液体になり，あなたはしぶしぶ嚥下反射に従う。果実がのどを通り食道に滑り落ちていくとき，急速に落下する食べ物の感覚をからだで味わい，次いで胃にゆっくりと落ちていくのを感じるだろう。そのあとは何もない。つまり，ずっと後になって腸の排泄衝動を感じるまでは何も起こらない。

　ミニ・エクササイズの初めに戻り，目や口から直腸への一連の身体感覚を追ってみよう。リンゴの視覚的な印象は，脳の意識的な領域に登録される前にすでに脳内の無意識的な部分を刺激し，内臓に小さく軽い動きを生み出す。内臓と唾液腺の物理的な感覚，おそらくは私たちが意識に登らせることもないそうした感覚に従って，腕が動き始める。手を伸ばす動作をしているとき，目は行動を指揮する。動作は，運動（筋肉）系によって実施され，調整される。手を伸ばす衝動は，筋肉内の張力受容器と関節内の位置受容器（運動感覚と固有受容覚）から脳へのフィードバックによって誘導される。これらの感覚によって誘導された手が，リンゴをつかみ，口に運ぶ。目を軽く閉じ，固有受容覚と運動感覚の精確な導きによって，指で鼻に正確に触れるということも私たちにはできる。ほとんどの人が，この導きに気づいていないし，筋肉の張力や関節の位置に特に注意を払うこともしない。それでも，それらの感覚はリンゴの芳醇な一口を意図した目標へと精確に導いてくれるのだ。

　その一口を咀嚼し，味わい，飲み込んだときにたまたま新聞の日曜版をとりあげて読んだりすると，一連の感覚に対する意識的な気づきは容易に失われてしまうだろう。その後，大腸が満たされ，排泄を求めても，それを無視し続け，手元の仕事を片づけることに気を取られているかもしれない。だが，自分自身を忙しくし，気づきを脇に置いてしまう

と，内的感覚は影をひそめてしまう。それでも，やがて切迫した状態を抑えきれなくなり，自然の成り行きに従うことになる。

　リンゴに話を戻そう。私たちは多かれ少なかれ，一連の流れに無関心でいることがある。リンゴから目へ，目から脳へ，脳から内臓へ，内臓から腕と手へ，そこから口へ，口から胃へ，胃から小腸へ，小腸から大腸へ，大腸から肛門へ。機能的には，こうした作業をほとんど意識せずに行うことができる。その点では，ヒトは機械に似ている。多くのフィードバック回路を備えた複雑な自動制御システムだ。だが，時間を取って気づきを招き入れると，まったく新しい経験の世界が開き始める。それまで存在するとは思ってもみなかった世界だ！

　同様に，ぐっすりと眠っているとき，私たちは内受容の世界に深く自分を明け渡している。自動的な内臓の活動によって，気づきの世界から遠く離れたところで生命活動が調整され，維持されている。呼吸や心拍，体温，血中の化学物質がすべて，生命を支える狭い範囲内で維持される。この内的世界は，通常，意識的な気づきの外縁あるいはその向こうにある。目覚めていてもこの内的世界に気づいていないことがあるが，それを遠景からより近景に誘い込み，やさしく誘惑して，たとえ一瞬でも，気づきの前景に引き込むことはできる。先へ進もう。

内側へ行く：内受容の冒険

序　文

暗闇に立つのは一人でできる。
輝く光を差し込ませるには二人いなければならない。
──モータウン・ソング

　次のいくつかのエクササイズは，一人でもできるが，ほ乳類としての私たちの神経系の安定性は，安全な他者からのサポートに依存してい

る。例えば，第1章でお話しした重大な事故の直後，私の必死の求めに応じてくれた小児科医のように。私一人でも，事故の後に均衡を取り戻すための何らかのワークはできただろうが，そばに彼女が座っていてくれたことは，大きな違いを生み出した。彼女の安定した存在感によって，集中し続けることが可能になり，恐怖に呑み込まれたり悲しみに力を失ったり完全に孤立したりせずに済んだのだ。次のエクササイズは，一人でもできるが，他の人がいるところでした方が実りが多い。

エクササイズ1：内なる世界を歩き回る

この最初のエクササイズの目的は，全身への気づきである。からだのあらゆる部位をのんびりと歩き回るように注意を向けてみよう。良いとか悪いとか，正しいとか間違っているとかの判断を下さずに，どの部分を感じられるかをただ意識しよう。自分にとって，からだはどの程度存在しているだろうか？　最初は，からだの部位をうまく感じられないことに驚くかもしれない。骨盤や脚のような大きい部位でさえ感じられないかもしれない。実際に感じられるからだの部位のうち，おそらく最初に気づきやすいのは，不快な部位や固さと痛みがある部位だろう。うずきや痙攣も感じるかもしれない。そうした不快感は，より深い身体感覚への入り口に変わるだろう。

次に，筋肉の張りに注意を向けよう。それに対して何かをしようとせず，ただその張りに注意を向ける。張りを緩めたくなるかもしれないが，まだ時期尚早だ。それよりも，ただ張りをそのままにして，自然に変化していく様子についていくことが重要だ。今，肌の感覚に**気づいてみよう**。からだを全体として感じることができるだろうか？　首や肩に対して頭がどこにあるかを感じられるだろうか？　胸は感じられるだろうか？　前面から背面まで，呼吸はどんなふうに感じられるだろう？　楽に十分に入るだろうか，胸やのどやお腹で「止まる」だろうか？　肋骨が呼吸とともに広がったり収縮したりするのを感じられるだろうか？

次に，性器に気づいてみよう。性器に焦点を当てると，何が起こるだろう。

討論

　このエクササイズが簡単だと思ったり，最初の実験でからだの境界の中にあるすべてを観察できたと思ったりしたら，それはほぼ確実に間違いだ。おそらく，価値判断や評価を加えずに体験を「ただ」観察するということがどれほど難しいかに気づき始めたことだろう。からだの気づきのスキルは，時間をかけて徐々に培っていく必要がある。あまりにも早く深く物事を体験すると，圧倒されて，さらなる抑圧や解離につながるおそれがある。ほとんどの場合，私たちは，実際の直接的な体験を，考えや画像に肩代わりさせる。そうした偽物の感覚に気づけるようになるまで，肌の下にある不思議の国に波長を合わせるのは困難だ。まずそれが存在することを知らなければ，それが欠けていることなどわかりようがない。だからこそ，からだの直接的な体験は，徐々にしか始められないのだ。からだの部位がどこにあるかは「知っている」かもしれないが，実際にそれらの部位を感じるのは時間がかかる。多くのダンサーや運動選手にとってさえ，これは厄介だ。脚やからだの他の部分が自由で無理なく自然に機能するようにするためには，その部分の張りやからだのほかの部分に対する位置を直に感じる経験が必要だ。私はたくさんのプロのダンサーとワークをしてきたが，彼らにとっても最初はこれが非常に難しい。なので，くじけないでほしい。このエクササイズを毎日，**適量**行うことで，やがて感覚的な気づきの能力が手に入る。

　自分に関する頭の中のイメージと実際の物理的・身体的感覚の間に根本的な差異があることを理解するのは役に立つ。もちろん，いくらかの食い違いは誰にでもある。だが，「神経症的」な人格は無意識的な筋肉の収縮（過緊張）または脱力（低緊張）による数々の症状を生み出し永続させる[注5]。洗練された気づきを培い，筋肉や内臓が自由に表現でき

るようになって初めて,「神経症的」でトラウマ的な(分裂した)部分を解消し,より深く,より本当の自己を求めていくことができる。

　気づきの能力を培うことは最初は難しいので,身体感覚は誰にとっても難しいものだということを理解し,決意と辛抱強さの両方を持つことが役立つだろう。これらのエクササイズは,時間をかけて行う価値がある。だが,やりすぎないようにしてほしい。最初は一度に15〜20分も行えば十分すぎるほどだ。また,一日を通して小さい気づきの探索を行うことで,このエクササイズはとりわけ実りあるものとなるだろう。毎日の活動や習慣的な行動がいかに筋肉や姿勢や呼吸に影響を与えているかに気づいていくだろう。例えば,歩いているとき,話しているとき,運転しているとき,コンピューターで作業をしているとき,スーパーで並んでいるときに,全身の行動や反応がいかに変わるかを発見しはじめるかもしれない。これらのからだの意識への短い日帰り旅行には,勝ち負けはないし,成功や失敗もない。目的は,旅を続け,驚嘆の気持ちを持って,毎回少しずつ先へと探索しつづけることだけだ。

　どのような感じがしても,その体験をしているのは**自分**だという心構えを持っておこう。閉塞や抵抗にとらわれたり,検閲したり,強制したり,押しやったりせずに,経験の一部として受け入れよう。それぞれの体験すべてについて,「今,〜に気づいている」,「今,〜を経験している」など,観察したことを言葉にしてみよう。単調でばかげたことに思

注5) この分野は,ヴィルヘルム・ライヒ,エルザ・ギンドラー,エルゼ・ミッテンドルフ,シャーロッテ・セルバー,リリモア・ジョンソン,フリッツ・パールズ,マグダ・プロスカウアー,その他の人々によって広く研究されている。参照:Heller, M.: The Golden Age of Body Psychotherapy in Oslo I: From Gymnastics to Psychoanalysis. *Journal of Body, Movement and Dance in Psychotherapy* 1, 5-16, 2007. / Heller, M.: The Golden Age of Body Psychotherapy in Oslo II: From Vegetotherapy to Nonverbal Communication. *Journal of Body, Movement and Dance in Psychotherapy*, 2 (2), 81-94, 2007./ Perls, F. S., Hefferline, R. F., & Goodman, P.: *Gestalt Therapy: Excitement and Growth in the Human Personality.* London: Souvenir Press, 1994.

えるかもしれないが，探索と自己受容の態度を確立するのに役立つ。がんばったり変わったりする必要はない。感じていることを観察するのが近道だ。

エクササイズ２：感覚，イメージ，思考の区別

　心地良い場所で座るか，横になる。柔らかすぎるところは避け，あおむけになる場合は頭が高くなりすぎないようにする。まず，外の環境に何が見えるか，聞こえるか，匂うかに注意を向ける。「今，何々に気づいている」などの言葉を使う。次に，体験しているものの表層とその内側にそっと焦点を当てていく。あらゆるイメージ（絵），筋肉の緊張，内臓感覚，または情動的感情に注意を向けよう。感情や感覚から思考に注意が移ったら，ただそれに気づき，そっと注意を内的感覚に戻そう。「そのことを考えたとき……自分のからだの中で気づいたことは……」などの言葉を自分にかけてもよい。最初は，感覚と感情と思考を区別するのが難しいと感じるかもしれない。あせらずに，この課題の困難さを受け入れよう。練習を積むことによって，よりクリアになっていき，からだとこころのさまざまな様相を紐解くことに熟達していく。たゆまず続けていれば，やがて自分の体験の幅を広げる豊かな機会がいくつも訪れる可能性があることを信じてほしい。

エクササイズ３：体験の一つの要素に焦点を当てる

　今度は自分の体験を探る際に気づいた感覚やイメージ，思考に注意を向け，分類していこう。内部をのぞき見たときに，これら三つの要素のうち最も目立つものに注意を向ける。次に，イメージ，身体感覚，感情，思考の順に，一つずつ焦点を当てていく。何か特定の体験が，ほとんど前触れもなく意識に飛び込んでくることがあるかもしれない。それに驚き，場合によってはドキッとして，「考えるこころ」が頭をもたげ，何が起こっているのかを理解しようとするかもしれない。この習慣

に抵抗しよう。焦点を当てた体験を培うことから逸れてしまうからだ。こころによるこうした誘惑は予期できる。そうなるたびに,「これが**今**,私の体験していることだ」とただそっと思い起こし,思考に引き込まれる前に体験していた画像や感覚や感情にまた意識を戻そう。焦点を当て続けていると,画像や感覚,感情が広がったり深まったり変化したりする。「今,私は〜に気づいている」と,そっと自分に声をかけよう。

あなたは,何が起こっているかを理解しようとするかもしれないし,過去の記憶だと**思っている**ことを思い出そうとするかもしれない。大切なのは,抑え込まれている何かや別の何かを「思い出」そうとしないことだ。ある種の「よみがえり」が**自然に**起こる可能性はもちろんある。鍵は,「今,私は〜に気づいている」というやさしい言葉で自分自身を現在に引き戻し,今ここでの内なる体験を**追い続ける**ことだ。よくある傾向は,「よみがえり」に引き寄せられることだ。特に,トラウマ的な要素が含まれているときはそうなりやすい。だが,トラウマ的な要素をうまく処理する鍵(いわゆる虚偽記憶に陥ることを避ける鍵でもある)は,今ここの中で紐解かれる感覚や感情,イメージ,思考に焦点を当てながら二重の意識を保つ能力を培うことなのだ。そうすれば,トラウマの中核をなす断片化した感覚要素がしだいに統合され,一貫性のある体験になっていく。トラウマの癒しとは,この変容にほかならない。「思い出す」ことではなく,固着と断片化から流れと全体性へと次第に抜け出していくことなのである。

討論

(極度に強迫的な人でない限り)思考に流れずに感覚(またはイメージ)に焦点を当て続けるのは腹が立つほど難しいと思ったかもしれない。このエクササイズを定着させるには,定期的に時間を決めて練習する必要があるだろう(だいたい,5〜10分から1時間)。思考へ流れた

り，完全に「ぼんやり」してしまったり，冷蔵庫に食べ物を取りに行きたくてたまらなくなったりするなど，無数の抵抗に出会うだろう。デジャヴュのように，感覚やイメージによって過去の出来事が思い出されると，別の種類の回避が起こる。あまりに早い時期に意味や理解を「つかもう」として，培われつつある内的なプロセスをほぼ間違いなく中断してしまうのだ。ミリアムのセッション（第8章）で，ミリアムは，解釈や判断や理解したくなる気持ちを保留し，からだの中で自発的に起こっていることを信頼できるようになった。練習によって，体験を深め，自分のバウンダリー（境界）に気づけるようになり，最初の結婚による未解決の悲しみを癒して，抑圧されたセクシュアリティに身体的にオープンになることができた。

　焦点を当て続け，深め続ける能力は，大きな報酬をもたらす素晴らしいスキルだが，段階的に身につくものであるため，もどかしい思いもする。一般に，人は自分のからだと交流できるようになると，まず痛みのある部分に引き寄せられる。それでいい。実際，痛み（医学的な理由によるものではない痛み）は主に，**封じ込められた感覚**であり，葛藤がある部分を示している[注6]。しだいに，こうした不調和な場所をときほぐし，徐々に解消していくことができるようになる。だが，**まずは焦点を当て続け**，さまざまな**自発的な**からだ（筋肉および内臓）の感覚を区別できるようにならなければならない。

　ここでは**自発的な**という言葉が重要である。自分のからだについて知ることができるのは，主に，行動に関すること，つまり，したいことをするためにどうからだを使うかということに限られている。スポーツ・ジムやヘルス・クラブでの行動を観察すると，ほとんどの人々が自分のからだと親密な関係を持っていないことに気づくだろう。そればかり

注6）葛藤の元は，反対の運動パターンまたは未完了の運動パターンである。セラピー（および人生）の実践にとってこの重要性は計り知れない。

か，カロリーを燃やしたり，自分が魅力的だと思う体型を作り上げようとしている。運動選手でさえ（一部の体操選手，ダンサー，動きの優雅な人々を例外として），たいていは，非常に制限されたからだの気づきしか持っていない。自然な感覚と感情の世界に潜り込むには，単にからだの形や機能を感じるのではなく，根本的に異なるアプローチが必要なのだ。

　　レビュー：内受容覚，内なる自己に接する
　自分自身との最も親密な感覚は，**固有受容覚，運動感覚，内臓感覚**を通じて得られる。関節内には，重力に対してからだの各部位が**どこにあるのか**を知らせる特別な感覚受容器があり，固有受容覚はこの受容器によって得られる。運動感覚は，筋肉の**緊張の度合い**を感知する。内臓感覚は，腸神経系（第6章で説明した，ネコの脳すべてよりも多くの神経細胞と複雑性を持つ内臓内のニューロン系）によって統合される内臓内の受容器から生じる。これらの内部感覚がなければ，また，外界に対して広がっていく「非トランス的」な知覚がなければ，自分自身を知ることは決してできない。また，興味深いものであれ，喜ばしいものであれ，美しいものであれ，醜いものであれ，危険なものであれ，退屈なものであれ，他の何であれ，そうした事象に焦点を当てているのが**自分である**ということに気づくこともできない。これらの感覚をスムーズに知覚できなければ，自分が**何者なのか**，人生で何を欲し，何を必要としているのかを知ることも決してできない。強い言い方であることは確かだが，次のエクササイズをすれば，その正しさを納得してもらえるだろう。

　体内の身体感覚のおかげで，私たちは，目を閉じていても，腕を振って，かなり正確に人差し指で鼻先に触れることができる（少なくとも酔っぱらっていなければそうだ。警察は飲酒検査のとき，疑わしい相手に対してこの動作をするよう求めることがある）。**内臓**感覚は，胃腸の

感覚と心臓や血管など他の臓器の感覚を直接に知覚する能力である。ほとんどの医学の教科書には，洗練された内臓感覚などありえないこと，「直感（胃腸の感情）」は比喩にすぎないこと，私たちにできるのは内臓や体表に近い部位に「起因」する痛みを感じることだけだと書かれている。これは完全な間違いだ。内臓感覚がなければ，私たちは文字通り，自分が生きていると知らせてくれる生き生きとした感覚を持てない。自分の最も深い欲求と願望を知覚させてくれるのは，内臓なのだ。

感覚のパターン

次の課題は，パターン化された感覚反応を認識し，それに取り組みはじめることだ。特に，どのような種々の感覚（緊張，収縮，うずき，痛みなど）が続けて，あるいはまとめて生じる傾向があるかに気づいていく。例えば，お腹の「固まり」や肛門の緊張が呼吸を抑制したり止めたりすることに関連していることに気づくかもしれない。最初は，このさらなる課題によってイライラが募るかもしれないし，怒りを掻き立てられるかもしれない。そんなにも多くの感覚を追うのはあまりにも難しいことに思えるかもしれない（最初は一つの感覚に焦点を当てることすら難しい）。それらの感覚は互いにつながっているので，圧倒されたり「永遠にそれらに囚われる」可能性もある。

そうした懸念は正当だ。しかし，練習によって熟達しはじめると，少し変わったことが起こり始める。つまり，緊張パターンの根源的な原因の一部に近づいていくのだ。おなじみになった習慣的な一連の不快症状は葛藤や未解決のトラウマの残余すべてから構成される不適切な基礎をなしている。次の実験的なエクササイズで，私がそう言うからというだけでなく，本書で詳述している仮説を自分自身で実際に「見る」ことができる。辛抱が必要だし，これらのコンプレックスに関連する抵抗の増大に取り組まなければならないが，リラクセーションと集中力が高まり，睡眠が深くなり，生命力と活力が増大する可能性がある。また，と

きには即座に，何十年も苦しめられてきた心身，感情，心理的な症状が消える場合もある。

　このプロセスで大切なことの一つは，これらの感覚に重要なものなどないという考えを捨てることだ。そのように見えるかもしれないが，そう決めつけてしまうと，感覚の重要性が明らかになっていくのを妨げることになる。次に，うずきや痛みなどの不快な感覚が広がったり強まったりすることに気づき始めたら，日常生活に支障が出たり症状が重くなったりするのではと心配になるかもしれない。実際には，そうなる可能性は非常に低い。もし圧倒されたり「とらわれた」と感じたら，身体志向のセラピーの訓練を積んだ有能なセラピスト[注7]の助けを求めてほしい。

　私はただ単にあなたの有機体としてのからだが機能不全に陥っているところに意識を開かせ，有効な対処法や回避方法さえもないまま放置することを意図しているのではない。特に，この実験段階での目的は，あまりにもなじみのあるものになっていて，意味などなく思われる緊張や感覚の慢性的なパターンを探ってもらうことだ。意識的に気づきを向ける前に，これらの感覚が長時間存在していたことを認識してほしい。さらに，気づきを向けることを大切にしつづけることこそが，「矯正処置」を可能にする。何かをすることによってではなく，自分のからだの内なる自己調整力の邪魔をしないでいることによってそれが可能になるのだ。

体験の連続性

　前の探索では，行動へと向かうからだの傾向に気づくための基礎とし

注7) 私のアプローチ，Somatic Experiencing® のトレーニングを受けたセラピストのリストは，ホームページ（www.traumahealing.com）に掲載されている。[訳注：日本国内のリストは www.sejapan.org を参照]

て，固有受容覚と運動感覚を扱った。このエクササイズでは，内的体験と外的体験の融合を探索しはじめる。そうした生体・環境的フィールド（場）をプロセスすることで，先へと進むことができる。

　感情は，さまざまな度合いの快と不快を含む継続的なプロセスだ。（身体感覚に基づく）情調（tone）［訳注：感覚を伴って生じるさまざまな感情］は，体験のユニークな記録係だ。それらは，懸念に気づき，それらを満たすことに取り掛かる手段となる。だが，こうした感情の輪郭は，気づかれずにいることが多い。これは主に，内的体験に対する感受性の不足や，より強い感情の陰に感覚が隠れてしまっているためだ。ほとんどの人は，どこからともなく現れるように思われる，周期的に高まる一貫性のない強烈な感情によって隠された，これらのニュアンスに気づかずにいる。それらはまったく筋が通らないように思えたり，「危険」にさえ思われ，抑制が起こる。そうなると，とぎれない情調の繊細さがさらに失われていくだけだ。それにより，今度は，より威圧的な情動状態の爆発が起こり，平坦化と無感覚の高まりにより情調が中断される，というふうになっていく。このようにして，さまざまな情調が，気づきの中に生まれ出でる前に抑え込まれてしまう。情調は，まだ胎内で育まれている最中に中断され，そもそもの目的を決して完了することがない。つまり，行動につながることがない。この喪失の結果として，「二次感情」が生じる。そうした偽の感情が，自然に生じていた感情を上書きする（そして，残念なことに多くの場合それと混同されてしまう）。

エクササイズ４：マインドフルな咀嚼

　あごは，ほとんどの人がかなりの緊張を抱えている場所の一つである。それには理由がある。次のエクササイズは，この典型的な「緊張パターン」の理由と，それが解消されたときに現れる裏側にあるものを明らかにするのに役立つだろう。次の食事のとき，あるいは手に持ってい

るシャリシャリのリンゴでもいいが，好きな食べ物をうんと「攻撃的」に噛んでみよう。思い切りしっかり噛んでから，意識的に咀嚼し始める。食べ物が液体になるまで，ゆっくりとマインドフルに噛み続ける。このエクササイズをする際，からだの中のその他の感覚や反応にも気づきを向ける。飲み込みたいという衝動を感じたら，なるべくそれを抑え，飲み込む衝動が湧いてきたときにその感覚の「水際で遊び」ながら，静かに噛むことに集中し続ける。難しいかもしれないし，不快かもしれない。辛抱強く行おう。飲み込みたいという衝動や，泣きたい，吐きたいという衝動，過去に起こったことや現在の状況に関連することなど，さまざまな衝動に注意を向けよう。吐き気や不安が強くなりすぎたら，無理はしないこと。気づいた反応を書き留めておこう。

エクササイズ5：金魚のあご

あごと口の緊張に注意を向ける。唇と歯は触れているだろうか。ゆっくりと上下の唇を離していき，下あごをやや落とし，あごを下げる。どのような衝動や欲求にも注意を向ける。次に，限りなくゆっくりと，金魚のように口を開こうとしたり閉じようとしたりする。気づかないほど徐々に，開けたり閉じたりする範囲を広げていく。

抵抗を感じ始めたら，そっと戻してから，再びゆっくりと抵抗を感じるところまで開く。何度か繰り返し，リズムを見つける。おそらく，あくびをしたくなるだろう。そっとそれをがまんしてから，あくびをしたい感覚にまた戻ってみよう。ただし，実際にあくびはしない。このプロセスはほぼ確実にイライラするものだ。だが，できるだけその感覚とともにいてみよう。身震いしたり揺れたりしたくなったり，感情や映像が浮かんできたりしたら，そのことに気づきを向けよう。それに対して闘ったり身構えたりしているか，それに身をゆだねているかにも気づきを向けよう。再び，体験したことを書き留め，後日このエクササイズを繰り返したときに体験を比較しよう。

エクササイズ６：肩

　ほとんどの人が，肩にもかなりの緊張を抱えている。そうした緊張の性質を探るシンプルなエクササイズがある。時間を取って，自分の肩の張り具合を探ってみよう。どちらの肩がより緊張しているだろうか。その緊張に気づきを向け続けていこう。緊張が強まってくると想像してみる。強まって来たら，その緊張が肩をどう「動かしたがっている」かに気づきを向ける。肩があたかもひとりでに動いているかのように，ゆっくりと肩が動くに任せよう。これには10分ほどかかるかもしれない。耳の方に上がっていくだろうか。耳とからだが互いに近づいていきたがっているだろうか。肩が自分をどうにかして守っているような感じがするだろうか？　もしそうなら，何から守っているのだろう？　頭や首，目が特定の方向を向きたがっている（定位したがっている）だろうか？　目を開けたら，窓の外の木を見たり，部屋を見渡したり，さまざまな物に視線を注いだりしよう。

　楽しんで！

第 13 章
感情，からだ，変化

> 日々実践していることが，自分の感情に，
> 出会うすべての人々に，出会うすべての状況に対して
> 閉じることなく開かれていて，自分にそれができると信じていれば，
> それがあなたをできるかぎり遠くまで連れて行ってくれる。
> そうすれば，これまで受けてきたあらゆる教えが腑に落ちる。
> ——ペマ・チョドロン（仏教の師）

人はどのようにして変わるか

　神経科学者たちは，さまざまな感情が脳のどこに存在するかを教えてくれる。だが，悲しみ，怒り，恐れといった「望ましくない」感情をどう変えたらよいかについては，ほとんど教えてくれない。また，人が全体としてどう変わるかについても，あまり光を当てることをしない。

　認めようと認めまいと，私たちは皆，自分の根本的な何かを変えたいと願っている。だが，おそらく人というものは，まず自分の目に映るほかの誰かを変えようとする。夫や妻，雇用者，子どもや親など，他者を変える方法を探し，おだてたりおどしたりして言うことを聞かせる方法を探る。しかし，ほんの少し洞察力を働かせれば，深い変化はまず自分

の中で起こらなければならないとわかるだろう。

　だが，この長期的な変化のプロセスが起こる方法は依然としてわかりにくい。私たちは，人生を改善しようとしてお決まりの文句で自分自身を駆り立てる。「適応しよう」，「明日から運動を始めよう」，「甘いもの，お酒，ショッピングをやめよう」，「しっかりしよう」，「さあ，シェイプアップだ，ワークアウトだ」，「本当に望めばできる」。そんなふうに繰り返していく。そうした励ましや良い意思はどれも，セルフコントロールと呼ばれる立派な努力だ。これは，人生における重要な能力であるものの，それで達成できるものはしばしばささやかであり，次のような明らかな短所も伴っている。多くの場合，この戦略は，短期的にしか役に立たず，罪悪感と自己批判の泥沼へ盲目的に向かっていく。皮肉なことに，歯医者の予約をしたり，年に一度の健診の予約をすることすら簡単にいかない日もある。

　ゴール設定のスナップショットを一つ検討してみよう。月曜日に，ジョンと妻は，娘の歯列矯正のためにもう少し収入があった方がよいという結論に達した。ジョンは昇給を求め，自己コントロール能力を奮い起こした。会社にとっての自分の価値をこころに留めて，好機が訪れるのを待った。毎週金曜に行われる会議で上司から惜しみない賛辞を受けたら，昇給の話をうまく持ち出そうと考えた。機が熟すまで情報をもらさないようにするため，ジョンの脳は随意記憶を使わなければならない。ジョンの随意記憶は4日間，その意図を秘めておかなければならなかった。それほど難しくはないが，簡単でもない。「週末はスポーツ・ジムに行って運動しよう」と週の半ばに自分に言い聞かせたことのある人なら誰でも，そうした意図を新鮮に保つことがどれほど難しいかがわかるだろう。土曜日に起きて，ジョギングシューズを靴箱から出し，家庭の用事によって貴重なプライベートタイムが押しやられてしまわないうちにスポーツ・ジムに行くことは，小さくない成果だ。

　減量，もっと魅力的な「自分を作る」，人生においてより多くの自由

を生み出すなど，より大きい長期的な目標を達成することはあまりにも手ごわく感じられるため，健康や幸せが深刻な打撃を被るとしても，すぐにあきらめてしまったり，それに近づこうとすらしないかもしれない。自己コントロールだけでは不十分となるのはここだ。ストレスに曝されたり，無数にある日々のタスクに気をそらされたりするとすぐに，決意は揺らぐ。持続的で意味ある目標のためには，随意記憶は適さない。自己コントロールは，長い時間をかけて大きい計画を達成するために持続的な（持ち続ける，つまり覚えている）動機を十分にサポートすることはできない。そうした壮大なプロジェクトや強い願望のためには，より深く，内在的な記憶のシステムにアクセスする必要がある。それは**感情**の羅針盤に働きかけ，明白な意識的命令もなしに私たちの反応を導くものだ。

　長期的なゴール（減量，キャリアを変える，シェイプアップする，親密で永続的な関係を作るなど）のためには，**情動的経験の記憶**を呼び起こす必要がある。こうした不随意記憶は私たちの注意を捕え，意図的な（やることリスト的な）記憶が忘れ去られた後にも，感情のシグナルを通じて私たちを鼓舞し続ける。数カ月前に自分で設定した健康上のゴールが消滅した後も長期間に渡って，感情の記憶は私たちがほとんど期待していないときに助けにきてくれる。それは，とりわけ鮮明な夢の形や，予期せず何かに惹かれるという形で訪れるかもしれない。例えば，市場をぶらぶら歩いていて，明るい色の果物や野菜の山に目を引かれるかもしれない。五感が，健康に良い食べ物がおいしそうに並んでいるのを感じ取り，野菜や果物を選び始める。この誘いは，体重を減らそうという意識的な決意から来るものではなく，脳の中にある原始的な本能の領域（栄養を求める行動のプログラム）からの信号がもはや上書きされない状態になっているからだ。この脳のメカニズムが，何を手に取るかを誘導する主観的感情状態，惹かれたり避けたりする感情状態を呼び覚まし，ポジティブな栄養を選ぶ信号を送る。同様に，セックスのパート

ナーを選ぶときも，以前は衝動や一時的な戯れに駆られていたのが，慈しむような柔和な感情，エロティックなやさしさ，善良さ，安全への志向によって導かれるようになる。

　随意記憶に対して，感情に基づく記憶は，あらゆる経験を暗示的に貯め込み（自転車の乗り方を覚えるときのように），呼び起こした感情の情調（トーン）からそれらを評価する。この注意をつかむ反応こそ，モチベーションを保ったり復活させたりして，実質的な変化に必要なところまで進む決意を維持させる。例えば，健康上の理由（頭の中の考えであり，これでは目標を維持できない）で体重を減らしたい女性が，セクシーなドレスでパーティ会場に行って皆を振り返らせる自分の姿をイメージする（感情の）戦略を使う。女性の体重が過剰になる理由の一つがからだにそのような注目を集めたくないという願いかもしれないという可能性を脇に置けば，このイメージ戦略は妥当だ。ここで大事なことは，意識的に考えたことは簡単に忘れ去られ，日常生活の雑事に埋もれてしまうということだ。だが，感覚と感情が呼び起こされれば，この弱点は回避できる。おそらく，「ゾウは決して忘れない」［訳注：ゾウは記憶力がよく，昔の恨みを忘れないという意のことわざ］のは，ゾウの記憶が感情的な記憶だからだ。

　随意記憶に対して，感情記憶は多くの場合，意識的な気づきの範囲外で作用する。言葉による考えを意識的なこころの中に保持する（「金曜日のミーティングまで待たなければ」や「体重を減らすため昼食はサラダにしなきゃ」）ことと異なり，経験的な記憶は**ソマティック・マーカー**と呼ばれるものを活用する[138]。これは，過去の経験や感情に基づく状況を知らせてくれる感情や身体感覚である。例えば，不安なときに感じる胃で蝶が羽ばたいているような感覚や，恥ずかしい思いをしたときに頬に広がる赤みや，わくわくするような考えを聞いたときに大きく見開かれる眼や，重要な仕事を終わらせたときの安堵を知らせる筋肉の緩みや，重大なことを打ち明けたときに呼吸が軽く楽になる感じなど

だ。

　からだのフェルトセンスが行動に創造的な影響を与える力を持つのは，それが無意識のものだからだ。感情は，意思的な行動から呼び起こされるのではない。それは，意識的なこころからは得られない情報を与えてくれる。「感情の知性」と「感情のリテラシー」は，フェルトセンスやソマティック・マーカーを通じてコミュニケーションをとる。これらは，人生の営みに非常に重要だ。実際，作家のダニエル・ゴールマン氏[139]は，人生における成功要因の80％を占めると主張している。だが，感情は私たちに道を誤らせることもある。

セラピーのメリーゴーランド

　心理学者は，変化について話すとき，それを洞察と同一視することがよくある。この仮定は，多くの場合サブリミナル（意識下）で行われるが，「精神的」または「感情的」な不全症に対処するのを助けると称する理論やセラピーに深い影響を与えている。しかし，このことをさらに調べていくと，多くの場合，理解，会話，変化には互いにほとんど関係がないことがわかる。ウッディ・アレンは，まだ同じ症状があるかと尋ねられ，精神分析が「15年目」になった**だけ**だと皮肉っている。変化のプロセスは主に内的な感情の状態を変える能力に関係しているということ，「心理学的」な問題が生じるのは感情の状態が習慣的になったり「行き詰まった」りしたときだということを彼が知ってさえいたらと思う。そうした慢性的な感情の状態は，今度は思考，イメージ，行動のあり方を支配する。有効なセラピーはどれもその中核に，深く根を張った感情がどのように変わりうるかということについての理解が含まれている。これは特に，トラウマを受けた人がさまざまな行動の再現や，繰り返しおそってくる恐れ，麻痺，怒り，戦慄，無力感，絶望の感情から解放され始める方法にも関わることだ。

セラピーにおける感覚，感情，認知の異なる役割には，紆余曲折があった。感情が無視されていたときには，認知が尊重され，認知が退けられていたときには，感情がほとんど崇拝を集めていた。こうした間，ほぼ例外なく，セラピーにおける感覚の役割は知られないままだった。感覚，感情，認知，生命の躍動感（生命力）にバランスよく注意を向けることは，いまだに，その人全体を変容させるための，将来的なセラピーとしてまだ始まったばかりだ。

フロイトは，才能あふれる師シャルコーに従い，最初のうち，神経症を治療するには患者が「抑圧」している痛ましい（トラウマ的な）記憶を「再現」しなければならないと信じていた。さらに，この再現には，引き金となる出来事に関連する強い感情的な要素，ドラマチックなカタルシスが含まれていなければならなかった。フロイトはこの方法を採用して，引き金となる出来事は多くの場合，幼少期に受けた性的虐待，たいていは父親が娘に対して行う性的虐待であると信じるようになった（フロイトの患者の大多数はいわゆるヒステリー症の女性だった）。

言うまでもないが，フロイトの理論は，医師，銀行家，法律家など，専門家のコミュニティにはあまり受け入れられなかった。彼らのほとんどが父親でもあった。性的虐待の広まりが現在ほど知られていなかったことから，彼らの中にも，近親姦の罪を犯した者がいたことはほぼ確実だった。そのため，また他の理由もあって，フロイトは誘惑理論から離れ（皮肉なレッテルが貼られたため），また，抑圧された記憶を明らかにし強い感情的なカタルシスを通じて記憶を再現する自分の治療方法からも離れた。患者の多くは深刻な裏切りと感じたであろうが，フロイトは，患者の症状を性的暴力に起因するものとしてではなく，幼少期の「エディプス的」な願望，異性の親と性的交渉を持つファンタジーに根付くものとしてという解釈を与えた。フロイトはまた，強烈なカタルシスを伴う再現で患者がしばしばこのエディプス的な情欲（と呼ばれるもの）を彼に転移したとき狼狽したのかもしれない。自身のセクシュアリ

ティに不快感を抱えていたフロイトは，患者の混乱した不安定なセクシュアリティと同席していることに恐れをなし，さらに別のやり方で患者を裏切った。このことから，また別の理由から，フロイトは患者がエディプス的な願いを意識にのぼらせ，そうした幼児期の「欲望」を（どうにかして）昇華させる「手助け」をするため，自由連想を好み，「催眠解除反応」法を捨て去ったようだ。そうして，フロイトは，患者がファンタジーを認識することによって，神経症が「普通の苦しみ」に変容すると信じた。フロイトの同時代人（ピエール・ジャネ[140]）と弟子（ヴィルヘルム・ライヒ）は違う見方をしていた。

　オーストリア生まれの精神分析家，ヴィルヘルム・ライヒは，二つの根拠から彼の師がひどい間違いを犯していると確信した。第一に，ライヒは，実際の出来事からも深部の葛藤からも神経症が生じると信じていた。第二に，患者がトラウマ的な出来事を思い出すとき，同時に強い感情の解放がなければ，治癒は認識されないと確信していた。だが，ライヒは治療でフロイトよりも先へ進んだ。ライヒは，健康を回復し維持するには，トラウマの再現で呼び起こされた悲痛な感情を，（治療の中で）深い喜びを伴う感覚に置き換えなければならないことを明確に認識していた。ライヒはまた，ネガティブな感情の抑圧も喜ばしい感情の抑圧も身体的な現実であり，筋肉の慢性的な固さや痙攣に現れるということも信じていた。これらの身体的な制限によって，呼吸の制限やぎこちなく調和の取れていないロボットのような動きが生じる。このように筋肉が固くなる性質をライヒは**性格の鎧**と名づけ，統合された二つの機能を併せ持つメカニズムとして認識していた。つまり，それは，記憶の感情的な部分を抑圧することを可能にする一方で，喜ばしい感覚を感じる能力を抑えもするのだ。

　ライヒはさらに，フロイトが信じたようにトラウマ的な記憶を掘り起こす必要はないという認識によって，発想の大転換をした（この記憶の発掘は，フロイトの自由連想法の中心的な部分である）。ライヒの治療

はむしろ，神経症を持ちながら感情を凍りつかせる機能を果たす「身体／性格の鎧」に対処するものだった。ライヒの治療は，二つの領域で強力に働いた。一つは，卑屈なほどの礼儀正しさや受動攻撃的な敵意などの行動を直視することによって，性格的な防衛を患者に気づかせること。もう一つは，固くなった筋肉に対する力強い手技とマッサージで筋肉の鎧に直接「アタック」することだ。ライヒはまた，成人のセクシュアリティの抑圧（せき止め）はそれ自体が神経症の主な原因の一つであると信じていた。これは，「実際の」神経症は，自慰や「膣外射精」など，特定の性的逸脱の結果だというフロイトの初期の信念と似ていなくもない。

ライヒの人生の終わりは，国家の恥と言えるものだった。マッカーシー時代の冒瀆の雲の中，ライヒの書籍はFBIによって燃やされた。セクシュアリティに関する革新的な考えによって，ライヒは州際通商法に違反したというでっち上げの罪で刑務所に入れられた。ライヒは1957年，ペンシルバニアの連邦刑務所で息を引き取った。才能ある人物の惨めな最後であった。彼の死と，フロイトが「本当の」トラウマも感情的なカタルシスも放棄したことから，セラピーにおける感情への関心は衰退していった。その間，行動主義と合理性へのムーブメントが優勢になっていった。1950年までには，スキナー学派の条件づけやアルバート・エリスの論理療法（RET）などのセラピーが心理療法の主流になった（偶然にも，このセラピーは感情とはほとんど関わりがなかった）。これらのアプローチの相乗効果は，現在では認知行動療法（CBT）として一般に知られている。だが，1960年までには，振り子が反対方向へ振れ始めていた。感情がセラピー界に戻ってきたのだ。

ライヒの患者（後に弟子になる）の中に，アレクサンダー・ローエンとフリッツ・パールズの二人がいた。前者は「高慢な山の手の仕立て屋」と呼ばれ，後者は対照的に「農場から来た薄汚れた老人」と呼ばれた[141]。二人とも，ライヒの考えや方法のさまざまな面を取り入れ，ラ

イヒの研究を並行して進めていった。ローエンは感情表現に重きを置き続け，感情を「グラウンディング（接地）」させるうえで脚部の機能を付け加えた。パールズは，有機体のより複雑な捉え方に固執し，ウォルフガング・ケーラーやクルト・ゴールドシュタインなど，1930年代，1940年代，1950年代のゲシュタルト心理学から取り入れたさまざまな考えを治療方法に取り入れた。しかし，1960年代のアナーキー時代には合理性と現状が革新的なほど軽視され，感情的なカタルシスが「解放」と「自由」への確実な道として復活した。

ところが，この感情の解除反応のプロセスは，自己永続的なメカニズムになり，それによって患者がさらなる「感情の解放」を切望するようになる可能性がある。残念なことに，このプロセスはひっきりなしに困難の続くスパイラルに移行し，多くの場合，最終的には治療が袋小路にはまる。例えば，1970年代に，アーサー・ヤノフが原初療法を推進したときのように（ライヒは，不用意に感情的なカタルシスを使うことについて同時代の人々に警鐘を鳴らし，その推進者たちを軽蔑的に「自由の行商人」と呼んだ）。「ネオライヒ派の解放」，「エンカウンター・グループ」，「原初療法」，「リバーシング」やその他の劇的な療法は，「会話治療」のゆるぎない優越性を，表現力豊かな熱意を持ってして取り入れた。3回目の千年紀を迎えた今日，私たちは統合の始まりを目にしている。感情と理性に対しよりバランスよく重点を置く方向への動きだ。特に，ダイアナ・フォーシャらによって記述されたものなど，経験主義的なセラピーが現れてきている[142]。これらには，弁証法的行動療法やアクセプタンス・コミットメント・セラピー（ACT）が含まれる。

極端な情動状態を効果的に包み込み，処理する能力は，効果的で真に動的なトラウマ・セラピーにとっても，生き生きとした活力ある人生にとっても要の一つである。愛は足元を揺らすことがあるが，怒りや恐れや悲しみといった強い感情は，脚をまるごと引きずり倒す可能性がある。私たちは，怒りによって正気を失いそうになったり，恐れによって

麻痺したり，悲しみに溺れたりすることがある。いったん引き金が引かれると，そのような暴力的な感情が自分の存在を乗っ取る可能性もある。感情を感じる代わりに，その感情になってしまう。感情に呑み込まれてしまうのだ。これはまったくのジレンマとなりうる。感情によって支配されるのではなく感情から情報を**得ること**こそ，人生の舵とりにおいて肝要なのだから。私たちは，持っているものが多すぎたり，少なすぎたりすることがある。感情は，激しい洪水のようにやってきたり，乾いた砂漠で干上がったり，ポジティブな方向へ私たちを導いたり，言うに言われぬ苦しみを引き起こしたりする。クリエイティブな歓喜を促すこともあれば，破滅的な行為やまずい決断を引き起こすこともある。感情は，私たちを高揚させることもあれば，引き裂くこともある。どのような場合でも，私たちはたいてい，人生の舵を取るうえで感情が中心的な役割を果たすことを認識している。

　強烈な情動に押し流されない鍵は，火がついて燃え上がる前にそれを捕えることだ。仏教にはそのための表現「身を焦がすほどの炎に燃え上がる**前に**赤々と燃え盛る火を冷まして消せ」［訳注：煩悩の火の意］がある。誓約を課すことによって，感情を手なづけ，そのガイドを受けることができる。そのようにして，私たちは，手に負えない情動にならないうちに感情の底流に気づく。それを可能にするツールは，気づきと体現という双子の姉妹だ。

　情動をマスターできるようになると，内在する行動の衝動を利用し始める。例えば，憤怒や怒りの感情の下には，攻撃の衝動がある。健全な攻撃性は，自分自身や自分に近しい人を守ろうとすることだ。これはまた，明確なバウンダリー（境界）を設けることと，食べ物や住まいや性交の相手など，必要なものを手に入れることにも関係している。これこそが，人生に対する熱望を強化するものだ。人生に対するこの情熱は，意味ある情動の範囲を体現する能力によってサポートされる必要がある。ここでは，一歩引いて次の質問をしてみよう。「感情とはいったい

何か？」。

Qu'est ce qu'une emotion?
　　　［訳注：フランス語で「感情とはいったい何か？」］

　ビネは，20世紀の初めにこの非常に挑発的な質問を投げかけた[143]。活発な議論にもかかわらず，現在に至るまで解決策が模索され続けている，一斉射撃のような論争を始めたのだ。尋ねるのは簡単だが，答えるのは難しい。問いは依然として，「感情とはいったい何か」だ。

　感情についての理論は豊富で多岐に渡り，そこには，長く，ねじれて，交錯し，多くの場合矛盾する歴史がある。それらは，哲学，心理学，進化生物学によって順に取り組まれてきた。これらの分野のそれぞれが，感情を定義したり，精緻化したり，単に感情を理解しようとしてきた。

　現代の精神生理学の女性リーダー，エリザベス・ダフィは「科学的な概念としての感情は，役に立たないどころか有害である」と書いた。詳細な生理学的記録に基づいて，ダフィはある感情の状態を別の感情の状態から区別する方法はないと考えた。つまり，生理的な計測（心拍，血圧，呼吸，体温，肌の状態など）だけに基づいて感情を識別する方法はないと思われた。このようにして1936年当時の彼女の観点からすると，感情に科学的な研究を行う価値はなかった。しかし，最近では，豊かな探索の水脈が伸び，さまざまな感情**表現**（恐れ，怒り，悲しみなど）に関係する特徴的な脳の**仕組み**を証明する「感情の神経科学」[144]という新興分野に到達している。しかし，（表現されるのではなく）**感じられる感情の体験**についての質問は，ほとんど無視されてきた。客観的評価（社会的地位，因習的儀礼）の探求である心理学は，その中心から主観性を排除しようとしてきた。その過程で，主に感情の**表現**について研究することによって，「赤ちゃんをお風呂の水とともに捨てる」と

いうことわざ［訳注：大事なものを無用なものと一緒に捨ててしまうことを意味する］のようなことをしてきた。

　哲学の大部分および初期の心理学は，感情が生成される順序についての論理的で「常識」的な信念によるものだった。現在は，初期の哲学者と同じく，よく似た説明に頼っている。例えば，ルネ・デカルトに何か挑発的なことが起こったとき（誰かが拳を振り上げてばか野郎とののしったり，あるいは肩をたたいて「あなたはすばらしい人だ」と言ったりしたとき），デカルトは，自分の脳がこの挑発を，怒りや恐れや悲しみや高揚感など，感情的な反応に値するものとして認識したと考えたかもしれない。彼の時代の心理学がより進んだものだったら，次のステップを，自分の脳がからだに何をすべきかを指示していると解釈しただろう。心拍，血圧，呼吸数を上げろ，筋肉を緊張させろ，汗を分泌しろ，鳥肌を立てろ，などのように。これらは，自律（不随意の）神経系によって制御される反応であり，有機体に，闘争か逃走に関するさまざまな行動の準備をさせる。デカルトにとって，また，私たちのほとんどにとって，この順序はまったく理に適っているし，私たちが感情をどのように体験しているかを説明しているようにも思える。

　だが，19世紀の初頭，ウィリアム・ジェームズは，同時代の実験心理学者たちとの共同研究で，情動の研究について哲学的で思弁的なアプローチというよりは実験的なアプローチを用いた。ジェームズは，熊に追いかけられるといった想像上の状況を設定し，実験的な内省を通じて，恐怖などの感情が生成される出来事の連鎖を推測しようとした。そうした主観的な実験において，ジェームズは，からだの内側を感じ，思考と内的なイメージを記録した。最終的に彼は，ほとんど予想もしなかった結論にたどり着いた。常識では，私たちはクマを見るとおびえ，恐怖に突き動かされて逃げると考えるだろう。しかし，注意深く思慮深い観察で，**ジェームズは，怖いから逃げるというよりは，（クマから逃げようとして）走っているから怖いのだと結論づけた**。ジェームズは次

のように述べている。

　私の理論では，身体的な変化は刺激因子を知覚した**直後**に起こる。それと同じ変化の感覚が感情**である**。「常識」によれば，財産を失えば悲しくなり，涙を流す。クマに会えば怖くなり，逃げ出す。ライバルに侮辱されると，怒りを感じて殴る。ここで主張している仮定は，この**順序**は正しくないということだ。ひとつの精神状態が別の精神状態によって即座に引き起こされるわけではない。その前に，まずからだの兆候が現れる。より合理的な（正確な）説明としては，泣く**から**悲しくなるのであり，殴る**から**怒りを感じるのであり，震える**から**怖いのだ[145]。

　この直感に反する（ボトムアップの）見解は，意識がまず脅威の源を認識し，それからからだに反応（逃げるか，戦うか，降参するか）するよう命令するという，デカルトの認知的な（トップダウンの）パラダイムへの挑戦となった。脅威から逃げる**から**恐れを感じるのだというジェームズのボトムアップの知覚は，すべて正しいわけではないが，知覚の錯覚的性質に関する重要なポイントとなる。私たちの共通の信念として，例えば，熱いものに触れたときに，痛い**から**手を引っ込めるというものがある。しかし，実際には，手を引っ込めるために痛みを体験するまで待っていたら，取り返しがつかないほど手を損傷してしまうだろう。基本的な生理学を学んだものなら誰でも，**まず**手を引っ込める反射があり，**その後**ようやく痛みの感覚が起こるということを知っている。痛みは，この先，熱くなっているかもしれない石を暖炉から拾い上げたりしないということを自分に思い出させる機能として役立つが，最初にやけどしたときに手を引っ込めることとはほとんど関わりがない。同様に，基本的な化学を学んだものなら誰でも，最初の出来事の後，熱い試験管も見た目は冷たい試験管とまったく同じだということを学ぶ。しか

し，私たちが誤って認識していることや事実と思い込んでいることは，痛みが原因で手を引っ込めるということだ。ジェームズは，恐れが最初に認識される事象ではないこと，**まずからだの中で筋肉と内臓の反応が起こること**，次に**この身体反応を知覚すること**によって恐れの感情が生み出されることを見抜いた。そう，ジェームズが観察したことは，危険があると脳が判断するとき，この判断が非常に速く行われるため，そのことに意識的に気づく暇がないということだ。ジェームズによれば，代わりに何が起きているかというと，その瞬間にどのように反応しているか脳がからだを詳細に分析しているということだ。目から鱗が落ちるような転換で，ジェームズは，感情の意識をこころからからだに移した。そうする中で，ジェームズは，神経化学がそれから100年後にようやく発見し始めたことについて類まれな先見の明を示した。

　神経外科医でありカリフォルニア大学サンフランシスコ校医学部の神経生理学者でもあるベン・リベット[146]が30年間にわたって行った一連の研究は，多くのことを示してくれているにもかかわらず，あまり知られていない。リベットは基本的に，ジェームズが観察した連鎖を認めていた。今すぐできるちょっとした実験がある。手の平を上に向けて両腕を前に出す。次に，好きなタイミングで（自分の「自由意思」で）手首を曲げる。これを数回行って，頭の中で何が起こるかを観察する。おそらく，まず意識的に動かすことを決め，次にその意図に従い動かしたと感じるだろう。意識的な決意が行動を**引き起こした**ように感じられる。

　リベットは，被験者にそれだけをするよう頼み，その一方で次の三つの時間を系統的に測定した。(1) 動かすという被験者の「意識的な」意思決定を特殊な時計で記録した。(2) 運動皮質における（いわゆる）準備電位の始まりを，頭皮につけたEEG電極を使って測定した。(3) 実際の行動の開始を手首につけた電極で測定した。では，何がまず起こっただろうか？（先ほどの実験での経験に基づいて考えてみてほしい）

動かそうという意思決定だろうか，運動皮質における活動だろうか，あるいは実際の動きだろうか？　答えは，予想に反して，常識を劇的にくつがえすものだった。脳の活動が，行動の決意を認識するよりも約500ミリ秒（1秒の半分！）**前に始まったのだ。意識的な決意は，行動の原因となるにはあまりにも遅すぎる**。これではまるで，意識が単なる後知恵，つまり，「自分に対する説明」の方法であって，行動は意識によって引き起こされるわけではないかのようだ。これは非常に奇妙なことのようだが，リベットが脳神経外科の処置の一部として露出した脳に行った以前の実験と合致する。リベットは，感覚刺激に気づくためには，感覚皮質においておよそ半秒間，刺激を継続的に与えられる必要があると示している[147]。私はこれらの手術の一つを見る機会を得たことがある。オシロスコープでそれを見るのは，空いた口がふさがらないほどの驚きの体験だった。

　まとめると，リベットは，単純な行動（ボタンを押すなど）を実行する「意識的な」決断は，行動よりも先に起こることを発見した。だが，この意識的な決断は，脳内の「運動前野」がまず発火して電気活動が噴出した**後**でようやく起こる。言いかえると，ヒトは，脳が**無意識的に行動の準備を整えた**後ようやく行動を決意するのだ。

　ハーバード大学のダニエル・ウェグナーは，最近，この主張を先へ進め，磨き上げた[148]。彼は研究の一つで，いくつかの鏡を用いて錯覚を作り出した。被験者は，自分の腕を見ていると思いながら，実際には実験者の腕の動きを（鏡で）見ているというものだ。実験者の腕が（別の研究者の指示に従って）動くと，被験者は，自分が動きを行ったのだから**自分**がそれを望んだのだと報告した（自分の腕を動かしていないときでさえ！）。

　ヴィルヘルム・ヴント（実験心理学の創始者の一人と考えられている）は，自由意思という概念への愛着についてさらに詳しく説明し，「自分の意思ほど，自分の人格の近くにあり，完全に自分の所有物であ

ると思えるものはない」と述べている。だが，リベットとウェグナーの結論を考え合わせると，意識や自由意思との恋愛に関する常識的な理解に深刻な異議が唱えられることになる。ウェグナーの本[149]で示唆されている自由意思の壊滅は，自立した人間としての存在の核心と私たちが信じているものに反する。つまり，計画し，洞察し，責任ある行動をとる能力といった大切な信念に異議が唱えられるのだ。自由意思という力がないとしたら，私たちはいったい何者なのだろうか。3千年の間，西洋的な思考で崇拝されてきた自由意思に関するこの議論は，単にある一人の哲学者の意見というだけでなく，研究室でのさまざまな公正な研究から生じている。アインシュタインは，哲学者ショーペンハウアーの言葉を言いかえて，彼特有の飾らない英知で自由意思という難問について述べている。「人間は，自分がしたいと思っていることは非常にうまくやれるが，自分が何をしたいかを望むことはできない」。

ウィリアム・ジェームズは，1世紀も前に，一過性の意識状態が，「自分」や自我が主導権を握っているという錯覚を生み出すと主張した。神経科学者のウェグナーは，それをさらに発展させ，意識的に行動をコントロールする自己を持っているという普通の人々の信念は単なる**勘違い**だと述べた。これはフロイトの自我とデカルトのcogito ergo sum（我思う故に我あり）への別れのあいさつなのだろうか？　この新しい信条「我思う故に我あり」は硬直した教会の教義から人々を解放する重要な開始点だったが，改訂の必要性が高まっている[150]。現代の信条はむしろ，「我動く，我準備する，我行動する，我五感で感じる，我感情を感じる，我知覚する，我内省する，我思考する，そして故に我存在する」のようなものであるべきだ。では，意識においては，実際に何が起こっているのだろうか？　自由意思という考えは，どうにかして再定義されるだろうか？

ジェームズ，リベット，ウェグナーの研究はともに，「自発的な」動きが起こる前に，**無意識のプリムーブメント**（予備動作）があることを

示唆している。私たちはたいてい，このプリムーブメントの衝動を意識していないため（痛みを感じる前に熱いものから手を引っ込めるのと似ている），私たち（私たちの自我）が直接的に動作を意図しているという誤った信念を持っている。では，動きはどこから始まるのだろう？

　気まぐれな母なる自然によって課せられた次の実験を考えてみよう。これによって，意識的な刺激および応答と無意識的なそれとのあいまいな境界を探ることができる。今では，主に無意識的な脳の領域に神経インパルスを記録する複数の視覚（およびその他の感覚）システムがあることが知られている。**17 野**というそっけない呼び名を持つ，大脳皮質後方（後頭部）の意識的な領域に加えて，そのような脳幹部位が存在する。これを明白に示す**盲視**と呼ばれる症状がある[151]。この奇妙な障害では，脳の片側の視覚野の一部が損傷し，反対側の視野に見えない領域が生じる。視野のこの部分に何かが示されても，患者は，何かを見ていることにまったく気づかない。光が点滅しても，物体が移動しても，文書が表示されても，患者は何も見えないとはっきり言う。だが，詳細な実験により，患者は**あらゆる視覚体験を否定しながらも**，点滅する光の位置を指差したり，上下運動や縦または横の縞模様やさまざまな異なる物体を識別したりできることがわかっている。オリバー・サックスの，悲劇的でありながら人のこころをとらえる神経障害の影響について著した数多くの感動的で博識な小品の一つに，バージルの症例がある[152]。バージルは視覚野全体が酸素欠乏によって損なわれ，完全に盲目になったのだが，サックスは，バージルの妻による一見筋の通らない観察について書いている。「バージルは，完全に目が見えないと言っていたが，妻の観察によれば，物に手を伸ばしたり，障害物を避けたり，見えているように**振る舞っている**」。そうしたことが，この種の「潜在的な」情報処理の謎である。

　この現象に対して通常，受け入れられている説明は，視覚野が損傷した際，いくつかの他の（原始的な皮質下の）視覚伝導路が無傷のまま残

されたというものだ。これら視覚伝導路への感覚情報は，基本的な情報を何らかの形で登録する。そこには通常，より多くのデータを集めるため眼球運動を指示する機能も含まれる。だが，このデータは，ほとんど意識にのぼらないうっすらとしたスケッチも提供する。動きの準備（プリムーブメント）を呼び起こすのは，この無意識の情報だ。盲視疾患を持つ人々に見られるかなり正確な「推測」を可能にしているのも，この原始的な回路だ。出来事にはっきり気づく前に反応を促されるのはこのように，感謝すべきことだ。すばやく動く影，他の人の微細なジェスチャー，遠くから聞こえる音などに対する自分の反応を考えてみよう。そうした出来事のそれぞれが，私たちの中に，生存と結びついた反応を呼び起こしうる。周囲の環境の何かがその反応の引き金になっているということを意識しないままに。特に，トラウマを受けると，人はほんの一瞬の刺激に敏感になる（刺激によって過覚醒される）。視覚，聴覚，嗅覚は，意識下の刺激とそれに対する運動前野の反応に自分で気づいていない場合でも，過剰反応の原因となる無数の刺激を提供する。その結果，無関係な原因やでっちあげの原因のせいで自分が行動したと考える可能性があるし，実際にそう思い込んでいることもよくある。このように原因を求めることは，ウェグナーの実験で被験者が腕の動きを意図して行ったと誤解したことと似ている。

　動きを意識的に開始し構築していると誤解するのは，特に，私たちが環境によって引き起こされたプリムーブメントに気づかずにいるためだ。また，（認識されていない）プリムーブメントの衝動が強いときは，動きの全順序を完全に実行したいと強く感じるかもしれない。トラウマを受けた人の場合，因果関係に関して二つの混乱が起こる。第一の誤解は，プリムーブメントの引き金に気づかないこと。第二の誤解は，反応の程度だ。生存に関わる反応の恐るべき再現にとらわれたときの恐怖を想像してみてほしい。例えば，目覚めたときおびえる妻の首を絞めていることに気づいたベトナム帰還兵は，その奇妙な行動や過剰反応を

引き起こしたのは遠くを走る車のバックファイアーや幼い子どもが廊下をかける足音だということに気づかない。彼が何年も前に竹やぶで眠っていてベトコンに発砲されたときは、即座に殺傷反応を起こすことが、命を守る大切な行動だった。ほんの軽い刺激で、きつく巻かれたバネ（殺すか殺されるかの生存反応）が突然はじけ、制御できない激しい感情の爆発が起こることもある。

このような強迫的なサイクルを打ち破り、そのプロセスの中で意識をより大きく自由な方向へ拡大させる方法を一つだけ知っている。それは、**本格的な動きの順序に進む前に、プリムーブメントに気づくこと**だ。つまり、仏教の教えでよく言われるように、焚き付けに火が付く前に火花を消すことだ。

以前、何度もイヌを連れてコロラドの山脈を歩いた。

ディンゴ（オーストラリアの野生犬）との雑種であるパウンサーは、高地の森に住むシカなどの敏捷な生き物を追いかける強い本能的衝動が染み込んでいる。イヌを叱りつけることによってこの「習慣」を消し去るのは不可能だ。イヌを呼び戻そうとしたり、イヌがハアハアと息を切らして戻ったときに愚かにもその行動を叱りつけたりしても、何の役にも立たない。だが、シカに出会ったとき、イヌの姿勢が変化する**その瞬間**に（前方に跳びかかる準備が示唆されたとき）、はっきりと、だが優しく「だめだよ、パウンサー、こっちへおいで」と声をかける。するとパウンサーは落ち着き、私の傍らをまたせっせと歩き続ける。次に、向こう見ずな若い侍と人々の尊敬を集める禅の師との話を紹介しよう。

ジレンマの二本のつの

表現と抑制の間でバランスをとるという重要な行為には、情動的感情を体験したときに必ずしもそれに基づいて行動する必要は**ない**という知識が必要だ。このことは意義深い次の物語に示されている。

向こう見ずな若い侍が，禅の高僧に次のように挑んだ。「天国と地獄の存在について真実を教えてほしい」。

師はやさしく，そしていくぶん興味深そうに応じた。「あなたのように醜く才能のない人が侍になれるというのはどうしたことだろう？」。

激怒した侍は即座に刀を抜いて頭上に振り上げ，老師を一刀両断にしようとした。禅の師は，恐れることなく，落ち着き払って目を上げ，やさしく声をかけた。「これが地獄だ」。侍は，刀を頭上に振りかざしたまま動きを止めた。両腕が柳のように脇に下がり，怒りに燃えていた表情が和らいだ。侍は静かに内省した。刀を鞘に戻し，尊敬を込めて師に頭を下げた。「そしてこれが」師は同じようにおだやかな声で再び答えた。「天国だ」。

侍は，怒りの頂点に達したときに刀を高く振り上げ（準備した動作を実行する**前**の瞬間に）思いとどまり，無分別に怒りを表現する代わりにそれを**抑える**ことを学んだ。習慣になっていた攻撃的な感情表現を（師のすばやい指導によって）抑え，怒りという「地獄」を平和という「天国」に変容させた。

師が侍の憤怒を招いたとき，どのような無意識の思考（およびイメージ）が呼び起こされたかを推測してみよう。おそらく，侍は驚き，最初は，自分が醜く才能がないという性格描写に同意さえした。この軽蔑に対する強い反応（と私たちが仮定するもの）は，子どもの頃，彼に恥ずかしい思いをさせた親や教師やその他の人々から来たものだ。学校のクラスメートの前で恥をかいた内的イメージが浮かんだのかもしれない。それから，誰にも自分をそんなふうに呼ばせないし，自分をちっぽけで価値のない存在に感じさせることを許さないという「対抗する思考」がさっと浮かんだかもしれない。この思考と，関連する（内的）イメージが，瞬間的な**驚愕**という**身体感覚**と結びつき，怒りを引き起こし，地獄への道へ強迫的に駆り立てた。少なくとも，「禅のセラピスト」がまさに怒りの頂点でこの「防衛的」な感情（「矮小感」と「無力感」に対す

る防衛）を惰性的に表現しないよう抑え，彼の**本当の力と平和な降伏**を手に入れさせるまではそうだった。

　パウンサーの話，そして禅師の話ではいずれも，攻撃を実行する**前**に，決定的な瞬間で選択が行われた。禅師の重要な介入で，侍は思いとどまり，刀で切りかかるためにしていた**準備を感じた**。この極度に緊張した状態で，彼は動きを止め，自分を抑え，暴力的な怒りを強烈なエネルギーと明晰さ，感謝，風格，礼儀を保つ状態へと変えた。そのエネルギーを創造的に導くことを可能にするのは，思いとどまり，自分を抑え，強烈な感情を**コンテインする（包み込む）**能力だ。コンテインメント（フロイトの「昇華」を身体的に支持するもの）ができると，時間を稼ぎ，自己認識とともに，自分の想像や思考を身体感覚から切り離すことが可能になる。また，この瞬間的な自己抑制が，先の例のように，天国と地獄の分かれ目になる。この「創造的な中立性」を維持することができれば，きわめて不適切な応答に自分の人生がかかっているかのように反応する感情的な衝動強迫を解消していくことができる。**イメージや思考から感覚をアンカップリング（分離）することで，極度に高まった感情を散らし，感覚に基づいた感情のグラデーション（漸次的変化）になめらかに変容させることができる**。これは，感情を抑圧したり抑制したりすることとはまったく違う。私たちの誰にとってもそうだが，特にトラウマを受けた人にとっては，恐れや怒りといった「ネガティブ」な感情を変容させる能力が，天国と地獄を分ける道となる。

　情動の衝動強迫（怒り，恐れ，恥，悲しみの**表出**）の強力さと執拗さは，過小評価すべきでない。幸運なことに，この次々とやってくる苦難に対する実用的な対策がある。身体的な気づきによって，こうした情動の強迫観念を「分解」することだ。ここで，恐れや怒りなどの強迫的な感情の過酷さから自分自身を解放するときの脳とこころの内部構造を見てみよう。私たちの意識を司る脳組織の薄片は，前頭葉の前方にある前頭前野にあり，特に，次の二つの部位にある。側部に位置する部位は，

背外側前頭前皮質と呼ばれる。この部位は，外界との関係を意識させる。第二の部位は，中央寄りに位置し，内側前頭前皮質と呼ばれる。これは，大脳皮質の中で，は虫類脳すなわち感情脳の反応，特に生存に関わる強烈な感情に責任を負う扁桃体の反応を修正できるらしい唯一の部分だ。内側前頭前皮質（特に島帯状皮質）は**筋肉，関節，内臓から直接的なインプットを受け取り，それらを意識に記録する**[153]。これらの内受容覚の気づきを通じて（すなわち身体感覚をトラッキングするプロセスを通じて），情動反応にアクセスして修正し，自己に関する中心的な感覚を得ることができる。

　この継続的な過程における第一のステップは，否定的な思考（の内容）に引き込まれたり強力で刺激的な情動の衝動に押し流されたりするのを拒否し，代わりに，**基本的な身体感覚に戻ることだ**。最初のうちは落ち着かないかもしれないし，場合によっては怖いかもしれない。それは主に，なじみのないことだからだ。私たちは，苦しい（二次的で）習慣的な感情や（ネガティブで）反復的な思考に慣れている。私たちはまた，自分の外側に不快の原因を探し求めることにも慣れている。分析や価値判断に邪魔されることなく何かを**そのまま**体験することに慣れていないだけだ。感覚と思考と感情の複合体がアンカップリング（分離）されると，体験がより繊細で自由な感覚の輪郭へと進む。**フェルトセンス**という用語を生み出したユージン・ジェンドリン[154]は，このことを簡潔に伝えている。「いやな感じがするものは何であれ最後のステップではない」。この経験的なプロセスには，感情を習慣的なやり方で表すのではなく一時保留にしておく能力が含まれる。このように自制することは，抑制の行為ではなく，感覚と感情を保ったまま区別するための，より大きな入れ物，体験の器を形成する行為である。感情表現に「陥る」のは，多くの場合，感じている緊張を「解放」する一方で，より深い感情を避けようとする方法だ。これは，湯気を立てて音を鳴らすやかんに似ているが，これでは，（湯気と同じく）負荷を保つ能力に永続的

な変化はもたらされない。また，しっかりしたゴム風船や浮き袋が湯気でいっぱいになっているのを想像してみると，浮き袋のサイズが広がって，この高まった「負荷」がコンテインされるのが見えるだろう。コンテインメントによって，感情はさまざまな感覚に基づく「曲線」にシフトし，より柔らかい感情が，「大丈夫」という五感で知覚される深い気づきに姿を変える。これが，感情の自己調整や自己受容や善良さや変化の本質なのである。

　怒りを例にとってみよう。**怒りの感情は，こぶしを振り上げて殴りたいという（姿勢に表れる）態度から派生する**。だが，もし殴ったり蹴ったり引っ掻いたり噛みついたりして攻撃を始めたら，怒りの感情は，殴る蹴るの感情に急速にシフトする。言い換えると，一般に信じられていることと異なり，行動の準備を**実行すると**，根底にある感情は，失われないまでも，小さくなる[155]。例えば，泣くと，多くの場合，悲しみは「魔法のように消え去る」。だがこれはややもすると，湯気を出しているだけのやかんのようなもので，根底にある悲しみは変わらない。基本的な「表出型」セラピーのいくつかは，習慣的な表出を過度に強調することで感情の水たまりを排水させようとする落とし穴にはまる可能性がある。実際には，最も深い悲しみの井戸に触れたときに目に見えるのは，ほんの一筋の涙なのだ。怒りについては，誰かに向かって怒りで拳を振り上げたとき，あるいはそうした行為を受けたときのことを思い出してほしい。そのとき，**本当に自分を守る必要があっただろうか**，あるいは，湯気を立てて相手を脅す手段としてだっただろうか？　この種の脅しは，家庭内暴力によく見られる。彼らの振る舞いに対するあなたの行動やあなたの振る舞いに対する彼らの行動の結果はどうだっただろうか？　いずれにせよ，コンテインされない感情表現に流されることを自分に許したら，実際に感じていることから自分を**切り離してしまう**可能性がある。私たちは，意識的に自制して，表出の段階に引き込まれることに抵抗したとき，初めて変容できるということを認識しないまま，習

慣的な感情の人質に取られている。先ほどの話の侍は，偽りの自己を手放し，瞬間的な中断によって救済を見いだした。

　以前は恐れ，怒り，防衛，無力感といった反応しかなかった状態から，コンテインメントによって多数の反応から選択できるようになる。原始時代の生活では，森で出会った相手が友人か敵か，安全か危険かをすばやく評価しなければならなかった。相手は攻撃してくるだろうか？自分を守るため先に攻撃すべきか，あるいはすばやく立ち去るべきだろうか？　だが，現代では，区別化のための社会的スキルが必要となっている。この人が好きか嫌いか，この人は自分にとってどんな意味があるのか。殴り合いを始めるのではなく，おそらくまず，相手と会話することによって社会的なつながりを作ろうとする。こころからの微笑みで相手を「武装解除」させようとするかもしれない。私たちは感情をあらわに出すのではなく，五感に基づく感情，つまり好き嫌いによって導かれる。最も重要なことは，実際に行動を起こす**前に**，つまり，怒りの言葉で殴りかかる前に，それをする必要があるということだ。このようにして，私たちは，潜在的な運動の（瞬間ごとの）行動に優先順位を付ける能力を強化する。それによって，最も適切な行動を選択できるようになるのだ[156]。

感情が何をもたらすか

　生物学的に言って，情動の表現は主に**バイタルサイン**（生活反応）としての働きをする。例えば，おびえているときは，森や茂みに危険が潜んでいることを顔や姿勢全体で直接的に周囲の人々に知らせる。1996年アトランタ・オリンピックで爆弾が爆発したとき，水泳のジャネット・エヴァンス選手のいわゆる「ヘッドライトに照らされたシカ」のような，「ここから出して」という顔の表情が（その場にいた人およびテレビを見ていた）すべての人に危険な状態にあることを伝えたのだっ

た。もし彼女がその場から走り出していたら，多くの人々がその非言語の指示に従っていただろう。恐怖の様相は間違えようのないほど明白なものだ。眼球は大きく見開かれ，眉毛はつりあがる。口は部分的に開かれ，口角は強く引き締められ，耳は後ろに引かれる[157]。

忍び寄るオオカミの群れに監視されながら草を食べるヘラジカたちは，独自の手段を用いている。オオカミがいることを知りながらも，ヘラジカは草を食べ続ける——群れの誰かが，オオカミが「攻撃可能な」距離に侵入したことを最初に察知するまで。そしてその者がうめき声をあげ，身体を硬直させるとそれがサインとなり，先頭について皆で安全な場所へ向かって全速力で逃げ去るのだ。

しかしながら，恐怖はパニックを引き起こすことがある。しばしば，人は「ヘッドライトに照らされたシカ」のように凍りついてしまったために，ケガをしたり，命を落としてしまう。このときの情動は適応的とはまったく言えないものだろう。道を横断していたり，車の運転中に凍りついてしまうと，間違いなく大惨事を引き起こしてしまう。同様に，吐き気やそれに伴うむかつきは，その人のみならず他の人にも，その摂取物を食べてはいけないと適切に伝えてくれる。しかしそれが腐っていない食べ物に対するある人物の常習的パターンになると，この反応は非生産的で（有害ですら）ある。この非適応的な反応は人が誘因となる場合もある。適切な性的接触や温かい抱擁に対して習慣的反応としてむかつきを感じるようだと，関係性が破壊され，その人の人生までもめちゃめちゃになってしまう。

情動シグナルのさらなる例として，苦痛で泣く赤ちゃんがある。この，母親の注意を求める叫びは生死をかけての泣き声である。なぜなら，赤ちゃんは母親の世話を受けられなければ，間違いなく死んでしまうからだ。赤ちゃんは生命保持欲求のシグナルを明白に示す。その音は母親が容易に無視できないようなものだ。大人でも見捨てられて泣き叫ぶことはあるが，その哀れな泣き声は別の人と恋に落ちてしまった恋人

を連れ戻してはくれない。それどころか，習慣的悲嘆はエネルギーを枯渇させ，人生を前に進めて新しい誰かとの関係性を築いていくということを妨げる。これら三つの例のすべてで示されているのは，生命は情動のシグナル機能によって支えられているが，常習的で，不適当な持続性がある場合にはその機能は意味を持たなくなるということだ。

　ここで私たちは，解きがたい矛盾に陥ってしまうようである。喪失の場合は，必然的に，時とともにまた新しい恋人を求めるようになるだろう，という再三こころに浮かぶ気づきを持ちながら，悲嘆を（感じて）乗り越えることができて初めて，再び誰かを愛することを可能にする忍耐や勇気へと変化することができるようだ。同じように，ある量の怒りは人生で出会う障害を乗り越えるのに役に立つが，**習慣的で爆発的な怒り**は，関係性や人生において真に欲し必要とするものへの希求を必ずと言っていいほど蝕む。それはしばしば，ボクサーや兵士を危険な立場に曝してしまうことすらある。この明らかなパラドックスを解決しやすくするためには，情動（反応的なもの）と感情（流動性のある内的感覚からもたらされるもの）がまったく違うものであることをまず理解しなければならない。それぞれが果たす機能も，人生を彩る方法も，全然違うものだ。

　機能の観点から見ると，身体的・五感の感覚的感情は，人生という航海のためのコンパスである。これによって私たちが取り込み適応しなければならないものの**価値**を測ることができる。元気をもたらしてくれるものに引きつけられ，害をもたらすものを回避するというのは，感覚機能の本質である。すべての感情は過去の接近と回避の前兆から生じ，肯定や否定の度合いも異なっている。

　感覚に基づいた感情は，**評価（査定）**したものに対する適応的な反応を導く。一方，情動は，（こうした評価に基づいた）行動的適応が失敗したときに必ず生じるものである！　ダーウィンやジェームズが考えたこととは反対に，恐怖は逃避を導くものではないし，脅威源から逃げ去

るから恐怖を感じるのでもない。脅威から自由に逃げ去ることができる人は恐怖を感じない。その人はただ危険（回避）を感じ，走るという行動を体験するのだ。私たちが恐怖を体験するのは，逃走が妨げられたときだけである。これと同じように，私たちが怒りを体験するのは，敵を攻撃することができなかったときもしくは葛藤をうまく解決できなかったときである。この考えを本当だと受け入れてもらうことは難しいかもしれないが，オープンな探究心を持ち続けてもらえれば幸いだ。ここで，ダーウィンが述べていたような本能的情動には何が生じたのかという疑問が生じるかもしれない。答えは単純で，それはまだそこに存在している。しかし，ダーウィンが認識できなかった重要な中間段階が，彼の後継者である動物習性学者たちによって後に発見されている。

　高台の草原からの景色は，感情と情動の区別をうまく描写してくれる。開けた草原でぶらぶらと散歩をしている際，視界の周辺部に突如動く影が現れた。直感的にすべての動作は（驚愕の感情とともに）停止され，反射的にいくらか身をかがめる。この瞬間的な「停止反応」の後，その影や音の方向に向けて頭部が自動的に動く。それがどこから来る何であるのか確かめようとするためだ。首，背中，脚，足の筋肉すべてが協調し，全身が回転し伸長する。眼は細くなり，骨盤や頭部は水平になることで，周囲の最適な視野が得られ，パノラマ的に焦点をしぼれるようになる。この最初の二段階の行動パターンは本能的定位反応であり，あらゆる可能性に柔軟に反応できるよう備えるためである。そして「待機的好奇心」を帯びた感情を生成する。最初の停止－屈曲反応は，捕食者から発見される可能性を最小にし，落下物に対するある程度の防御にもなる。しかし主としては，すでに始まっているあらゆる動作パターンを阻害するけいれん性筋肉運動を生じさせるものである。そして，周囲を注意深く見渡すことで，（食べ物や，住居，交配のありかへの）洗練された探求行動かあるいは（恐怖ではなく危険と体験された）捕食に対する防御に対して，柔軟に対応することができる。

影の主が飛び立とうとするワシだったなら，追跡 - 追求のためのさらなる定位行動が生じただろう。姿勢と表情筋が無意識的に調整される。この新しい「興味を持つ態度」は，飛び立つワシのイメージの輪郭とともに統合されると，**興奮の感情**として知覚される。この美的な喜びの感覚は，過去の体験の影響を受け，楽しみの感情として認識される。しかしまた，それは，幾千年以上もの進化の過程でそれぞれの種族が発達させてきた多くの強力な元型的素因やその底流にあるものの一つかもしれない。例えば，アメリカ先住民族のほとんどは，ワシについて，非常に特別で，霊的で，神話的な関係性を有している。このことは偶然なのだろうか？　あるいは，ワシのイメージに興奮と畏怖を重ね合わせるという内在的反応をもたらすような，ヒトという種の脳，からだそして魂の構造に深く刷り込まれている何かがあるのだろうか？　特定の接近・回避反応ではないにしろ，ほとんどの有機体は幅広い動きの輪郭の素因を持っている[注1]。

　もし最初の影が，（飛び立つワシというよりも）荒れ狂うハイイログマだったとしたら，まったく異なる反応が生起されることになるだろう。すなわち**逃走への準備**である。これはジェームズが発見したように，「クマ」について考え，危険と評価して**から**走るのではない。巨大で迫り来る動物の外形や特徴が，目の網膜上に特定の光パターンを投射するからである。これは系統発生学的に原始的な脳の領域に記録されているある種のニューロン発火の型式を刺激する。この「パターン認識」が，意識に記録されるより**前に，防衛反応への準備**を次々と引き起こしていく[注2]。こうした無意識的反応は，遺伝的素因から得られるものである（似たような巨大動物との過去の個人的体験の結果からも生じる）。原始的，非意識的な回路が活性化され，あらかじめ調節された防衛姿勢

注1）ヒヨコなど小動物は，あわてて逃げ隠れるという反応をするだろう。
注2）これは盲視現象と類似している。

のあり方やその向きを喚起する。筋肉，内臓や自律神経系の活動は逃避に向けての準備に協同する。この準備は運動感覚的に感知され，一つのゲシュタルトとして，クマのイメージと一緒に内的に結合される。**防衛的動作やイメージの準備は，危険の感覚として連合し記録される**。恐怖ではなくこの感覚に動機づけられることで，より多くの情報を得ようと（林や岩石などを）注意深く観察し続ける。それと同時に，私たちの祖先や個人的な記憶の層からの情報をも利用している。何百万年以上にも渡る種の進化の過程でのこのような遭遇と，何がうまくいって何がうまくいかなかったかという個人的な学習に基づいて，可能性が非意識的に計算される。この先展開していくドラマの次の段階に向けて準備をするのだ。考えることなしに，低い枝のある大きな木に定位する。逃走してよじ登るという**強い衝動**が体験される。木に向けて自由に定位し走る場合には，**定方向に走るという感覚**が得られる。走ることへの強い衝動（危険という感情として体験される）には，逃走の成功が伴う（恐怖や不安というよりも逃避として体験される）。

　他方，逃避が不可能な状況——捕捉されている場合，を考えてみよう。今度は，お腹がすいているか，傷を負っているクマが通り道に立ちはだかり，逃避が妨げられているという状況に遭遇したとしよう（低木の生い茂る険しい渓谷を歩いているときなど）。この場合，**危険という感情**を伴う，逃走のための防衛的準備が**阻害される**。危険という感情は，突如，**恐怖の情動状態**に変化するだろう。反応は今や，非定型で絶望的な逃走か，猛烈な反撃か，凍りつき－崩壊のいずれかに制限されてしまう。最後のものは，クマの攻撃衝動を緩和する可能性がある。追い込まれたり傷ついたりしておらず，その人間が無力で危険性がないと明らかに判断できる場合には，普通，クマは侵入者を攻撃することなく立ち去ってしまうだろう。

　不安や恐怖を意味する angst のギリシャ語源は描写的で，「しっかり押す」または絞め殺すという意味である。エドワルド・ムンクの有名な

絵画『叫び』に表現されているように，私たちの生理機能と精神機能の全体が，唐突に震え上がるような恐怖へと制限されてしまう。土壇場でのサバイバル機能を働かせてくれることもあるかもしれないが，恐怖は生命を殺すものだ。(『パイの物語』に登場する）パイは，このアキレス腱について次のように言う。

　それは人生における唯一の真の敵だ。恐怖だけが人生を打ち負かすことができる。それは利口で，油断ならない敵である，と私はよく知っている。礼儀知らずで法や決まりごとには従わず，情け容赦もない。いとも簡単に的確に弱点を見つけ，そこを攻撃してくる……理性が戦うようになり，再び安心する。理性は最新の科学技術兵器を備えている。しかし，驚くことに，素晴らしい戦術と数多くの明白な勝利にも関わらず，理性は打ち負かされてしまう。自分が弱く優柔不断になったように感じられる。不安に恐ろしくなる。恐怖がすでに何かとてつもなく悪いことが起きていると気づいている身体全体に広がる。この時すでに，肺は鳥のようにどこかへ飛び去ってしまっていて，お腹から湧き出る勇気は蛇のようにずるずると滑り出してしまっている。今や，舌はフクロネズミのように突如死んだようになり，あごは即座に駆け出そうとする。耳は何も音を認識しなくなる。筋肉はマラリアにかかったかのように震え始め，膝がまるでダンスをしているかのようにぶるぶると震え出す。心臓は懸命に頑張っているものの，括約筋は弛緩しすぎている。そして，身体の他の部分も同様である。最もふさわしい方法で，身体の全ての部分が，機能しなくなる。うまく機能するのは眼だけである。眼は常に恐怖に適切に注意を向けている（眼は絶えず恐怖の対象となるものを探しまわっている）。

　シャロン（第8章）の事例を思い出してほしい。彼女は2001年9月11日，世界貿易センタービルの80階で仕事をしていたという恐ろしい

体験を持つ女性だ。私とのセッションでは，彼女が港務局の職員によって誘導されながら階段を降り，70階の扉に鍵がかかっているという事態に遭遇した体験を扱った。突如閉じ込められ，逃避が完了できないという状況になり，彼女のからだは恐怖で麻痺してしまった。この体験を通り抜ける中で，走るという反射を再び取り戻し，彼女は眼を開けて（セッションの終わり頃），私を見てこう言った。「あなたが扱ったものは恐怖だと思っていましたが……違います……何かもっと強力で，もっと恐怖よりも巨大なもので……恐怖を超越した何かです」。この彼女の言葉は，何と深い生物学的真理を明らかにしていることだろうか。

　結局のところ，危険の感情は**防衛的態度**についての気づきである。逃避やカモフラージュをして防御するための備えとなるものだ。同様に，攻撃性が妨害されず明白に対象に向けられているときには，怒りは感じない。代わりに保護，好戦性，積極性といった**攻撃的態度**を体験する。怒りは妨げられた攻撃性であり，（抑制されない）攻撃性は自己防衛を体現する。**健康的な攻撃性というのは，必要なものを得，有しているものを守ることである**。これを近所の飼いイヌの行動に見て取れるだろう。イヌ①が庭の寝床にいたところ，イヌ②がやってきたとしよう。二匹のイヌは足を上げて放尿し，なわばり境界を示す。各自の領域に留まっている限り，問題は起きない。しかし，侵入者（イヌ②）がこの境界を破ると，おそらくイヌ①は後ろ足で地面を蹴り上げ，警告射撃を行うだろう。イヌ②がこの警告行動に従うと，再び事態は沈静化する。しかし，イヌ②が警告行動に従わないと，イヌ①は歯をむき出しにしてうなり吠える。最終的に，イヌ②がそこから移動しないと，猛烈な噛みつき攻撃となる。

　まとめてみよう。正常な定位反応や防御的資源では事態を解消できない場合にのみ，あてのない逃走，麻痺，崩壊などが現れる。憤怒と恐怖のパニックは，定位の手続きや，逃走または攻撃への準備性（元々は危険として感じられたもの）がうまくいかなかった際に生起される**二次的**

な情動的不安状態である．これは，最初の攻撃性が状態を解消せず，閉じ込められたり抑制されたりしたときにだけ，生じるものである．

感じ方を変えるということ

　寒々しい雨の降る，ある1月の午後，UCバークレー大学院図書館の蒸し暑くカビ臭い書架で，私は情動理論に関する無数の本を分類検索していた．コンピューターやGoogle（ウェブ検索機能）が出現するずっと以前のことで，私の検索戦略は文字通り地下墓地のような書架の関連領域を見つけ，関係のありそうな文献を一日中あさるというものだった．私のヒューリスティックな「検索エンジン」のおかげで，貴重な掘り出し物を発見した――ニナ・ブルという女性の洞察的な研究である．この『**情動の態度理論**』[158]という本は，初期のクライアントに私が見いだしていたものを明らかにしていた．これを読むことで，情動的な変化の過程をはっきりと概念的に理解することができた．

　ブルは1940年代と1950年代にコロンビア大学に籍を置き，ウィリアム・ジェームズの実験的伝統の中で注目すべき研究を行った．彼女の研究では，被験者は軽度の催眠トランス状態へと誘導され，この状態で様々な情動が連想された．これらの情動には，嫌悪，恐怖，怒り，抑うつ，喜びそして勝利があった．被験者の自己報告が記録され，さらに，被験者が他の実験者によって観察されるという，標準化された手順をふむことが考案された．観察者は被験者の姿勢を正確に観察し，変化を記録するよう訓練されていた．自己報告でも実験者による観察でも，姿勢パターンは複数の被験者間で著しく一致していた．例えば嫌悪のパターンは吐き気という内的感覚と関連していた――嘔吐するための準備のように，後ろを向くという観察された行動を伴っていた．パターン全体が「嫌悪」として分類され，嫌気としての弱い型から，後ろを向いて嘔吐するという強烈な衝動に近いものまで，その強度はさまざまだった．

後者の反応は，何か有毒なものを吐き出そうとする試み，あるいは好きではないものを食べさせられるのを防ぐ手段として認識される。こうした種類の反応は子どもが虐待されたり，自らの意志に反して何か──「腹」に納めることができない何か──をするよう強制されたりした際に見られる。これは強制哺乳や強制的なフェラチオ，あるいはしばしば比喩的に何か腹に納められないものなどといったものなら何でも該当する[注3]。

　ブルは**恐怖**反応を分析し，それが回避や逃避と同様の衝動から成り，**身体全体の緊張や凍りつき**と関連があることを見いだした。被験者はしばしば逃げ出したいという欲求を報告したが，それらは動くことができないために阻害されていたということも記されていた。この阻害が身体全体の麻痺を生じさせていた（頭部と頸部はいくらか軽減されていたが）。しかし，恐怖で後ろを向くということは，嫌悪によるものとは異なっていた。恐怖と関連していたものは，安全や安心感のある潜在的資源へと身体を向けるという追加的要素であった。

　ブルは**怒り**の情動が本質的な分裂と関わっていることを発見した。一方では，背中や腕，拳の緊張に観察されるような（まるで殴ろうと準備しているかのような）攻撃しようとする主衝動が存在する。他方では，あごや前腕および手を緊張させる強い二次的な要素も存在した。これらが打ち倒したいという主衝動をコントロールし抑制する手段であることが，被験者の自己報告ならびに実験者の観察によって明らかになった。

　さらに，こうした実験では悲しみや抑うつの身体的様相についても探

注3）A&Eチャンネルのドキュメンタリー番組『Intervention』のエピソード74（シーズン6，エピソード2）を参照。この中でニコルという少女が数年に渡って隣人（父親の親友でもあった）にフェラチオを強制されていた。ニコルの家族がそれを知ったとき，家族はそれを隠そうとして，ニコルはその後何年もの間，その男の家の隣で生活させられた。後に，ニコルは過敏性咽頭反射を発症し，唾液をはじめ何も飲み込めなくなってしまった。そして経管栄養状態となった。

求された。抑うつは被験者の意識において，動因が慢性的に**阻害されている**という特徴を持っていた。何か欲しているものがあるがそれを獲得できないかのようだった。こうした抑うつの状態は，しばしば「重だるさ」，めまい，頭痛，はっきりと物事を考えることができない，といった感覚と関連していた。研究者たちは（まるで窒息させられたかのように）泣くという衝動が弱まっていることを見いだした。これには打ちのめされ明らかに気力を失っている様子を体現する，崩壊した姿勢が付随していた。

　否定的情動と肯定的情動との間に本質的な違いがあることを，私たちは皆，認識している。ブルは，高揚感，勝利および喜びのパターンについて調べたとき，こうした肯定的情緒が（抑うつ感や，怒り，嫌悪などの否定的感情に反して）抑制的要素を持たないことを見いだした。それらは**純粋な行動**として体験されていたのだった。喜びを報告した被験者は，胸が広がった感覚を報告した。彼らはそれを軽快さとして体験し，その感覚は自由な深い呼吸とも関連していた。姿勢変化の観察では，頭部の上昇と脊椎の伸長が見られた。これらの密接に関連した行動と感覚は，より自由な呼吸をもたらしていた。喜びを感じていた被験者のほとんどが，「行動への準備」の感覚を報告した。この準備性はエネルギーと目標を達成することができるだろうという目的意識と楽観性についての豊かな感覚を伴うものであった。

　否定的情動の矛盾した基本的性質と肯定的情動との構造的対比については，全体性への探求の中で明らかになってくる。研究対象となったすべての否定的情動は，一方は行動を駆り立て，もう一方はその行動を抑制する（すなわち阻害する）という二つの**葛藤的衝動**によって構成されていた。さらに，被験者が催眠的指示によって喜びの状態に「閉じ込められて」いたときには，反対の気分（例えば抑うつ感，怒り，悲しみなど）は，（喜びの）**姿勢がまず初めに解放されない限り**，もたらされることはなかった。この反対もまた真であった。つまり，悲しみや抑うつ

感が指示されたとき，一連の姿勢がまず変化しない限り，喜びを感じることは不可能だった．

　肯定的情緒を支えている表情，呼吸および姿勢の反応は，抑うつ感に見られるものとは逆である．この真理については，もう何年も前に（チャールズ・M・シュルツの漫画『ピーナッツ』の）チャーリー・ブラウンとルーシーの単純な会話の中で鋭く明らかにされている．一緒に歩いている間，落ち込んで鼻をぐずぐずさせているチャーリーは，抑うつ状態で嘆き悲しんでいた．ルーシーはまっすぐにちゃんと立ったらどうかと提案するが，チャーリーは次のように応える．「でもそうしたら，不満を言うための抑うつ感がなくなっちゃうじゃないか」．そして，肩を落としうつむいてしいたげられたように歩き続けていた．もし，いつも注意深いルーシーが，いつも困っているチャーリーにはっきりと説明してくれなかったらどうなっていただろうか？　しかし，比喩的感覚でルーシーが正しかったのと同じくらい，気分変化は（誇らしげな軍隊調の姿勢のような）単なる自発的姿勢変化の問題ではない．実際，ある人の心理的傾向を変化させることはよりずっと複雑で繊細な過程であり，むしろ，からだへの気づきを通じた自発的かつ潜在意識的な姿勢状態の変化に関わっている．

　心理学者ポール・エクマン[159]による膨大な研究は，情動状態の生成における顔の表情の役割を裏づけている．エクマンは数多くの被験者を，ある特定の情動が表現されているときにだけ観察される特定の筋肉だけを収縮させるよう訓練した．驚くべきことに，この課題を被験者が達成したとき（刺激されている情動が何かと言われなくても），被験者たちは適切な自律的覚醒状態を含む，こうした感情をしばしば体験した．

　ドイツのヴュルツブルグ大学のフリッツ・シュトラックは，ある奇妙な実験において，ある漫画をどのくらい面白いと思うかについて二つのグループに評定させた．最初のグループでは，被験者は歯で鉛筆をはさ

み，それが唇に触れないように指示された。この指示によって被験者は微笑むことを余儀なくさせられた（試してみるとよい）。もう一つのグループは，唇で鉛筆をはさむが歯を使ってはいけないと指示された。これにより，しかめ面をさせられることとなった。

結果はエクマンの研究を補強するもので，ヒトは表現に関連する情動を体験するということが明らかになった。シュトラックの研究では，強制的な笑顔であってもそれをした人々は，しかめ面を求められた人々よりも，より幸せに感じ，漫画をより面白いと思ったのだった。

さらに不思議な例として，リチャード・ワイズマン[160]がユーモアについてのウェブサイトに投稿したジョーク集がある。ジョークの基本形は次のようなものだ。草原に二頭のウシがいる。あるウシが「モー」と鳴くと，もう一頭のウシが「今それを言おうと思っていたのに」と応えるというものだ。このジョークはさまざまな動物で変形されているが，これまでのところ，池にいる二羽のアヒルのものが最も面白い。一羽のアヒルが「ガー（quack）」と鳴くと，もう一羽が応える，「今それを言おうと思っていたのに」。実際のところ，特別に面白く感じられているのは，「ガー（quack）」と「アヒル（duck）」の発音に含まれる「k」の音のためだ。改めて言うと，笑いをもたらしているのは，表情のフィードバック（鉛筆の実験のような）であるかもしれない。

ニコラース・ティンバーゲンは，「動物行動学とストレス疾患」[161]というタイトルのノーベル賞受賞スピーチの中で，**アレクサンダー・テクニーク**と呼ばれる姿勢再教育法の有益な効果について説明し賞讃した。彼とその家族は，アレクサンダーの治療過程を経る中で，睡眠，血圧，快活さ，注意力，一般的なストレスに対するレジリエンスの劇的な改善を体験していた。他の科学者や教育者もこの治療法の有益性について記している。こうした人々の中には，ジョン・デューイ，オルダス・ハクスリー，G. E. コーギルやレイモンド・ダートといった科学者や，偉大な生理学者でノーベル賞受賞者でもあるチャールズ・シェリントン卿

までもが含まれる。このような著名人から熱心に賞賛される一方で，アレクサンダー・テクニークの厳密な科学的証拠にはほとんど触れられてこなかった。とはいえ，このような知に対して厳格な人々が皆だまされていたとは考えにくい。

　F. M. アレクサンダーとニナ・ブルは，行動における身体緊張パターンの密接な役割についてそれぞれ認識していた。オーストラリア生まれでシェークスピア俳優だったアレクサンダーは，まったく偶然にそのことを発見した。ある日ハムレットを演じている際，声が出なくなってしまったのだ。彼はオーストラリアで最も優秀な医者に助けを求めた。しかし良くなることはなく，がっかりした彼は，イギリスで最も評判の高い医師たちのところに駆け込んだ。しかし回復することはなく，俳優業が唯一の職業であったアレクサンダーは，深く絶望し帰国した。

　その後，声はひとりでに戻ったが，再び出なくなったりもした。アレクサンダーは鏡に映る自分の姿を観察してみることにした。自分の不安定な発声能力と関連している何かに気づけるのではないかと思ったのだ。そしてその通りのことが起こった。発声は姿勢と関係があることを見いだしたのだ。数多くの観察を経て，声が出るときと出ないときでは関連する姿勢が顕著に異なるという驚くべき発見をした。彼自身がびっくりしたことに，強く明瞭な声と関連する姿勢はどこかおかしく感じられるが，弱く不明瞭な声の姿勢は正しく感じられた。アレクサンダーはこの観察的アプローチをほぼ9年間かけて追求した。発声できないときの姿勢は単にそれに慣れているから心地よく感じられていたこと，発声を支えている姿勢はただそれに慣れていないから不快に感じられたという認識に至った。アレクサンダーはある種の筋緊張は頭部・頸部・脊柱の軸を圧縮し，呼吸に問題を生じさせ，その結果失声を引き起こすことを見いだした。これらの緊張を低減させることで圧力を緩和し，脊柱が本来の長く自然な伸長に戻ることができる。この不均衡に意識を向けることで，アレクサンダーは自らの苦悩を治癒させた。このような，より

良い心身のコミュニケーションを通じて，自然で楽な動きの大部分を回復し，パフォーマンスが向上しただけでなく，無駄な努力をしなくてもよくなった。新しいキャリアへの道筋を開いたことを理解し，アレクサンダーは俳優業を辞め，同じようなパフォーマンス上の問題を抱える仲間の俳優や歌手にワークすることを始めた。また，不自然な姿勢によってからだがねじれ，痛みがある音楽家ともワークを始めた。音楽家たちは，楽器を演奏する際にそうした姿勢が必須だと思い込んでいたのだった。素晴らしいバイオリニスト，ユーディ・メニューインも彼の生徒の一人だった。ポール・マッカートニーやスティング，ポール・ニューマンなど，数多くのポップスターや俳優がアレクサンダー・テクニークの教師の治療を受け，それを絶賛している。しかしながら，今日に至ってもこの方法があまり知られていないままであるのは，厳しく洗練された集中（focus）が必要とされているからだ[注4]。

アレクサンダーの治療的なワーク〔著書『The Use of the Self』（『自分のつかい方』鍬田かおる訳，晩成書房）に記されている〕[162]は非常に繊細な手技で，最初は探索的で次第に修正的なものとなる。本質的にはヒトの筋肉組織全体を再教育する。セッションは頭部と頸部から始まり，他の身体領域へと進んでいく。アレクサンダーは**正しい位置というものはないが，正しい方向性というものは存在する**ことを発見した。

ここでアレクサンダーの観察（機能上の姿勢の影響）とチャーリー・ブラウンの不必要な，でも本人にとっては悩ましく苦痛となっているものの原因についての賢明な洞察を結びつけて考えてみよう。変化の過程におけるからだ・自己への気づきについての深く密接な関係性がそこに見いだされる。ある人の機能的能力（コンピテンシー）や気分を変化させるための直接的で効果的な方法の一つは，その人の姿勢のあり方を変

注4）アレクサンダーの理論の多くは，モーシェ・フェルデンクライスやアイダ・ロルフらの仕事にも影響を及ぼしている。

化させ，そこから固有受容覚的で運動感覚的な脳へのフィードバックを変化させることである[163]。内側前頭皮質（からだからのインプットのほとんどを受容する）が辺縁系そして情動性を変容させることのできる唯一の新皮質の領域であることを思い出してほしい。このことゆえに，**身体的感覚の気づきは機能的・情動的状態を変化させるうえで非常に重要なのだ**。否定的な情動状態という暴れ狂うドラゴンをおとなしくさせることができるのは主に内的感覚への意欲的な気づきだということをここで再び思い起こさせられる。習慣的な激怒を表現する代わりに，禅師による完璧なタイミングで，いかにして侍の個人的地獄が捉えられ，あらわにされ，気づきがもたらされたかを思い出してみよう。向こう見ずな侍が瞬間的にたじろぎ，自制し，そして自らを「感じとる」ことを学んだとき初めて，侍は自らの激怒を至福へと変容させることができた。これがまさに情動的変容の奥義なのだ。

態度：情動と感情の調和

　姿勢が一体どうやって人の気分を変化させ，永続的な変化をもたらすのだろうか？　強烈な情動は情動的行為が制限されたときにだけ生じるとニナ・ブルが示したことを思い出してほしい。別の言い方をすると，**姿勢的態度を認識しそれが感覚の気づきとなるようにするのは抑制（restraint）**である。このことは，著名な神経学者であるアントニオ・ダマシオによる，情動は「からだの意識である」という主張と部分的に合致する。この知見はまたウィリアム・ジェームズによる情動の末端理論，つまり「クマから逃げているから怖いのだ」と並ぶものである。しかしながら，両者に欠けていると私が考えるもの，そしてニナ・ブルが詳細に把握していたものは，**情動表現と情動の身体感覚的感情の相互関係性**である。私たちが「意識せず」情動を表現することは，実際のところ，まさに私たちが行っていることだ。情動的反応性はほとんど常に

意識的気づきの妨げとなる。一方で，表現的**衝動**の抑制やコンテインメント（包み込み）は，根底にある姿勢的態度を気づかせてくれる。したがって，感情を意識的気づきへと導くのは抑制なのである。変化は意識の集中（マインドフルネス）があるときにのみ起こり，マインドフルネスは身体的感情（すなわち姿勢的態度への気づき）があるところにのみ生じる。

　深く感じている人というのは，習慣的に怒りや恐怖，悲しみを発散している人ではない。自らの内側の静けさにある情動を感じ，感情から学び，それらによって導かれる，賢明で幸運な人である。彼らはこのような感情に対して直感的に理知的に行動する。さらに，適切なときに感情を打ち明け，他者の感情や他者が求めていることに対して敏感に反応する。そしてもちろん，彼らも人間であるので，時には爆発してしまうこともある。しかし彼らはこうした噴火の原因を，他者によって引き起こされたものとしてではなく，自分自身の内側の不均衡やこころの乱れとして追求する。

　生理的感情と情動は，量的にも質的にも識別可能だが，両者は結局のところ本能に由来する。ダーウィンによる情動的本能の五分類は，恐怖，怒り，悲しみ，嫌悪，喜びである。しかし，身体的態度の意識としての感情には，ほとんど無限の幅と混合物がある。こうしたものに，去ってしまった友への甘く切ない思慕や子どもの自発性への愛しさに満ちた喜びなどがある。ダーウィンによる情動は顕著な本能に対応するもので，感情は（五感に基づいた）ニュアンスや置き換えが混ざったものを表現する。さらに，身体的感情は対象や状況と私たちの幸福との関係性を体現する。その意味で，身体的感情は，接近・回避の基本的情緒的な均衡が精緻化されたものだ。感情は私たちが世界を歩み進むときの基本的道筋である。対照的に，（固定された）情動状態は，緊急事態での土壇場の行動の満たされない動因や戦闘などから生じる（闘争，逃走，凍りつき）。剣歯虎［訳注：約8千年前に絶滅したネコ科ほ乳類。サーベル

タイガー］がいなくなってしまったことと同様に，このような最後の頼みの綱としての重要な反応が，現代生活で意味をなすことはほとんどない。しかし，暴走する自動車や過剰に手術をしたがる医師など，無数のまったく異なった脅威に立ち向かうことを私たちは余儀なくされている。そしてそうした脅威に対して，進化的に準備された対応手順を私たちはほとんど持ち合わせていない。

　情動は常に私たちとともにあり，人生の質を高めるが，足を引っ張ることもある。情動の迷路をいかに歩むかということが，善かれ悪しかれ，生きていくうえでの中心的要因である。問題は次のことである。どのような状況下で情動は適応的か，そして反対に，どのようなときに不適応的なのか？　一般に，ショックや爆発といった性質を情動が帯びていたり，情動が抑圧されたり阻害されたりしているほど，不適応さがより顕著となる。実際，情動は有益な形で始まるが，次には，私たちがそれを抑圧するために，身体症状や，遅延し悪化した爆発という形で敵対してくる。怒りや憤りは，否定されると爆発的なレベルにまでになりうる。このことを適切に表すよく知られた表現に，「抵抗すれば，持続する」というものがある。情動が破壊的になりうるのと同じく，情動を抑圧することは問題をひどくするだけである。しかし，抑圧・阻害と抑制・コンテインメントとの違いは，流動的だが意義深いものであることをはっきりと指摘しておこう。ここでもう一度，あの侍がいかにして，攻撃しようとする衝動を止め，繊細かつ決定的に，自らの（これまでにあった）殺意のある激怒を，単なるエネルギーとしてただ感じ，最終的には生きているという至福をも感じられるようになったかを思い出してみよう。

　子育てがうまくいっている親が知っているように，この戦略は子どもにとてもうまく当てはまる。子どもを抑圧し，我慢する習慣をつけさせようとするのではなく，タイミングよく介入し，怒りを感じ，何を必要とし何を欲しているのかを自覚できるように子どもを導くことで，親は

子どもを助ける。これが健全な攻撃性である。一方で，今にも致命的な結果をもたらそうとしていた侍のように，子どもを癇癪発作でコントロールできない状態にさせておく許容的な親も存在する。しかしできた親は，有益な方法で子どもの攻撃性を引き出しうまくそらせる。子どもに怒りを感じさせることと，何に対して怒っているのかを子どもが理解できるよう助けることで，そうするのだ。

情動がそれほど強烈でなく，ある一定の距離から近づくことが可能な場合には，情動は行動を導くという機能を発揮し，肯定的な目標へと向かうことすらできる。次の例は，ほとんどの人に理解してもらえるだろう。ボブは仕事から帰宅して，家の中がめちゃくちゃな状態になっていることに気がついた。彼は激怒し，ジェーンと子どもたちをののしろうとした。しかし彼はその激怒を「ふさいだ」。寝るときまで彼はくつろぐことができず，急性の胃食道逆流症の発作に見舞われた。その日一日頑張っていた妻は，夫と何か話をしたいと思っていた。彼女は夫がその日どうだったか，そしてどのように感じているかについて話し合いたくて，何か困ったことはないか尋ねた。彼は「別に，ただ疲れているだけ」とだけ言って，のどの中の生酸っぱく焼け付くような胃液の味に注意を向けた。ジェーンは，夫のこころが遠く離れてしまっているとなじった。彼女は夫がどこに向いているのか手がかりがつかめず，「あなたを感じることができない」と文句を言った。彼はさらに引きこもった。

別のストーリーとして，2年前に彼がしたことでイライラさせられた何かを最後には思い出すこととなる，攻撃と反撃の応酬になっていたかもしれない……この非難に気づいて彼は，彼女が何の話をしているのか覚えてさえもいないし，考えうる限りそんなことはなかったと答えた。「一体どうしたんだ？」と小声でつぶやいた。彼は（1）女性が（情動的に）活性化したとき，男性よりもずっと長時間ストレス状態にいること，女性のバクバクする心臓と空回りする思考がそのまま留まってしまうこと，（2）空回りする思考の中で，ジェーンは暴走する心臓の理由を

求めようとする。原因を見つけること（生物学的に意図されているように，実在の外的脅威としてそれを認識すること）ができたら，落ち着くことができるだろうと**信じている**，ということに気がついていないのだ。こうした活性化状態で記憶の層を探り，彼女はボブが彼女を傷つけた（と彼女が知覚した）ときのことにひょっこりと気がついた。彼女の苦悩に対するこの「説明」を得て，彼女は何か行動をしないといけないように感じ，「ボブの顔に一撃をくらわした」のだ。このようにして，ジェーンは自らの生理機能に従って行動している一方で，彼は「彼女が自分を理由なく非難している」と認識していた。このチャンバラ劇は彼の防衛性と煮えくり返るような怒りを増大させた。死闘状態に陥り，二人はヴァリウム［訳注：ジアゼパム。アメリカの抗不安薬の一つ］を手に取った。ヴァリウム（筋肉を弛緩させる効果がある）が体内に入ると，二人とも気分が良くなり，意味のないことに激怒していたと思うようになった。ボブは明日から新しく出直そうと願い，ジェーンは一体全体どうして2年前の出来事を持ち出して，ボブの頭を叩いたりしたのだろうと思った。しかし翌朝起きると，彼らは身体的，情動的，心理的そしてスピリチュアル的にも離ればなれになっていた。さらに，この種の未解決の葛藤はカップルの免疫系を損なうことが研究で示唆されている。数日に渡って，免疫系を低下させ，傷の治癒力を減少させるという[注5]。

注5）150組のカップル（ほとんどが60代だった）を対象にした研究で，夫婦喧嘩の最中に敵対的な態度で振る舞う女性は，アテローム性動脈硬化症を患っていることが多いことがわかった。夫もまた敵対的である場合はとくにそうであった。男性では，敵意（自分のものあるいは妻のものであっても）は，アテローム性動脈硬化症には関係が見られなかった。しかし，支配的もしくは管理的な態度で振る舞う男性，あるいはそのように振る舞う妻がいる男性は，冠状動脈梗塞を患っていることが多かった。「アテローム性動脈硬化の症状がほとんど見られない唯一の男性群は，夫も妻もコントロールをまったくすることなしに意見の相違について話し合うことができる場合であった」とスミスは述べている。「会話において力の誇示がないことが，男性の心臓を守ることになると思われる」と結論づけている（2006年3月3日，ロイター，ユタ大学ティモシー・スミス医師）。

もう一度場面を再生してみよう。ボブは家に入った。カオス状態に直面し，彼は怒りを感じたが抑圧することも爆発することもなかった。今回は，妻の落ち着いたおだやかなあり方に支えられ，彼はからだに一応意識を向けた。心臓がバクバクし，腕や肩，背中，首そしてあごの筋肉が固くなっていることに気がついた。この気づきを妻に打ち明けた後，ボブは今にも爆発しそうな爆弾を一瞬垣間見た。拳で殴りたいという衝動を感じた。怒りは瞬間的に強まったが，その後静まった。緊張した筋肉による万力はゆるみはじめた（これらの筋肉はニナ・ブルが示したように，殴ろうとする本来の強い衝動を抑制しようとしていた）。足がゆっくりと震え始め，ボブは安堵のため息をついた。彼を支えてくれる妻のあり方を「受け入れ」，そして突然思い出した。「ああそうだ。まさにこれがそうだ。会社を出る前，同僚のアレックスと僕は新製品のマーケティング案について議論していた。アレックスと僕はまったく違った意見を持っていた。お互いに同意できるとは思えなかった。競争しているように感じた。いい意味で戦っているようだった。力がみなぎり頭もはっきりするように感じた。解決案をひねり出せると思っていた。しかし代わりにアレックスが上司の娘さんとつき合っていることを思い出して，解決案を導き出す前に立ち止まった。僕は自分の能力と創意を抑え，そしてその後，そう，自分が激怒するのを感じたのはそのときだった。アレックスを押え込みたかったけれど，退却した。ただそこを離れて家に帰りたかった。その後，その日は静かに怒りでムカムカしていた。それから，言わば家がいつものような状態なのを見て，爆発したくなった。職場で感じたのと同じ激怒が湧いてくるのを感じた。いつものようにちらかった家に足を一歩踏み入れたときが，爆発の引き金となったと思う。僕はただうっぷんを晴らしたかっただけだった。僕は……君や子どもたちを傷つけはしまいかと本当に心配した。だから代わりに，新聞を読もうとその場を離れ，新聞紙でできた要塞の中で一人静かに怒りで沸き立っていた。君や子どもたちに向かってカッとなって怒ったり

したくなかった。本当に，ただ今君がそうしてくれているように，静かに対応してほしいだけだった」。最初のシナリオのような，ヴァリウムによってもたらされる束の間の安堵と違い，こうしたおだやかな状態は安全感への知覚を実際に変化させ，その変化は永続的である。これは，緊張した筋肉をリラックスさせる働きは同じであっても，精神安定剤による束の間のごまかしではなく，自己調整と社会的つながりの過程によって獲得されるものである。こうした協同的体験によって，ボブとジェーンはお互いに親密さを増すことができる。

職場でボブが体験した**戦闘的感情**は，強力で集中的で動機づけのあるものだった。自分で止めなければ，アレックスと生産的な交渉へと入っていけただろう。しかし，このプロセス（真に存在するかどうか不明なる，知覚された脅威）をとどめたとき，（必要なものを得て持っているものを守るための）健全な攻撃性へ適切に向けられた感情は，（無力な）激怒へと爆発した。この，流動的で組織的な**感情過程**から非組織的，非生産的で反応的な**情動状態**への急激な移行については，ニナ・ブルによって詳細に研究されている。

それでは，どうして私たちは否定的情動状態にはまり込んだままになってしまうのだろう？ まるで同じシャツとズボンの組み合わせしか持たず，いつもそればかり着ているかのように？ 多くの人は（あの若い侍のように）激怒を威圧のために用いる。また別の人は常習的悲嘆に浸り，無力な被害者のままで居続ける。ボブとジェーンの場合，（最初のシナリオでは）二人の情動は互いを切り離す働きをしていた。

1978年，博士論文を完成させた後，息をのむほどの波が押し寄せ，崖が切り立つビッグサー海岸沿いに建つエサレン研究所で，私は常駐講師のアルバイトをした。私の仕事の一部に，自由参加フォーラムと呼ばれていたものがあった。このグループ・ワークでは，エサレン関係者であれば誰でも無料で参加し，セラピーを受けることができた。私の担当は月曜日と木曜日の午後だった。数週間後，私はある興味深い現象に戸

惑い始めた。木曜日は非常に静かで，予約なしの飛び込みのクライアントもたいてい生産的に取り組んでいた。しかし，月曜日はまったく違う様相だった。それはまるで爆竹が炸裂する7月4日のアメリカ建国記念日のようだった。一人また一人と私に会いにきて，とくに促してもいないのに，ボロボロと泣き崩れるか，行き場のない（無力な）激怒で誰かを非難するのだった。

この毎週起こる相違の説明となりうるものに，私は偶然出会った。ある日オフィスの外にある掲示板の前を歩いていたとき，過換気と強い情動的カタルシスを推奨するあるグループが水曜夜の会合を取りやめたという告知に気がついた。その会合は来週から再開されることになっていた。フム，果たしていつもは静かな木曜日が月曜日のカオス状態みたいになるだろうか？と私は思った。そして実際その通りになったのだ。

同じ年の初め，私の弟ジョンが医学雑誌『ランセット』にある画期的な研究を投稿していた[164]。この研究では，あごの手術の回復期にある患者群に，モルヒネ静脈内点滴か，生理食塩水によるプラシーボ点滴のいずれかが投与された。患者はいずれも強力な鎮痛剤を投与されていると聞かされていた。生理食塩水のプラシーボ点滴を受けていた患者の実に3分の2において，鎮痛の至適基準であるモルヒネを十分に投与されていた患者群と同じぐらいの著しい鎮痛効果が見られたのだった[注6]。

ジョンの発見はそれ自体すでに驚くべきものであったが，次の段階の研究はそれをさらに上回るものだった。患者がプラシーボ薬に加えてナロキソン［訳注：麻薬拮抗剤の一種］を投与されると，プラシーボ効果は完全に打ち消された。ナロキソンはしらふの人に投与されたときには，まったく何の作用ももたらさない薬である（服薬後にイヌの散歩に行くような人に対するバイアグラの効果と似ていなくもない）。しか

注6）プラシーボ効果が見られないケースでは，患者は不必要な苦痛を味わう時間を少なくするためモルヒネが即時投与された。

し，ヘロインを多量摂取した中毒患者に対して救命救急室で投与された場合には，彼らを即座にしらふの状態にさせることができる。ナロキソンの作用機序はオピエート拮抗薬である。これはナロキソンが脳内のオピオイド受容体に吸着し，モルヒネやヘロインを含む外来のオピエート薬と，エンドルフィンと呼ばれるからだ自身の内因性の（体内で自己生成される）オピエートの両方の吸着と作用を阻害する。これらの実験でジョンとその共同研究者が示唆したことは，脳はそれ自身で痛みを調和させるシステムを持っているということだった。これらの内因性エンドルフィンによる鎮痛効果はモルヒネのような最も強力なオピオイド薬とちょうど同じくらい強い効果を持ちうるのだ！

　エサレンで起こっていたことは，つまり，月曜日のセッションでの体験は，オピエートの退薬効果の目撃だったのかもしれない。木曜日とはまったく反対だった。木曜日はその前夜の過換気カタルシスで刺激されたオピエート効果で，「酔っぱらって」ぼうっとした患者群が来ていたのだ。この木曜日のグループは，水曜日の「服薬」を始めたばかりのコミュニティメンバーが集合していて，彼らは他のことをやろうとはしなかった。特に私は次のように考えた。月曜日に観察した強烈な情動的除反応は，参加者にとって内的オピエート（エンドルフィン）の解放となっていたのではないか。つまり，モルヒネ注射と似ていなくもない物質を実質的に自己注射していたのではないかと考えた。

　この仮説に興奮して，私はジョンに電話をかけた。身体的痛みを司る脳の領域および神経路と情動的痛みを司るそれらとがほとんど同一であるということはまだ知られていなかったため，ジョンの反応はかんばしいものではなかった。私の単純さを嘆くように彼は言った。「ピーター，バカなことを言っちゃいけないよ」。彼は年上の兄弟が受けるに値する一撃を何とか差し挟んだ。競争心が再び湧き起こされた。しかし数年後，ベッセル・ヴァン・デア・コークがジョンの実験を再現した[165]。今回は，**身体的痛みよりも情動的痛みによって放出されるエンドルフィ**

ンが、ナロキソンによって阻害されるということが焦点だった。彼は当時、従軍帰還兵病院でベトナム戦争帰還兵に行われていたPTSDの一般的治療法について研究していた。これらの不運な兵士たちには、おぞましい戦場での体験を「再体験」することが繰り返し行われていた。この「セラピー」では、例えば、腕を椅子に縛り付けられた状態で**プラトゥーン**のような残虐な戦争映画を見るよう強制されたりしていた。こうした曝露はしばしば帰還兵を強烈な情動的除反応へと放り出した。しかし、これらのカタルシス的セッション前にナロキソンが投与されると（自己生成エンドルフィンの激増を阻害することになる）、彼らはさらなる「セラピー的」セッションへ参加することの興味を即座に失った。

何年間もの間数多くのワークショップ参加者（何度も繰り返し参加していたリピーター）を観察する中で、自らの化学的恍惚状態を彼ら自身で誘発しているのではないかと思わざるを得ないことが続いていた。両親に叫び無限の怒りでクッションを殴打しながら、繰り返されるカタルシス的ドラマ化は、よりいっそう麻薬を求める状態へ戻すという意味があるように思われた。私自身の人生においても、自分で何度も引き起こしているように思われた、若いときの辛く激しい関係性のいくらかに、嗜癖的性質があったのかもしれないとも思った。

セラピーのセッションにおける情動のカタルシス的表現は、感情と情動の真の性質に関する本質的な誤解からもたらされる情動的解放をよりどころとし、価値あるものとされがちである。習慣的情動の本質について、また、**情動的解放よりも身体的気づきを通してもたらされる感情の方が、なぜ私たちがそうありたいと願ってやまないある種の永続的な変化をもたらすのか**ということについて、ニナ・ブルの研究は、深い示唆を提供してくれる。

第 14 章
トラウマとスピリチュアリティ

> あなた方が，あなた方の中にあるものを引き出すならば，それがあなた方の救いとなるだろう。あなた方が，あなた方の中にあるものを引き出さないのであれば，それはあなた方を滅ぼすだろう。
>
> ——グノーシス派福音書

　トラウマを受けた人々と長年仕事をする中で，私はトラウマとスピリチュアリティの本質的に密接した関係に感銘を受けてきた。数多くの重く困難な症状を患うクライアントと最初に関わり始めた頃からずっと，私は深く真正な変容を目撃する機会に恵まれてきた。情動的にも身体的にもそして心理的にも常に付きまとわれていた，恐るべきトラウマの症状をクライアントが克服すると，第2章のナンシーのように「温かくピリピリする波に包まれる」ような予期せぬ「副作用」が，一見どこからともなく出現してきた。こうしたサプライズには恍惚の喜び，えも言われぬ清涼な感じ，物事に集中することが容易にできる感じ，ワンネスというすべてを包括するような感覚などがあった。加えて，多くのクライアントが思いやり，平和そして全体性の深く永続的な経験を語っていた。実際，おそらく生まれて初めて「自己の善良さ（goodness of self）」という感覚が深く内的に変化して，治療的な仕事を「神聖な体

験」と称することは珍しいことではなかった。彼らは一般的な治療目標であるパーソナリティと行動の持続的変化は達成していたが、この超越的な副作用があまりに強力で強固だったために、見過ごすことはできなかった。何十年もの間、こうしたワクワクするような、そしてつかまえどころのない謎を、私は驚きと好奇心とともにひたすら追求してきた。

『精神障害の診断と統計マニュアル 第3版』で心的外傷後ストレス障害（PTSD）というトラウマの正式診断名が発表されたのは、私がこの旅路を新発見してから、10年以上も後のことだった。おかげで、形式化された**病理学的**基準によって迷わされるようなことを私は経験せずに済んだ。人類学者としての枠組みの中で、より自由に観察することができた。この有利な立場から、予想される症状リストなどなしに、私は癒しの変容的プロセスに参与し、クライアントの身体反応と自己報告を観察することができた。前半の章で説明した高度に溜め込まれていた生理学的反応には、体温、心拍数、呼吸に劇的で自発的な回復をもたらす（安全な放出として体験された）からだの震えやおののきがあり、それらは平衡状態を取り戻すのに役立った。このような反応はまた、禅や合気道のような武道で養われるものと同質の、リラックスした準備性を促進するものであった。

こうした不随意でエネルギーに満ちた深い感動体験を分類していく中で、私のクライアントの反応はきわめて正常なものであったことを認識した。それらは間違いでも、病理的なものでもなかった。言い換えれば、彼らは**生来的な**自己調整と自己治癒のプロセスを表現していたのだ。そして、このような放出反応の後に動物たちが日常活動を続けるように、クライアントもまた新しい情熱や認識そして受容とともに人生に再び関与し始めたのだった。

同時に、クライアントはさまざまな体験を頻繁に経験していた。それらの体験は、溢れる活力、温かさ、歓び、全体性という、ナンシーの感覚同様、スピリチュアルな出会いとして理解されるようになった。トラ

ウマ（「生々しく，潜在的な生存エネルギー」）とスピリチュアリティ（精神性，霊性）との間にある，この本質的な関係性についての理解を深めていく中で，権威ある『サイエンス』誌に掲載されたローランド・フィッシャーによる発展的論文に出会って私は興奮した。ある驚くべき予想外の主張がそこに述べられていた。スピリチュアルな体験は私たちの原始的動物本能に深く根ざしているというのだ。

超越的状態

「恍惚と瞑想状態の地図」[166]というタイトルのローランド・フィッシャーの論文は，副交感神経および交感神経のさまざまな（自律的－本能的）活動と神秘的瞑想的体験との関連を示す枠組みについて説明していた。この短い章の中で彼の研究を詳細に述べることはとてもできないが，次のことにだけ触れておきたい。多様な神秘状態についての精神生理学的基礎についての彼の見解は，私のクライアントがトラウマから解放されたときに出会っていた，一連の「トランスパーソナル」な体験と類似しているのではないかと私は推察している。

トラウマは「生存」エネルギー（重要な行動を完了できなかったエネルギー）の猛烈な圧縮を表している。治療セッションでは，このエネルギーが**少しずつ**リリース（解放）されるかまたはタイトレーションされ（第5章のステップ4），そして，症状という形での回り道から，あるべき道筋へと再誘導されると，人は私がナンシーとともに観察した種類の反応を（よりおだやかで恐怖の少ない形で）示す。同時にこうした体験の超自然的（ヌミノース）性質が，パーソナリティ構造の中に温雅に，自然に，一貫性を持って統合される。この閉じ込められたエネルギーをリズミカルな解放へと向ける能力によって，トラウマのエネルギーが私たちを破壊するものとなるのか，または活気づけるものとなるかという大きな違いがもたらされる。

原始的生存反応は，焦点化された注意と効果的行動についての並外れた力に関係している。閉じ込められた子どもを助けるために自動車を持ち上げる母親は，莫大な（ほとんど超人的な）生存エネルギーを起動させている。同じエネルギーが，**タイトレーションされたからだの感覚**を通して体験されると，集中の高まり，恍惚，至福の感覚へと開かれる。これらの根源的で「大洋のように広大な」エネルギー感覚があると，体現化された変容と（フィッシャーの地図に示されるように）瞑想状態では「永遠の今」として知られている「時間を超越すること」と「存在すること」の体験を促進する。さらに，トラウマ解決の中枢となる脳の構造はまた，さまざまな「神秘的」で「スピリチュアル」な状態においても極めて重要であるようだ[167]。

東洋では，第一（生存）チャクラセンターでの**クンダリニー覚醒**が，恍惚的変容を起こす手段であると昔から知られている。トラウマにおいても同様の活性化が引き起こされ，しかもそれは有機体を圧倒するほど強烈で急速に行われる。しかしこのエネルギーに少しずつアクセスして神経系と精神構造に再統合させることができれば，トラウマに埋め込まれていた生存反応は，真正なスピリチュアル的変容をも促すことができる。

トラウマの変容とクンダリニー体験との関係性について調べ始めたとき，私はこのつながりの確証を探し求めていた。その頃（1970年代中頃），私はカリフォルニア州バークレーでリー・サネラという医師と出会った。自発的なクンダリニー覚醒を体験している人々について収集した大量の記録を，彼は私に提供してくれた。彼らの反応の多くが私の初期のクライアントのそれといかに類似しているかに私は好奇心をそそられた。サネラの記録は，彼の貴重な著書，『クンダリニー経験，精神病か超越か？』の基礎となったものである[168]。この現象は，ゴピ・クリシュナのような偉大なる現代の達人によって記述されてきた[169]。さらに，C.G.ユングの本，『クンダリニー・ヨーガの心理学』[170]（1932年に

行われたある講義に基づいたもの）では，皮肉なことに，クンダリニーは西洋では決して体験することはないだろうと結論づけられている。しかしながら，ユングは続けて次のように述べている。「感覚の中心的部分は，宗教的出会いに最も敏感な，精神の原始的領域である。信念や理性だけでは魂が揺さぶられることはない。感じることなくしては，宗教的意義はただの空虚な知的運動になってしまうのだ。これは，最も生き生きとしたスピリチュアルな瞬間が，感動的である理由だ」。宗教的経験の本質は，生き生きとした力――命ある出会いの中の**スピリット**（spiritus）を感じる行為である。私のクライアントが自らの内側から溢れる活力を経験したとき，彼らが宗教的畏怖の側面にも遭遇していたことは驚くことではなかった。

　これまでに，私のクライアントとのセッションを録画したビデオの何本かをインド出身のクンダリニーの師に見せる機会があった。これは素晴らしい出会いであった。誠実で，飾り気のないヨガの達人は，私が彼らの幅広い知識と本質的理解に興味を持ったのと同様に，私の観察にも興味を示してくれたようだった。

　クンダリニー覚醒でしばしば述べられる「症状」には次のようなものがある。不随意かつ痙攣性の身体運動，痛み，くすぐったい感じ，かゆみ，震え，おののき，暑さと寒さの交代，呼吸パターンの変化，一時的麻痺，圧縮力，不眠，光と音に対する過敏性，共感覚，異常なまたは強烈な情動，性欲の亢進，身体的に拡張した感覚，解離と幽体離脱経験，さらにうなり声や口笛のような音，虫や鳥が鳴くような音といった「内側の音」が聞こえる，というようなものである。クンダリニー覚醒に関連するこのような感覚は，私がクライアントに観察するものよりもずっと強力で爆発的であることが多い。私は自分の方法論を開発したときに，クライアントがからだのエネルギー感覚に少しずつ触れるよう支援することを学んだ。こうするとクライアントが圧倒されてしまうことはほとんどなかった。一般的に，意識を内側に向け内的感覚に関心を向け

ると，微かな内的変化や，軽い萎縮，震え，くすぐったい感じ，リラクセーションや開かれた感覚を体験できるようになる。恐怖や怒りなどの誰もが避けたいような感情から，内的感覚に「親しむ」ことへのこうした変化を，私は**ペンデュレーション**と名づけた。ペンデュレーションとは，収縮と拡大・開放という体験された両極間で拍動する**内在的リズム**のことである（第5章ステップ3）。この内側のリズミカルな流れにアクセスすることを学ぶと，「無限の」情動的苦痛が対処可能で有限なものとして感じられ始める。これにより，恐怖と無力感から好奇心と探求へと態度が変化するようになる。

　神秘的テキスト，**ヘルメスのキバリオン**では次のように書かれている。「すべてのものが流れ出て，流れ入る。すべてのものに潮の満ち干きがある。すべてのものが上昇し，そして下降する。すべてのものに振り子（ペンデュラム）の動きがある。右へ振れた分だけ左にも振れる。リズムはそのようにして均衡を保っているのだ」。以前は圧倒的であった感覚や感情が現在において処理され，変容していくには，トラウマへのこの永年の哲学の応用が原理原則となる。このように，トラウマの変容はカバラ哲学と類似するところがある。

トラウマ，死，そして苦悩

> たとえ，死の影の谷を歩くことがあっても，私は災いを恐れない。
> ——詩編23編

　ただただ苦しみが伴うだけのトラウマと，変容を伴うトラウマとを同等に見なすのは誤りだろう。しかし同時に，ほとんどすべてのスピリチュアルな伝統において，苦しみは覚醒（悟り）への扉であると考えられている。西洋ではこの関係は聖書のヨブの物語および，より強力なものでは詩編23編に見て取れる。中世の神秘主義——そしてもちろん，

キリストの情熱の中にも，それは魂の闇夜として見いだされる。仏教では，苦しみと不必要な苦しみが明確に区別されている。ブッダは言う，「苦痛の感覚に触れると，普通の人は嘆き悲しみ，ひどく取り乱し……萎縮する……それはまるで一本の矢で射抜かれ，さらにその直後にもう一本の矢で射抜かれるかのように……人は二つの痛みを感じるのだ」。トラウマに苦しむ人々は，自らの身体的感覚を非常に恐れているので，それらを感じることにひるんでしまう。それはまるで，それを感じると自分が破壊されてしまうか，少なくとも，事態を悪化させるだろうと信じ込んでいるかのようである。ゆえに，彼らは行き詰まったままになる。このようにして，彼らは二本目の矢——フランクリン・D・ルーズヴェルトの言う「恐怖そのものに対する恐怖」で自らを射抜くことになる。しかしサポートと手引きがあれば，彼らはトラウマが根源にある感覚に慣れ親しみ，変容していくことを少しずつ学ぶことができるのだ。

仏教と道教双方の伝承においては，スピリチュアルな覚醒（悟り）には四つの道があると言われている[171]。最初の道は死である。不必要な苦悩から自由になるための二番目の道は，何年にも渡る厳しい瞑想・黙想でもたらされる。自由への三番目の道は，（タントラ的な）性的恍惚の特別な形態を通してもたらされる。そして四番目の扉は，これらの伝承によると，トラウマであると言われている。死，瞑想，セックスそしてトラウマが，崇高な扉として，共通の要素を持ち合わせているのである。これらはすべて，身もこころも委ねる状態をもたらす可能性があるものである。

麻痺の**身体的感覚**を（圧倒されることなく）感じ，その感覚に完全に身を委ねる能力は，トラウマを変容させる鍵となる。死のような空虚感に対してひるむことなくわずかの間でもそれに触れられるようになると，不動状態が解放される。このようにして，不必要な苦しみという二番目の矢が取り除かれる。恐怖から「少し距離を置く」ことで，人はトラウマの呪縛から逃れられるのだ。時間制限的な麻痺の感覚を（恐怖感

なく)「しっかり体験する」と,台風の目すなわちトラウマのまさに心臓部にある「小さな死」と接触する。ここに至ることは,死の醍醐味を味わう機会となる。臨死体験（NDEs）をした多くの人びとが,肯定的なパーソナリティ変容を体験することはよく知られている。適切な時期に,トラウマを受けた人は不動・臨死状態を感じそれに帰伏するよう促され支援されることが望ましい。原始的元型的なエネルギーを意識の中に統合しながら,解放するためである。

さらに,恐怖と戦慄の「畏怖に満ちた」状態は,畏怖や,ここに在ること,永遠性,そして恍惚状態のような変容的状態に関連しているようだ。これらは精神生理学的および現象学的な根源を共有している。例えば,扁桃体（危険や怒りに対する脳の煙探知機）への刺激は,恍惚と至福の体験をも生じさせる[172]。このことは,恐怖と戦慄の**畏怖に満ちた感覚を通じて**,喜びと善良さと**畏敬**の感覚へと導くアプローチを支持するように思われる。

アンドリュー・ニューバーグらは,『脳はいかにして"神"を見るか』[173],という影響力の強い著書で,異なる種類のスピリチュアル体験の根本にある脳の基質について膨大な量の研究をまとめている。トラウマ変容に対するこの種の脳研究の適用は,さらなる研究と探求にふさわしい,豊かな領域である。

調整と自己

下にあるものは,上にあるものの如し

——キバリオン

まとめると次のようになる。自律神経系（ANS）は神経系の比較的自律的な枝路であることからそう名づけられている。その基礎的ながら高度に**統合された**機能は,エネルギーの調節とホメオスタシスの維持に関係している。ANSは二つの顕著に異なる枝路で構成されている[注1]。

その交感神経枝路は全体的なエネルギーの起動を支えている。もしあなたのからだが冷えていて，脅威を知覚したり性的に覚醒したりすると，交感神経系は代謝率を高め，行動への準備を行う。一方，副交感神経枝路は，休息，リラクセーション，妊娠，組織と細胞機能の滋養と回復を促進する。

自律神経系の交感神経枝路の活性化の程度が非常に低い場合，私たちは気だるさを感じる傾向がある。交感神経活動が適度な状態にある場合，私たちは一般的に何か活動的なことを行っているか行おうとしているところである[174]。この覚醒の程度は，心地良く興奮しているのと同じように，注意が喚起された状態として通常経験される。この覚醒の範囲では中程度の交感神経活動と副交感神経活動の間でなめらかな変動があり，ホメオスタシスと呼ばれる**バランスのとれた**生理状態を保つのに役立っている。この柔軟で，シーソーのように変動し移行する覚醒の範囲を，私はエネルギー，情熱，および注意集中に伴う，**動的平衡状態（dynamic equilibrium）**と**弛緩した（リラックスした）注意状態（relaxed alertness）**と呼ぶ。

ほ乳類では，自己調整力は不可欠のものである。外的環境の変化に合わせて身体内部の状態を流動的に変化させることは動物に与えられた能力である。発達した眼窩前頭系を持つ動物は，異なる情動状態を切り換える能力を進化させてきた。この能力（情動調節として知られる）によって，動物は環境からの要請に適切に合うよう自らの感情を変化させることができる。ショアらによれば，この高度に進化した適応的機能が，ヒトの自己感の基盤であるという[175]。眼窩前頭系皮質にあるこれらの回路は，筋，関節，内臓からの入力を受け取る。からだの内的状況を形成する感覚は，脳の眼窩前頭領域で地図として作られるのであ

注1）副交感神経枝路が原始的（髄鞘化されていない）枝路と進化的に新しい（髄鞘化されている）枝路に分かれていることを第6章から思い出してほしい。

る[176)]。それゆえ，身体感覚を変えることができたとき，私たちは脳の最高次の機能を変えることができるのである。生涯を通して，私たちの人生の舵をとる情動調節は，**体現化**を通して行われるのだ。

体現化と精錬

　　　　　　　　　　　　　　私は，肉の中に神を見るだろう
　　　　　　　　　　　　　　　　　　　　　──ヨブ記

　　　　　魂を求めて神話の王や神秘的なものだけを探して
　　　　　　　　　　　　雲に乗るこころを罵りなさい。
　　神秘的なものは対等の場所としてからだに向き合わないだろうし，
　　そうである私はイグアナが感じている場所まで降りて降りて降りて，
　　　　　　　　真実に触れることを一度も学ばなかった。
　　　　　　　　　　　　　　　──ドリー・プレヴィンの歌

　トラウマを受けた人は断片化され，からだから切り離されている。感情を締めつけていることで，陰影や肌触りは抹殺され，すべてのものが善か悪か，黒か白か，敵か味方か，に変えられてしまう。これがトラウマ化の言外の地獄である。私たちが何者で世界のどこにいるのかを知ること，そして私たちが生き生きとした，命ある存在であると感じることのためには，感情の機微はなくてはならないものである。さらに，からだから切り離されているのは単に激しいトラウマを受けた人だけではない。西洋人は自らの内的身体感覚の羅針盤から，劇的ではないにしろそのつながりが損なわれている。私たちの本能の原始的で荒々しい力の強さについて考えてみると，からだを征服することに対して教会や他の文化団体などが歴史的に果たした役割はまったく驚くべきものがある。

　対照的に，数ある（体現化された）スピリチュアルな伝統は，「より底辺の本能」を排除されるべきものとしてではなく，むしろ変容に必要

な力として認識している。ヴィパッサナー瞑想や（クムニェのような）タントラ仏教のさまざまな伝統においては，その目標は「普遍的な良心，親切心，謙遜，愛，こころの平静などの真の人間的スピリチュアル的性質を示すこと」である[177]。こうした伝統は，からだを切り捨てるのではなく，むしろ本能を「精錬」するための一つの手段として用いる。体現化の本質は拒絶にあるのではなく，「からだの電気」の中で踊るかのように，本能を十分に生かすことにある。また一方で，体験の些細な性質を増加促進させるために，その原始的で荒々しいエネルギーを利用することでもある[178]。

　ドリー・プレヴィンの歌のように，からだで経験されない神話的経験はまるで「定着しない」。そうした経験は地に足がついていないからである。トラウマに苦しむ人は慢性的解離の世界で生きている。からだから切り離されたこの永久的な状態は，方向感覚を見失わせ，今ここ，とのつながりを奪う。しかしながら先に述べたように，トラウマを生き延びた人だけがからだから切り離されているのではない。軽度のからだとこころの分離は現代文化に浸透していて，私たちすべてに大なり小なり何らかの影響を及ぼしているのである。

　ドイツ語で身体的なからだを意味する Körper と，英語で「命ある（生きている）からだ」と翻訳される Leib との間の区別を思い出してほしい。Leib という言葉は純粋に身体的な Körper よりはるかに深い発生学的意味を明らかにする（「死体（corpse）」と似ている）。トラウマからの回復の贈り物は，生きている，感じる，知るからだの再発見である。詩人で作家の D. H. ローレンスは，生きている，知っているからだに対しこのような考えをもって私たちを奮い立たせてくれる。

　　血や肉の中に，知性よりも賢明なものがあると私は信じている。からだという無意識（body-unconscious）は命が沸き立つところである。これによって私たちは自分たちが生きていること，魂の奥底まで

生きていること，そして宇宙の躍動的な広がりのどこかでつながっていることを知るのである。

トラウマに苦しむ人は，その癒しの旅路で，自らの固い防衛を解き放つことを学ぶ。このようにすべてに身を委ねる中で，凍りついた不動からおだやかな融解へ，そして最後には自由な流れへと変化していく。習慣化した解離状態でバラバラになった自己を癒していく中で，断片化から全体性へと変化していく。からだの中に存在できるようになり，長い流浪の旅から戻ってくるのである。彼らはからだに帰ってきて，それがまるで初めであるかのように，体現化した人生を味わうのである。トラウマはこの世の地獄であるけれども，その回復は神様からの贈り物であるかもしれない。

最後に，ジャック・ロンドンはトラウマと出会い変容することで与えられた啓示について記している。『野生の呼び声』の中で，彼はこう記している。「そこには人生の頂点とも言える，ある種の恍惚状態が存在し，人生にそれを上回るものはない。そして生きるということのパラドックスのように，この恍惚状態は人が最も生き生きとしているときに起こり，また生きていることを完全に忘れてしまっているときに起こるのである」。このように，私たちが生きる力について気づき，生きるか死ぬかという状態から恍惚的な生き生きとした状態へと変貌をとげること，そしてやさしく身を委ねる旅路を通して五感で知覚される世界へと開かれていくのを待つことは，私たちに与えられた生来的な贈り物である。そしてこのことは，トラウマを生き延びた者にも，または単に西洋文化に傷つけられた者にも，等しく与えられた贈り物なのである。

あとがき

　十分か？　それとも不十分か？『身体に閉じ込められたトラウマ』を書くうえで，静かに絶え間なくこの質問が私の頭を巡っていた。一つの章が完成すると，さらに二つが必要となる，といったことが続いていた。そして最終的に，もうたくさんだ！となった。少なくとも今のところは。このヒドラのように一筋縄ではいかないジレンマに対する私の解決策は，さらに二冊の本に関する構想を温めるというものになった。おそらく私は，産みの苦しみを経験した数カ月後に，もう一人子どもがいるのもいいかもしれないと考えはじめる母親に少し似ているのかもしれない。この甘い罠に落ちていないか心配である。この本を出版した後の疲労から十分に回復した今，二つのプロジェクトが頭に浮かんでいる。

　この本の中で十分に扱えなかったと私が感じているものに，トラウマ的記憶と，トラウマとスピリチュアリティとの密接な関係についての2点がある。最初に計画している本の題名は，『記憶，トラウマ，そして身体』であり，二番目はおそらく『トラウマとスピリチュアリティ』となるだろう。

　トラウマに関する多くの誤った概念や誤解の中でも，いわゆるトラウマ的記憶についての混乱は最も大きく，そしておそらく最も問題があるものとして挙げられるだろう。根本的に，トラウマ的記憶は他の記憶とは決定的に異なるものだ。この最初の本ではさまざまな記憶の種類と，トラウマの形成と治療におけるこれら個別の記憶システムの役割について系統的に探求するつもりである。残念なことに，学会などでは，そうした相違点が探求されるよりも，二つの対抗する極論派が「トラウマ戦争」を繰り広げている。一つの派はすべてのトラウマ的記憶は誤りであ

る（すなわち書き換えられている）とし，もう一つの派は，トラウマ的記憶はすべて正しく，起きたことがそのまま正確に記録されると主張している。

　この本では，「偽りの記憶」についての真実と，「真の記憶」にある内在的偽りに関する議論とを，均衡をとりながら展開していきたいと考えている。トラウマ的経験を記録する際のからだの役割について，また治療的プロセスにおけるその臨床的役割について理解できて初めて，「トラウマ的記憶」について一貫した理解が得られるのである。この探求は二つの不均衡な両極（記憶が誤りか正しいかの）を超えて，トラウマの性質と癒しに関する深い理解を私たちにもたらしてくれるはずである。

　二冊目の本（マリアンヌ・ベンツェンとの共著）では，スピリチュアリティとトラウマの本質的な関係性について深く探求していくつもりである。40年以上にも渡ってトラウマに関する仕事をしてきた中で，トラウマの変容とスピリチュアルな経験のさまざまな側面との間には，緊密で並行的で織り交ざった関係性が存在することが明らかになってきた。この本では，効果的なトラウマの癒しと真正なスピリチュアリティのどちらもが，現存する発達プロセスや訓練の一部として，人間を偉大な存在へ引き寄せ，しばしば神や魂や霊に関連する数多くの経験に触れさせる様子を説明したい。

　トラウマの癒しおよび私たちのトレーニング・プログラムについては，以下のウェブサイトを参照していただきたい。

www.traumahealing.com
www.somaticexperiencing.com

　イラクとアフガニスタンで従軍し，深刻なPTSDと外傷性脳損傷（TBI）を負った海兵隊員とラヴィーン博士の感動的なセッションの貴重なDVDはwww.psychotherapy.netで購入可能である。

文　献

第 1 章

1. Starr, A., et al. (2004). Symptoms of Posttraumatic Stress Disorder after Orthopaedic Trauma. *Journal of Bone and Joint* Surgery, *86*, 1115–1121. Ponsford, J., Hill, B., Karamitsios, M., & Bahar-Fuchs, A. P. (2008). Factors Influencing Outcome after Orthopedic Trauma. *Journal of Trauma: Injury, Infection, and Critical Care, 64* (4), 1001–1009. Sanders, M. B., Starr, A. J., Frawley, W. H., McNulty, M. J., & Niacaris, T. R. Posttraumatic Stress Symptoms in Children Recovering From Minor Orthopaedic Injury and Treatment. (2005). *Journal of Orthopaedic Trauma, 19* (9), 623–628.

2. Shalev, A. Y., et al. (1998). A Prospective Study of Heart Rate Response Following Trauma and the Subsequent Development of Posttraumatic Stress Disorder. *Archives of General Psychiatry, 55*, 553–559.

3. von Franz, M.-L. (1970, 1992). *The Golden Ass of Apuleius: The Liberation of the Feminine in Man.* Boston & London: Shambhala Publications.

4. *I Ching*, Hexagram #51, The Arousing (Shock, Thunder) Six in the third place. Wilhelm, R., & Baynes, C. (1967). *The I Ching or Book of Changes*, with foreword by Carl Jung, Bollingen Series XIX. Princeton, NJ: Princeton University Press (1st ed. 1950).

5. Ibid., 10.

第 2 章

6. Ratner, S. C. (1967). Comparative Aspects of Hypnosis. In J. E. Gordon (Ed.), *Handbook of Clinical and Experimental Hypnosis* (pp. 550–587). New York: Macmillan.

7. Gallup, G. and Maser, J. (1977). Tonic Immobility: Evolutionary Underpinnings of Human Catalepsy and Catatonia. In J. D. Maser and M. F. P. Seligman (Eds.), *Psychopathology: Experimental Models.* San Francisco: Freeman.

8. Maser, J. and Bracha, S. (2008). Anxiety and Posttraumatic Stress Disorder in the Context of Human Brain Evolution: A Role for Theory in *DSM-V? Clinical Psychology: Science and Practice 15 (1)*, 91–97.

9. Levine, P. A. (1997). *Waking the Tiger: Healing Trauma.* Berkeley: North Atlantic Press.

第 3 章

10. Rubel, A., O'Nell, C., & Collado-Ardon, R. (1984). *Susto: A Folk Illness.* Berkeley: University of California Press.

11. Kraepelin, E. (2009). *Lectures on Clinical Psychiatry.* General Books LLC (Original work published 1904).

第 4 章

12. E. Marais (1922). *The Soul of the Ape*. London: Penguin Press.

13. James, W. (1884), What is an Emotion? *Mind, 9*, 188–205. Bull, N. (1946). Attitudes: Conscious and Unconscious. *The Journal of Nervous and Mental Disease, 103* (4), 337–345. Bull, N. (1962). *The Body and Its Mind: An Introduction to Attitude Psychology*. New York: Las Americas. 1962. Ekman, P. (1980). Biological and Cultural Contributions to Body and Facial Movement in the Expression of Emotions. In A. O. Rorty (Ed.), *Explaining Emotions* (pp. 73–101). Berkeley and Los Angeles, University of California Press.

14. Havens, L. (1979). Explorations in the Uses of Language in Psychotherapy: Complex Empathic Statements. *Psychiatry, 42*, 40–48.

15. The Proceedings of the National Academy of Sciences, Nov, 2004 (Reported in the *New York Times*, Science section, November 16, 2004).

16. Rizzolatti, R., & Sinigaglia, C. (2008). *Mirrors in the Brain: How Our Minds Share Actions and Emotions*. New York: Oxford University Press.

17. Steven Burnett quoted in Carey, B. (July 28, 2009). In Battle, Hunches Prove to Be Valuable, *New York Times*, Science section.

18. Gallup, G., and Maser, J. (1977). Tonic Immobility: Evolutionary Underpinnings of Human Catalepsy and Catatonia. In J. Maser & M. F. P. Seligman (Eds.), *Psychopathology: Experimental Models*. San Francisco: Freeman.

19. Cannon, W. B. (1929). *Bodily Changes in Pain, Hunger, Fear and Rage: An Account of Recent Research Into the Function of Emotional Excitement*. New York: Appleton-Century-Crofts. Bracha, H. et al. (2004). Does "Fight or Flight" Need Updating? *Psychosomatics 45*, 448–449.

20. Levine, P. A. (1991). Revisioning Anxiety and Trauma. In M. Sheets (Ed.), *Giving the Body Its Due*. Albany: SUNY Press. Levine, P. A. (1978). Stress and Vegetotherapy. *Journal of Energy and Character* (Fall 1978). Levine, P. A. (1996). *Waking the Tiger: Healing Trauma*. Berkeley: North Atlantic Books. Moskowitz, A. K. (2004). "Scared Stiff": Catatonia as an Evolutionary-Based Fear Response. *Psychological Review, 111* (4), 984–1002. Marx, B. P., Forsyth, J. P., Gallup, G. G., Fuse, T., Lexington, J. (2008). Tonic Immobility as an Evolved Predator Defense: Implications for Sexual Assault Survivors. *Clinical Psychology: Science and Practice* 15, 74–94. Zohler, L. A. (2008). Translational Challenges with Tonic Immobility. *Clinical Psychology: Science and Practice* 15, 98–101.

21. Levine, J. D., Gordon, N. C., Bornstein, J. C., & Fields, H. L. (1979). Role of pain in placebo analgesia. *Proceedings of the National Academy of Science, 76* (7), 3528–3531. Also see van der Kolk, B., Greenberg, M., Boyd, H., & Krystal, J. (1985). Inescapable Shock, Neurotransmitters, and Addiction to Trauma. *Biological Psychiatry, 20* (3), 314–25.

22. Suarez, S. D., & Gallup, G. G. (1979). Tonic Immobility as a Response to Rape in Humans: a Theoretical Note. *The Psychological Record, 2* 315–320. Finn, R. (2003, January 1). Paralysis Common Among Victims of Sexual Assault. *Clinical Psychiatry News*.

23. Livingstone, D. (1857). *Missionary Travels and Researches in South Africa*. London: John Murray Press.

24. Murchie, G. (1978). *The Seven Mysteries of Life*. Boston: Houghton Mifflin.

25. Scaer, R. (2001). *The Body Bears the Burden: Trauma, Dissociation, and Disease*. Binghamton: Haworth Medical Press.

26. Gallup, G. G. (1977). Tonic Immobility: The Role of Fear and Predation. *Psychological Record*, 27, 41–61.

27. Ibid. Gallup, G., & Maser, J. (1977). Tonic Immobility: Evolutionary Underpinnings of Human Catalepsy and Catatonia. In J. D. Maser & M. F. P. Seligman (Eds.), *Psychopathology: Experimental Models*. San Francisco: Freeman.

28. Ratner S. C. (1967). *Comparative Aspects of Hypnosis*. In J. E. Gordon (Ed.), *Handbook of Clinical and Experimental Hypnosis* (pp. 550–587). New York: Macmillan.

29. de Oliveira L., Hoffman, A., Menescal-de-Oliveira, L. (1997). The Lateral Hypothalamus in the Modulation of Tonic Immobility in Guinea Pigs. *Neuroreport* 8 (16), 3489–3493. Leite-Panissi, C. R. A., Coimbra, N. C., & Menescal-de-Oliveira, L. (2003). The Cholinergic Stimulation of the Central Amygdala Modifying the Tonic Immobility Response and Antinociception in Guinea Pigs Depends on the Ventrolateral Periaqueductal Gray. *Brain Research Bulletin*, 60, 167–178.

30. Marx, B. P., Forsyth, J. P., Gallup, G. G., Fuse, T., Lexington, J. (2008). Tonic Immobility as an Evolved Predator Defense: Implications for Sexual Assault Survivors. *Clinical Psychology: Science and Practice* 15, 74–94.

31. Kahlbaum, K. L. (1973). *Catatonia* (T. Pridan, Trans.). Baltimore: Johns Hopkins University Press. (Original work published 1874)

32. Conan Doyle, A. Services and Accounts; Personal Commercial Service Providers. In M. Ashley (Ed.), *The Mammoth Book of New Sherlock Holmes Adventures*. New York: Carroll & Graf.

33. Marx, B. P., Forsyth, J. P., Gallup, G. G., Fuse, T., Lexington, J. (2008). Tonic Immobility as an Evolved Predator Defense: Implications for Sexual Assault Survivors. *Clinical Psychology: Science and Practice* 15, 74–94.

34. Ibid.

35. Finn, R. (2003, January 1). Paralysis Common Among Victims of Sexual Assault. *Clinical Psychiatry News*. and Marx, B. P., Forsyth, J. P., Gallup, G. G., Fuse, T., Lexington, J. (2008). Tonic Immobility as an Evolved Predator Defense: Implications for Sexual Assault Survivors. *Clinical Psychology: Science and Practice* 15, 74–94.

36. See: Morgan, C. A., Wang, S., Southwick, S. M., Rasmusson, A., Hazlett, G., Hauger, R. L., Charney, D. S. (2000). Plasma Neuropeptide-Y Concentrations in Humans Exposed to Military Survival Training. *Biological Psychiatry*, 47 (10), 902–909.

37. Solomon, M., & Siegel, D. (Eds.). (2003). *Healing Trauma: Attachment, Mind, Body, and Brain*. New York: W. W. Norton & Company. Kessler, R., Sonnega, A., Bromet, E., Hughes, M., Nelson, C. (1995). Posttraumatic Stress Disorder in the National Comorbidity Survey. *Archives of General Psychiatry*, 52 (12),1048–60.

38. Schore, A. N. (1999). *Affect Regulation and the Origin of the Self: The Neurobiology of Emotional Development*. London: Psychology Press.

39. Herman, J. (1997). *Trauma and Recovery: The Aftermath of Violence: From Domestic Abuse to Political Terror.* New York: Basic Books. Eckberg, M. (2000). *Victims of Cruelty: Somatic Psychotherapy in the Healing of Posttraumatic Stress Disorder* (illustrated ed.). Berkeley: North Atlantic Books.

40. Gallup, G., & Maser, J. (1977) Tonic Immobility: Evolutionary Underpinnings of Human Catalepsy and Catatonia. In J. D. Maser & M. F. P. Seligman (Eds.), *Psychopathology: Experimental Models* San Francisco: Freeman.

41. Terr, L. (1992). *Too Scared to Cry: Psychic Trauma in Childhood*. New York: Basic Books. Levine, P. A., & Kline, M. (2007). *Trauma through a Child's Eyes: Awakening the Ordinary Miracle of Healing*. Berkeley: North Atlantic Press.

42. Levy, D. (1945). Psychic Trauma of Operations in Children. *American Journal of Diseases of Childhood, 69* (1), 7–25.

43. Everything Is Not Okay. (July 1993). *Reader's Digest*.

44. Starr, A., et al. (2004). Symptoms of Posttraumatic Stress Disorder after Orthopaedic Trauma. *Journal of Bone and Joint* Surgery, *86*, 1115–1121. Sanders, M. B., Starr, A. J., Frawley, W. H., McNulty, M. J., & Niacaris, T. R. (2005). Posttraumatic Stress Symptoms in Children Recovering from Minor Orthopaedic Injury and Treatment. *Journal of Orthopaedic Trauma, 19* (9), 623–628.

45. Ibid., ii.

46. Geisz-Everson, M., & Wren, K. R. (2007). Awareness under Anesthesia. *Journal of PeriAnesthesia Nursing, 22*, 85–90.

47. Liska, J. (2002). *Silenced Screams*. Park Ridge, IL: AANA Publishing, Inc.

48. Kahlbaum, K. L. (1973). *Catatonia* (T. Pridan, Trans.). Baltimore: Johns Hopkins University Press. (Original work published 1874)

49. Hess, W. R. (1949). *Das Zwuchenhim*. Basel: Schwabe.

50. van der Kolk, B. A., McFarlane, A., & Weisaeth, L. (Eds.). (2006). *Traumatic Stress: The Effects of Overwhelming Experience on Mind, Body, and Society*. New York: Guilford Press.

51. Murray, H. (1967). Dead to the World: The Passions of Herman Melville. In E. S. Schneidman (Ed.), *Essays in Self-Destruction, 3-29*. New York: Science House.

52. Damasio, A. (2000).*The Feeling of What Happens: Body and Emotion in the Making of Consciousness*. Boston: Mariner Books.

第5章

53. Schore, J., & Schore, A. (2008). Modern Attachment Theory: The Central Role of Affect Regulation in Development and Treatment. *Clinical Social Work Journal, 36* (1), 9–20.

54. Salzen, E. A. (1991). On the Nature of Emotion. *International Journal of Comparative Psychology, 5*, 47–110. Bull, N. (1951). *The Attitude Theory of Emotion*.

New York: Nervous and Mental Diseases Monographs. Morris, D. (1956). The Feather Postures of Birds and the Problem of the Origin of Social Signals. *Behavior 9*, 75–113.

55. Levine, P. A. (1978). Stress and Vegetotherapy. *Journal of Energy and Character* . Levine, P. A. (1991). Revisioning Anxiety and Trauma. In M. Sheets-Johnstone (Ed.), *Giving the Body Its Due*. New York: SUNY Press. Levine, P. A. (1996). *Waking the Tiger: Healing Trauma*. Berkeley: North Atlantic Books.

56. Kahlbaum, K. L. (1973). *Catatonia* (T. Pridan, Trans.). Baltimore: Johns Hopkins University Press. (Original work published 1874)

57. Bernard, C. (1957). *An Introduction to the Study of Experimental Medicine*. Mineola, NY: Dover Publications. (Original work published 1865)

第6章

58. Porges, S. W. (2001). The Polyvagal Theory: Phylogenetic Substrates of a Social Nervous System. *International Journal of Psychophysiology 42*, 123–146.

59. Ekman, P. (1980). Biological and Cultural Contributions to Body and Facial Movement in the Expression of Emotions. In A. O. Rorty, *Explaining Emotions*. Berkeley: University of California Press.

60. Jackson, J. H. (1958). Evolution and Dissolution in the Nervous System. In *Selected Writings of John Hughlings Jackson* (pp. 45–84). London: Staples.

61. Lanius, R. A., Williamson, P. C., Densmore, M., et al. (2001). Neural Correlates of Traumatic Memories in Posttraumatic Stress Disorder: A Functional MRI Investigation. *American Journal of Psychiatry, 158*, 1920–1922.

62. Ibid. Lanius, R. A., Williamson, P. C., Densmore, M., et al. (2004). The Nature of Traumatic Memories: A 4-T fMRI Functional Connectivity Analysis. *American Journal of Psychiatry, 161*, 36–44.

63. Blakeslee, S. (2008). *The Body Has a Mind of Its Own: How Body Maps in Your Brain Help You Do (Almost) Everything Better*. New York: Random House.

64. Levine, P. (1977). *Accumulated Stress Reserve Capacity and Disease*. Doctoral thesis, University of California–Berkeley, Department of Medical Biophysics, Microfilm 77-15-760. Levine, P. (1986). Stress. In M. Coles, E. Donchin, and S. Porges (Eds.), *Psychophysiology: Systems, Processes, and Application; A Handbook*. New York: Guilford Press.

65. Souther, A. F., & Banks, M. S. (1979). *The Human Face: A View from the Infant's Eye*. Paper presented at the biennial meeting of the Society for Research in Child Development, San Francisco, March 15–18.

66. Lorenz, K. (1949). *King Solomon's Ring*. London: Methuen.

67. Markoff, J. (2009). Scientists Worry Machines May Outsmart Man. *New York Times*, Science section, July 26.

68. Carey, B. (2009). After Injury, Fighting to Regain a Sense of Self. *New York Times*, Science section, August 9.

69. Buber, M. (1971). *I and Thou*. New York: Free Press.

70. Porges, S. W. (1998). Love: An Emergent Property of the Mammalian Autonomic Nervous System. *Psychoneuroendocrinology, 23* (8), 837–861.

71. Lanius, R. A., & Hopper, J. W. (2008). Reexperiencing/Hyperaroused and Dissociative States in Posttraumatic Stress Disorder. *Psychiatric Times, 25* (13).

72. Damasio, A. R. (2000). *The Feeling of What Happens*. New York: Harvest Books.

73. Van der Kolk, B. A., & McFarlane, A. (2006). *Traumatic Stress: The Effects of Overwhelming Experience on Mind, Body, and Society*. New York: Guilford Press.

74. Van der Hart, O., Nijenhuis, E. R. S., & Steele, K. (2006) *The Haunted Self: Structural Dissociation and the Treatment of Chronic Traumatization*. New York: W. W. Norton. Courtois, C. A., & Ford, J. D. (Eds.). (2009). *Treating Complex Traumatic Stress Disorders: An Evidence-Based Guide*. New York: Guilford Press. Fosha, D. (2000). *The Transforming Power of Affect: A Model for Accelerated Change*. New York: Basic Books. Paivio, S. C., & Pascual-Leone, A. (2010). *Emotion-Focused Therapy for Complex Trauma: An Integrative Approach*. Washington, DC: American Psychological Association.

75. Darwin, C. (1872). *The Expression of Emotions, Man, and Animals*. New York: Appleton.

76. Hadhazy, A. (2010). Think Twice: How the Gut's "Second Brain" Influences Mood and Well-Being. *Scientific American*, February 12.

77. Lowry, T. (1967). *Hyperventilation and Hysteria*. Springfield, IL: Charles C. Thomas. Robert Whitehouse, PhD, personal communication, 2008.

78. Porges, S. W. (2009). The Polyvagal Theory: New Insights into Adaptive Reactions of the Autonomic Nervous System. *Cleveland Clinic Journal of Medicine, 76* (suppl. 2).

79. Levine, P. A. (2008). *Healing Trauma: A Pioneering Program for Restoring the Wisdom of Your Body*. Boulder, CO: Sounds True. Figure used with permission from Sounds True, www.soundstrue.com.

80. Richter, C. D. (1957). On the Phenomenon of Sudden Death in Animals AND Man. *Psychosomatic Medicine, 19* (3), 191–198.

第7章

81. Sperry, R. W. (1952). Neurology and the Mind-brain Problem. *American Scientist, 40*, 291–312.

82. Held, R., & Hein, A. (1963). Movement-Produced Stimulation in the Development of Visually Guided Behaviours. *Journal of Comparative and Physiological Psychology, 56*, 872–876.

83. Held, R. (1965). Plasticity in Sensory-Motor Systems. *Scientific American, 213*, 84–94.

84. Edelman, G. (1987). *Neural Darwinism: The Theory of Neural Group Selection*. New York: Basic Books.

85. Rizzolatti, G., & Craighero, L. (2004). The Mirror-Neuron System. *Annual Review of Neuroscience, 27*, 169–192.

86. Preston, S. D., & de Waal, F. B. M. (2002). Empathy: Its Ultimate and Proximate Bases. *Behavioral and Brain Sciences, 25*, 1–72.

87. Havens, L. (1979). Explorations in the Uses of Language in Psychotherapy: Complex Empathic Statements. *Psychiatry, 42*, 40–48.

88. Ekman, P. (1980). Biological and Cultural Contributions to Body and Facial Movement in the Expression of Emotions. In A. O. Rorty (Ed.), *Explaining Emotions*. Berkeley: University of California Press.

89. Sherrington, C. (2010). *The Integrative Action of the Nervous System*. Republished by Nabu Press (2010).

90. Gisell, A. (1945). *Embryology of Behavior*. New York: Harper.

91. Levine, P., & Macnaughton, I. (2004). Breath and Consciousness. In I. Macnaughton (Ed.), *Body, Breath, and Consciousness: A Somatics Anthology*. Berkeley: North Atlantic Books. Robert Whitehouse, PhD, personal communication, 2008. Lowry, T. (1967). *Hyperventilation and Hysteria*. Springfield, IL: Charles C. Thomas.

92. Levine, J. D., & Fields, H. L. (1984). Placebo Analgesia—A Role for Endorphins? *Trends in Neurosciences, 7* (8), 271–273.

93. Leite-Panissi, C. R. A., Coimbra, N. C., & Menescal-de-Oliveira, L. (2003). The Cholinergic Stimulation of the Central Amygdala Modifying the Tonic Immobility Response and Antinociception in Guinea Pigs Depends on the Ventrolateral Periaqueductal Gray. *Brain Research Bulletin, 60*, 167–178.

94. Boyesen, G. (1994). *Über den Körper die Seele heilen: Biodynamische Psychologie und Psychotherapie* (7th ed.). Munich: Kösel, 1994.

95. Gendlin, E. (1982). *Focusing* (2nd ed.). New York: Bantam Books.

第 8 章

96. Cooper, J. (1994). *Speak of Me as I Am: The Life and Work of Masud Khan*. London: Karnac Books.

97. Myron Sharaf (author of *Fury on Earth: A Biography of Wilhelm Reich*), personal communication.

98. Phelps, E. A., et al. (2009). Methods and Timing to Treat Fears. *New York Times*, December 10, 2009.

99. LeDoux, J., & Gorman, J. (2001). A Call to Action: Overcoming Anxiety through Active Coping. *American Journal of Psychiatry, 158*, 1953–1955.

100. Damasio, A. (1999). *The Feeling of What Happens*. San Diego: Harcourt.

101. Tulku, T. (1975). *Reflections of Mind: Western Psychology Meets Tibetan Buddhism* (4th ed.). Berkeley: Dharma Publishing.

102. Van der Kolk, B., et al. (1996). Dissociation, Somatization, and Affect Dysregulation: The Complexity of Adaptation of Trauma. *American Journal of Psychiatry, 153* (7), 83–93.

103. Danieli, Y. (1998). *International Handbook of Multigenerational Legacies of Trauma* (Springer Series on Stress and Coping). New York: Plenum.

104. Lifton, R. J. (1996). *The Broken Connection: On Death and the Continuity of Life*. Arlington, VA: American Psychiatric Publishing.

105. Levine, P. A., & Kline, M. (2006). *Trauma through a Child's Eyes: Awakening the Ordinary Miracle of Healing*. Berkeley: North Atlantic Books.

106. Levine, P. A., & Kline, M. (2008). *Trauma-Proofing Your Kids: A Parents' Guide for Instilling Confidence, Joy and Resilience*. Berkeley: North Atlantic Books.

107. Terr, L. (1992). *Too Scared to Cry: Psychic Trauma In Childhood*. New York: Basic Books.

第 10 章

108. Goodall, J. (1999). *Reason for Hope: A Spiritual Journey* (p. 188). New York: Warner Books.

109. Eibl-Eibesfeldt, I. (1971). *Love and Hate: The Natural History of Behavior Patterns*. New York: Holt, Reinhart and Winston.

110. de Waal, F. (2005). *Our Inner Ape*. New York: Penguin.

111. Sapolsky, R. M. (2005). *Monkeyluv*. New York: Scribner.

112. Hauser, M. (2006). *Moral Minds: How Nature Designed Our Universal Sense of Right and Wrong*. New York: Ecco. Hauser, M. (2000). *Wild Minds: What Animals Really Think*. New York: Henry Holt. Bekoff, M. (2007). *Minding Animals: Awareness, Emotions, and Heart* (reprint ed.). New York: Oxford University Press.

113. Darwin, C. (2004). *The Descent of Man* (p. 100). New York: Penguin.

114. Sapolsky, R. M. (2004). *Why Zebras Don't Get Ulcers* (3rd ed.). New York: Holt Paperbacks.

115. Darwin, C. (2009). *The Expression of the Emotions in Man and Animals*. London: Cambridge University Press. Regrettably, this edition omits Darwin's magnificent drawings.

116. Ibid., p. 239.

117. Lorenz, K. (1966). *On Aggression* (p. 240). London: Methuen.

118. Meerloo, J. A. (1971). *Intuition and the Evil Eye: The Natural History of a Superstition*. Wassenaar, Netherlands: Servire.

119. Llinás, R. R. (2002). *I of the Vortex: From Neurons to Self*. Cambridge, MA: MIT Press.

120. Blakeslee, S. (2006). Cells That Read Minds. *New York Times*, Science section, January 10.

121. Richter, C. P. (1957). On the Phenomenon of Sudden Death in Animals and Man. *Psychosomatic Medicine, 19*, 191–198.

122. Lacey, J. I. (1967). Somatic Response Patterning and Stress: Some Revisions of Activation Theory. In M. H. Appley & R. Trumbell (Eds.), *Psychological Stress: Issues in Research*. New York: AppletonCenturyCrofts.

第 11 章

123. Papez, J. (1937). A Proposed Mechanism of Emotion. *Archives of Neurology and Pathology, 38*, 725–743.

124. Maclean, P. (1990). *The Triune Brain in Evolution: Role in Paleocerebral Functions.* New York: Springer.

125. Jung, C. G. (1969). *The Structure and Dynamics of the Psyche* (p. 152). Princeton, NJ: Princeton University Press.

126. Hess, W. R. (1981). *Biological Order and Brain Organization: Selected Works of W. R. Hess.* New York: Springer.

127. Gellhorn, E. (1967). *Principles of Autonomic-Somatic Integrations.* St. Paul: University of Minnesota Press.

128. Damasio, A. (2005). *Descartes' Error: Emotion, Reason, and the Human Brain.* New York: Penguin.

129. Damasio, A. (1999). *The Feeling of What Happens: Body and Emotion in the Making of Consciousness.* San Diego: Harcourt.

130. Ferrier, D. (1886). *The Functions of the Brain* (p. 401). London: Smith, Elder.

131. Leitch, M. L. (2005). Just Like Bodies, Psyches Can Drown in Disasters. *New York Times*, May 31.

第 12 章

132. Budbill, D. (2005). *While We've Still Got Feet.* Port Townsend, WA: Copper Canyon Press.

133. Ray, R. A. (2008). *Touching Enlightenment: Finding Realization in the Body.* Boulder, CO: Sounds True.

134. Dhar, P. L. (2005). Holistic Education and Vipassana. Available at http://www.buddhismtoday.com/index/meditation.htm.

135. Hume, D. (1980). *A Treatise of Human Nature: Being an Attempt to Introduce the Experimental Method of Reasoning into Moral Subjects.* New York: Oxford University Press.

136. Krishnamurti, J. (2007). *As One Is: To Free the Mind from All Conditioning.* Prescott, AZ: Hohm Press.

137. *Parabola* magazine, 2002.

第 13 章

138. Damasio, A. (2000). *The Feeling of What Happens: Body and Emotion in the Making of Consciousness.* San Diego: Harcourt.

139. Goleman, D. (1997). *Emotional Intelligence: Why It Can Matter More Than IQ.* New York: Bantam.

140. Van der Kolk, B. A., & van der Hart, O. (1989). Pierre Janet and the Breakdown of Adaptation in Psychological Trauma. *American Journal of Psychiatry, 146* (12), 1530–1540.

141. Myron Sharaf, personal communication.

142. Fosha, D. (2000). *The Transforming Power of Affect: A Model for Accelerated Change*. New York: Basic Books.

143. Binet, A. (1908). "Qu'est ce qu'une émotion? Qu'est ce qu'un acte intellectuel?" *L'Année Psychologique*, 17, 1–47.

144. Panksepp, J. (2004). *Affective Neuroscience: The Foundations of Human and Animal Emotions* (Series in Affective Science). New York: Oxford University Press.

145. Wozniak, R. H. (1999). William James's *Principles of Psychology* (1890). In *Classics in Psychology, 1855–1914: Historical Essays*. Bristol, UK: Thoemmes Press.

146. Libet, B. (1985). Unconscious Cerebral Initiative and the Role of Conscious Will in Voluntary Action. *Behavioral and Brain Sciences*, 8, 529–539. See also the many commentaries in the same issue, pp. 539–566, and in *Behavioral and Brain Sciences*, 10, 318–321. Libet, B., Freeman, A., & Sutherland, K. (1999). *The Volitional Brain: Towards a Neuroscience of Free Will*. Thorverton, UK: Imprint Academic.

147. Libet, B. (1981) The Experimental Evidence of Subjective Referral of a Sensory Experience Backwards in Time. *Philosophy of Science*, 48, 182–197.

148. Wegner, D. M., & Wheatley, T. P. (1999). Apparent Mental Causation: Sources of the Experience of Will. *American Psychologist*, 54, 480–492.

149. Wegner, D. M. (2003). *The Illusion of Conscious Will*. Cambridge, MA: MIT Press.

150. Damasio, A. (1995). *Descartes' Error: Emotion, Reason, and the Human Brain*. New York: Harper Perennial.

151. Weiskrantz, L. (1986). *Blindsight: A Case Study and Implications*. Oxford: Oxford University Press.

152. Sacks, O. (1996). *The Man Who Mistook His Wife for a Hat* (p. 146). New York: Vintage Books.

153. See note 1.

154. Gendlin, E. (1982). *Focusing* (2nd ed.). New York: Bantam Books.

155. Bull, N. (1951). *Attitude Theory of Emotion*. New York: Nervous and Mental Disease Monographs.

156. Llinas, R. R. (2001). *i of the Vortex: From Neurons to Self*. Cambridge, MA: MIT Press.

157. Ekman, P. (2008). *Emotional Awareness: Overcoming the Obstacles to Psychological Balance and Compassion*. New York: Holt.

158. See note 18.

159. See note 20.

160. NewScientist.com, May 09, 2007.

161. Tinbergen, N. (1974). Ethology and Stress Disease. *Science*, 185, 2027.

162. Alexander, F. M. (1932). *The Use of the Self*. London: Orion Publishing.

163. Blakeslee, S. (2007). *The Body Has a Mind of Its Own: How Body Maps in Your Brain Help You Do (Almost) Everything Better*. New York: Random House.

164. Levine, J., Gordon, N. C., & Fields, H. L. (1978). The Mechanism of Placebo Analgesia. *Lancet, 2* (8091), 654–657.

165. Van der Kolk, B. A., & Saporta, J. (1992). The Biological Response to Psychic Trauma: Mechanisms and Treatment of Intrusion and Numbing. *Anxiety Research (UK), 4*, 199–212.

第14章

166. Fischer, R. (1971). A Cartography of the Ecstatic and Meditative States. *Science, 174* (4012).

167. Newberg, A., D'Aquili, E., & Rause, V. (2002). *Why God Won't Go Away: Brain Science and the Biology of Belief.* New York: Ballantine Books.

168. Sannella, L. (1987). *The Kundalini Experience: Psychosis or Transcendence.* Lower Lake, CA: Integral Publishing.

169. Krishna, G. (1997). *Kundalini: The Evolutionary Energy in Man.* Boston: Shambhala.

170. Jung, C. G. (1996). *The Psychology of Kundalini Yoga.* Princeton, NJ: Princeton University Press.

171. Chödrön, P. (2002). *The Places That Scare You: A Guide to Fearlessness in Difficult Times.* Boston: Shambhala.

172. Robert Heath, personal communication, conference on the Biology of the Affectionate Bond, Esalen Institute, Big Sur, California, 1978.

173. See note 2.

174. Levine, P. A. (1986). Stress. In M. Coles, E. Donchin, and S. Porges (eds.), *Psychophysiology: Systems, Processes, and Application; A Handbook.* New York: Guilford Press.

175. Schore, A. N. (1994). *Affect Regulation and the Origin of the Self: The Neurobiology of Emotional Development.* Hillsdale, NJ: Lawrence Erlbaum.

176. Damasio, A. (2000). *The Feeling of What Happens: Body and Emotion in the Making of Consciousness.* San Diego: Harvest Books.

177. Dhar, P. L. (2005). Holistic Education and Vipassana. Available at http://www.buddhismtoday.com/index/meditation.htm.

178. Levine, P. A. (2005). *Healing Trauma: A Pioneering Program for Restoring the Wisdom of Your Body.* Boulder, CO: Sounds True.

訳者あとがき

　本書は，Somatic Experiencing® の開発者である Peter Levine 博士による『In An Unspoken Voice: How the Body Releases Trauma and Restores Goodness』(2010 年) の全訳である。本書が刊行されてすぐに，翻訳の企画が立てられたが，出版までに長い年月が経過してしまった。訳者の一員として，本書の出版を心待ちにされていた読者の皆様に，こころからお詫びを申し上げたい。なお，私は訳者あとがきを担当するには役不足であることについて，改めて記しておきたい。本書の監訳作業のとりまとめや最終的な全体の訳語の統一を行ってくれたのは，訳者の一人である西村もゆ子氏である。本来は彼女が執筆すべきであるが，諸事情により私が担当させていただいた。

　私が Somatic Experiencing® という技法を知ったのは，2002 年に我が国で翻訳出版された，マギー・フィリップス氏による『最新心理療法―EMDR・催眠・イメージ法・TFT の臨床例』(春秋社) という本による。この中で，EMDR (眼球運動による脱感作と再処理法) や TFT (思考場療法)，催眠，自我状態療法，イメージ療法と並んで紹介されていたのが，Somatic Experiencing® であった。「身体経験」と訳されており，セッションの一部の逐語を見て，何となくすごい技法だと感じたのを覚えている。まだ駆け出しであった頃の私は，本書の内容に強く魅了され，このような心理療法ができるセラピストになりたいと熱望した。その結果，本書に収録されているすべての技法を学ぼうと決意するに至った。順調に，数年かけてほとんどの技法を学び終えた後に，最後に残ったのが Somatic Experiencing® であった。しかしながら，日本で学べる機会はなく，ほとんど諦めていたところ，2009 年のゴールデン・

ウィークから第1期のトレーニングが始まることを知り、喜び勇んで参加した次第である。

　3年間の学びは、楽しくも苦しくもある長い旅であった。3年目の上級を迎える直前の2011年3月には東北で未曾有の大災害が起こり、一時はトレーニングの継続が危ぶまれたが、開催地が札幌に移動されたことで、最後までトレーニングを受講することが可能となった。トレーニングの中では、トレーナーの講義やデモンストレーションだけではよくわからないところもあり、とにかくマニュアルを読み込んで、3人組の実習のセラピスト役のときに試行錯誤することの繰り返しだった。Somatic Experiencing® が私に与えた影響は非常に大きく、それまでの臨床のスタイルを一度バラバラにして再構築する必要に迫られたほどであった。

　3年間のトレーニングも佳境に入る頃、別の地域でのトレーニング開催に向けた気運が高まると同時に、本書の翻訳についての企画も始まったように記憶している。その後、とんとん拍子に星和書店で企画が通り、版権も取得し、翻訳作業が始まった。しかしながら、その後の出版までには大変な艱難辛苦が待ち構えていた。ここで、その詳細について触れることは控えるが、大変な苦悩を伴う経験であったことだけは申し上げておきたい。その苦悩の一部は未だに継続中でもある。途中で訳者の一部が交替したこともあった。名前は挙げられないが、関わって下さった全ての方々にこの場でお礼を申し上げたい。

　また、博士の英語は格調が高く高貴な文体で表現されており、その博識ぶりと相俟って、翻訳に苦労することが多かった。特に、10章以降はSomatic Experiencing® というよりは、博士の哲学が多分に表現されており、訳出は大変な難産となった。私自身、一度文法通りに下訳をしてから、いい日本語にするための推敲を数回繰り返すという方法をとっていたため、ある文章に対する納得いく訳が見つかるまでに、数カ月を要することもあった。それでもなお、本書の中には、単純なミスや原書

のニュアンスを伝え切れていない部分もたくさんあると思う。それはひとえに訳者の責任である。

この間，世界的にも身体志向のトラウマ・ケアと言うべき技法群の隆盛が著しい。私自身，EMDR を筆頭に，身体からアプローチする技法を学び続けてきた。TFT，催眠，自我状態療法，Somatic Experiencing®，TRE（緊張・トラウマ解放エクササイズ），タッピング・タッチ，Brainspotting などが代表格であろう。こうしている今も，トラウマ治療は日々進化し続けている。この時代に生まれたことを感謝しつつ，これからのさらなる発展を見届けたいと願う。もちろん，私自身，その発展の渦中で，進歩し続けて，多くのトラウマに悩めるクライエントのお役に立ちたいと思っている。

とにもかくにも，何とか出版にこぎ着けることができたことでほっと胸をなで下ろしている。お叱りは甘んじて受けたい。なかなか進まない翻訳作業を辛抱強く待っていただいた星和書店，担当の近藤さん，編集担当の鈴木さんにはこころより感謝申し上げたい。本書の出版が遅れたことで，Peter Levine 博士のお怒りを買ってしまったようで，それが星和書店に向いてしまったことについては，こころよりお詫びしたい。出版の遅れについての責任は，出版社ではなく訳者にある。

読者の皆様には，本書を通じて，トラウマに対する理解を深めて，この有効なだけではなく，極めてエレガントな本技法を学ぶきっかけにしていただきたい。また，本技法を学んだ方々にも，より理解を深める一助としていただけると幸いである。

追　伸

2016 年 4 月には熊本県を中心とした九州地方でも地震災害があった。被災された皆様には心からお見舞いを申し上げたい。2016 年現在，その九州の地で新しい Somatic Experiencing® のトレーニングが企画中で

ある。少しでも復興の役に立てば幸いである。

2016 年 9 月
訳者一同を代表して
福井義一

❖ 訳者について ❖

池島良子（いけじま よしこ）
翻訳・通訳者，ボディワーカー。
東京外国語大学ドイツ語学科卒。大学卒業後，翻訳を学び，翻訳業につく。過労で身体を壊したことをきっかけにボディワークの道へ。2006年，米国のロルフ・インスティテュートを卒業。公認ロルフィング施術者の資格をとる。現在は，新潟・東京でロルフィングの個人セッションを行うほか，国内外でさまざまな心理療法，身体療法，ボディワークの研修の通訳をつとめている。専門知識に裏付けられた，正確でわかりやすい通訳に定評がある。

西村もゆ子（にしむら もゆこ）
教育学修士，臨床心理士，SETI認定 Somatic Experiencing® プラクティショナー。
神戸大学経済学部卒業，トヨタ自動車（株）入社。退職し，名古屋大学教育学部3年次編入学・卒業，名古屋大学大学院教育発達科学研究科心理発達科学専攻博士（後期）課程単位取得退学。三菱自動車工業（株）岡崎健康管理室，（株）ピースマインド等にて勤務の後，渡欧。2015年末帰国。日英仏語で臨床活動を行う。
主な著書：『働く人びとのこころとケア―介護職・対人援助職のための心理学』（分担執筆，遠見書房，2014年）

福井義一（ふくい よしかず）
文学修士，臨床心理士，専門健康心理士。
同志社大学文学部文化学科心理学専攻卒業。同志社大学大学院文学研究科心理学専攻博士後期課程満期退学。大阪国際大学，京都学園大学，東海学院大学を経て，現在，甲南大学文学部人間科学科教授。専門は身体志向のトラウマ・ケア。
主な著書：『わかりやすい MMPI 活用ハンドブック―施行から臨床応用まで』（分担執筆，金剛出版，2011年），『自伝的記憶と心理療法』（分担執筆，平凡社，2013年），『EMDR がもたらす治癒』（分担翻訳，二瓶社，2015年），他

牧野有可里（まきの ゆかり）
心理学博士，臨床心理士，学校心理士。SETI認定 Somatic Expriencing® プラクティショナー。横浜創英大学こども教育学部准教授。専修大学大学院文学研究科心理臨床実習兼任非常勤講師。
聖心女子大学大学院文学研究科人間科学専攻博士課程修了。こころとからだクリニカセンター，港区立教育相談センターを経て，2000年より埼玉県・大宮の渡辺メンタルクリニックで心理療法，心理検査を担当する傍ら，2009年よりマキノ・サイコセラピー・ラボを設立し，個人の必要に応じた心理療法を提供。
主な著書：『社会病理としての摂食障害〜若者を取り巻く痩せ志向文化〜』（風間書房，2006年），『思考活動の障害とロールシャッハ法―理論・研究・鑑別診断の実際』（共訳，創元社，2010年），他

❖ 著者について ❖

ピーター・A・ラヴィーン博士は，医学生物物理学と心理学の二つの博士号を保持している。トラウマの癒しのためからだへの気づきにアプローチする Somatic Experiencing®（ソマティック・エクスペリエンシング）の創始者である。そして，Foundation for Human Enrichment（現 The Somatic Experiencing® Trauma Institute）の創始者として，本書に記したトレーニングを世界中のあらゆる文化圏で行っている。ラヴィーン博士は，NASA でスペースシャトル開発プロジェクトのストレス・コンサルタントを務めたほか，Institute of World Affairs Task Force of Psychologists for Social Responsibility のメンバーとして，大規模災害と民族政治紛争に対する反応を解明した。ラヴィーン博士の国際的ベストセラー，『Waking the Tiger: Healing Trauma』（邦題『心と身体をつなぐトラウマセラピー』）は，22 カ国語に翻訳されている。最近では，子どものトラウマ予防へ関心を向けており，この分野でマギー・クラインと共著で，『Trauma Through a Child's Eyes』と『Trauma-Proofing Your Kids』（邦題『子どものトラウマ・セラピー──自信・喜び・回復力を育むためのガイドブック』）の 2 冊がある。身体－心理療法分野へのラヴィーンの独創的な貢献に対し，2010 年，米国身体心理療法学会 United States Association for Body Psychotherapy（USABP）から功労賞を授与された。

ラヴィーン博士のトレーニング，プロジェクト，文献の詳細は，www.traumahealing.com と www.somaticexperiencing.com を参照のこと。

身体に閉じ込められたトラウマ
──ソマティック・エクスペリエンシングによる最新のトラウマ・ケア──

2016 年 10 月 27 日　初版第 1 刷発行
2021 年 4 月 9 日　初版第 3 刷発行

著　者　ピーター・A・ラヴィーン
訳　者　池島良子，西村もゆ子，福井義一，牧野有可里
発行者　石澤雄司
発行所　㈱星和書店
　　　　〒168-0074　東京都杉並区上高井戸 1-2-5
　　　　電話　03（3329）0031（営業部）／03（3329）0033（編集部）
　　　　FAX　03（5374）7186（営業部）／03（5374）7185（編集部）
　　　　http://www.seiwa-pb.co.jp

印刷・製本　中央精版印刷株式会社

Printed in Japan　　　　　　　　　　　　　　　ISBN978-4-7911-0942-5

・本書に掲載する著作物の複製権・翻訳権・上映権・譲渡権・公衆送信権（送信可能化権を含む）は㈱星和書店が保有します。
・JCOPY〈（社）出版者著作権管理機構 委託出版物〉
　本書の無断複製は著作権法上での例外を除き禁じられています。複製される場合は，そのつど事前に（社）出版者著作権管理機構（電話 03-5244-5088，FAX 03-5244-5089, e-mail：info@jcopy.or.jp）の許諾を得てください。

PTSDの持続エクスポージャー療法
トラウマ体験の情動処理のために

エドナ・B・フォア、エリザベス・A・ヘンブリー、バーバラ・O・ロスバウム 著
金吉晴、小西聖子 監訳
A5判　212p　3,400円

日本のPTSD治療にも大きな影響を与える、持続エクスポージャー療法（PE）。現在、エビデンスのあるPTSDの治療法の中で最良とされるPEの解説と治療原理を、具体例の提示とともにわかりやすく紹介。

PTSDの持続エクスポージャー療法 ワークブック
トラウマ体験からあなたの人生を取り戻すために

バーバラ・O・ロスバウム、エドナ・B・フォア、エリザベス・A・ヘンブリー 著
小西聖子、金吉晴 監訳　本田りえ、石丸径一郎、寺島瞳 訳
A5判　128p　1,300円

本書は、PTSD治療法の中で最良とされているPEを実際の治療場面で用いる際の必携ワークブックである。前著『PTSDの持続エクスポージャー療法』を患者さん向けに書き改めたものである。

青年期PTSDの持続エクスポージャー療法
―治療者マニュアル―

エドナ・B・フォア、ケリー・R・クレストマン、エヴァ・ギルボア＝シェヒトマン 著
金吉晴、中島聡美、小林由季、大滝涼子 訳
A5判　288p　3,500円

持続エクスポージャー療法（PE）は、PTSD治療法の中でも効果が高いことで知られる。青年期ならではの成長過程の困難にも注意しつつ、10代のPTSD患者にPEを用いる際の必読治療マニュアル。

発行：星和書店　http://www.seiwa-pb.co.jp　価格は本体(税別)です

青年期PTSDの持続エクスポージャー療法
―10代のためのワークブック―

ケリー・R・クレストマン、エヴァ・ギルボア=シェヒトマン、エドナ・B・フォア 著
金吉晴、小林由季、大滝涼子、大塚佳代 訳
B5判　132p　1,500円

持続エクスポージャー療法（PE）では、適切な実践を重ねることでPTSD患者をトラウマ体験の苦痛から解放することを目指す。本書は特に思春期・青年期の患者を対象としたPE実践ワークブックである。

EMDR革命
：脳を刺激しトラウマを癒す奇跡の心理療法
生きづらさや心身の苦悩からの解放

タル・クロイトル 著
市井雅哉 訳
四六判　224p　1,500円

EMDR（眼球運動による脱感作と再処理法）は、PTSDや心身の治療に用いられる新しい心理療法。短期間で著効をもたらし、患者のストレスも少ない。EMDRに情熱を傾ける著者がその魅力を紹介する。

もう独りにしないで
：解離を背景にもつ精神科医の摂食障害からの回復

まさきまほこ 著
四六判　216p　1,800円

幼少期に身体的虐待や性的虐待をうけて苛酷な状況下で育った少女が、医学生となり摂食障害を経験、それを克服して精神科医になる。本書は、その壮絶な人生を綴った実話であるが、小説のような語り口で読者を魅了する。

発行：星和書店　http://www.seiwa-pb.co.jp　価格は本体（税別）です

トラウマと身体
センサリーモーター・サイコセラピー（SP）の理論と実践
―マインドフルネスにもとづくトラウマセラピー―

パット・オグデン、ケクニ・ミントン、クレア・ペイン 著
太田茂行 監訳　　B5判　528p　5,600円

心身の相関を重視し、身体感覚や身体の動きにはたらきかけるマインドフルネスを活用した最新のトラウマセラピーの理論的基礎から、臨床の技法まで、事例も盛り込みながら包括的に描きだす。

トラウマセラピー・ケースブック
症例にまなぶトラウマケア技法

野呂浩史 企画・編集
A5判　372p　3,600円

数あるトラウマ心理療法の中からエビデンスのあるもの、海外では普及しているが日本では認知度が低いものなど代表的な10の療法を、経験豊富な専門家が症例を通してわかりやすく解説。

トラウマからの回復
ブレインジムの「動き」がもたらすリカバリー

スベトラーナ・マスコトーバ、パメラ・カーリー 著
五十嵐善雄、五十嵐郁代、たむらゆうこ 監訳　　初鹿野ひろみ 翻訳
四六判　180p　1,500円

著者マスコトーバは、悲惨な列車事故に遭遇した子どもたちに、ブレインジムを応用してトラウマ治療を行った。ブレインジムの動きが回復へと働きかける驚くべき証拠があざやかに記述されている。

発行：星和書店　　http://www.seiwa-pb.co.jp　　価格は本体（税別）です